国家中医药管理局朋汤义全国老药工传承工作室建设项目（国中医药人教函〔2024〕255号）
全国科普教育基地—安徽省中医院（徽派炮制实训中心、中药识别科普馆）（KPJD2022340046）
安徽省中医药学术流派传承工作室建设项目"徽派中药炮制流派工作室"（皖中医药发展秘〔2021〕30号）

徽派中药炮制丛书

总主编 ／ 朋汤义

新安医家
中药炮制与临证应用

主　　编　朋汤义　郭锦晨

副主编　黄　莉　王景霞　何　蕾　吴　凡　尹志勇

编　　委（按姓氏笔画排序）

王　悦　王居义　王俊伟　王晨雪　王景霞

尹志勇　孙宇洁　远　志　陈　莉　李　园

李凌基　李家劼　吴　凡　吴榕柠　员莉媛

何　蕾　纵艳平　虎旭昉　朋汤义　胡庆龄

夏　冉　郭锦晨　黄　莉　黄美霞　戴稼乐

学术秘书　陈泽键　郭瑞霖

人民卫生出版社
·北 京·

版权所有，侵权必究！

图书在版编目（CIP）数据

新安医家中药炮制与临证应用 / 朋汤义，郭锦晨主编 . -- 北京 ： 人民卫生出版社，2025.5. --（徽派中药炮制丛书）. -- ISBN 978-7-117-37973-1

I . R283

中国国家版本馆 CIP 数据核字第 2025RE2539 号

人卫智网	**www.ipmph.com**	医学教育、学术、考试、健康，购书智慧智能综合服务平台
人卫官网	**www.pmph.com**	人卫官方资讯发布平台

徽派中药炮制丛书

新安医家中药炮制与临证应用

Huipai Zhongyao Paozhi Congshu

Xin'an Yijia Zhongyao Paozhi yu Linzheng Yingyong

主　　编：朋汤义　郭锦晨
出版发行：人民卫生出版社（中继线 010-59780011）
地　　址：北京市朝阳区潘家园南里 19 号
邮　　编：100021
E - mail：pmph @ pmph.com
购书热线：010-59787592　010-59787584　010-65264830
印　　刷：河北博文科技印务有限公司
经　　销：新华书店
开　　本：710×1000　1/16　印张：16　插页：4
字　　数：287 千字
版　　次：2025 年 5 月第 1 版
印　　次：2025 年 8 月第 1 次印刷
标准书号：ISBN 978-7-117-37973-1
定　　价：69.00 元

打击盗版举报电话：**010-59787491**　E-mail：WQ @ pmph.com
质量问题联系电话：**010-59787234**　E-mail：zhiliang @ pmph.com
数字融合服务电话：**4001118166**　E-mail：zengzhi @ pmph.com

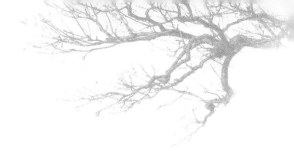

徽派中药炮制丛书

编　委　会

学术顾问　徐经世　龚千锋　王振国　彭代银

总 主 编　朋汤义

副总主编　黄　辉　黄　莉　郭锦晨　汪新安

编　　委（按姓氏笔画排序）

王　坤　王　薇　王居义　叶　红　冯　烨

刘　勇　刘柳青　孙宇洁　李　园　李　琴

李玲秀　杨　矛　何　蕾　汪琛媛　汪新安

张玉婷　朋子剑　朋汤义　赵建根　查必祥

段　雷　徐东升　郭锦晨　陶庆雪　黄　莉

黄　辉　黄维昆　韩燕全　谭　辉　魏良兵

学术秘书　陈泽键

总主编简介

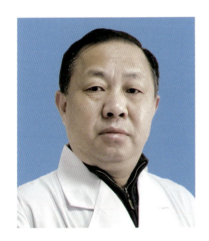

朋汤义，中国致公党党员，全国老药工，全国中药特色技术传承人才，安徽中医药大学中药学硕士研究生导师。中国中医药科技发展中心（国家中医药管理局人才交流中心）科普专家、教育部人文社会科学重点研究基地徽学研究中心安徽中医药大学分中心副研究员、教育部科技发展中心科技评价与评审信息系统评审专家、CNKI 评审专家库专家、武汉大学中国科学评价研究中心中国应用型核心期刊评价专家。

主要从事中医药基础理论研究、中药实践培训、临床中药教学、药事管理及中医药文化科普宣传等工作。创新性提出了中药药性功效识别的"中药望闻问切"理论方法，并运用于临床教学及中医药文化科普宣传；首次在新安医家陈嘉谟总结的制药原则及辅料炮制理论的基础上，提出打造"徽派中药炮制"学术流派品牌，并致力于中药炮制技术的传承与应用推广。著有《中药望闻问切》《中药传承游学记》；担任《徽派中药炮制》丛书（3 册）总主编；担任《新安医学疫病防治》丛书（3 册）副总主编；主编《临床中药汇编》《"中药望闻问切"精义辑录》《"中药望闻问切"百种化义》；参编高等中医药院校"十四五"规划新形态教材《中药学》、教育部基础学科中药学本科教育教学改革试点工作（"101 计划"）教材《中药炮制学》、安徽省《中医药文化中小学生读本》《常用中药饮片炮制与临床应用》等；编审《安徽省中药饮片炮制规范》（2019 版）；主持 10 多项省部校级基金项目；发表学术论文 60 余篇；获得国家知识产权局授权中药炮制类实用新型专利 4 项；获安徽省高等学校省级质量工程项目教学成果奖一等奖 2 项、三等奖 2 项。

徐　序

炮制于中医药,既为锦上添花,又作雪中之炭。烈性毒性的药品,经炮制可减其峻猛毒性;性味功效不合其病证的药品,经炮制可改变性能;性味功效本就切合病证的药品,经炮制可将功效发挥至极;易于腐坏变质的新鲜药品,经炮制更易储存保管。或减毒,或增效,无论何种炮制,皆是为中药更好发挥其应有的疗效而服务。古郡新安,钟灵毓秀,人杰地灵,孕育了我国中医药学极为重要的医学流派——新安医学。徽派炮制随新安医学发展壮大,自宋自成一体,于明清到达鼎盛,时至现代,虽理论观点明晰,但未有系统总结,徽派炮制蕴藏的巨大宝藏亟待探索挖掘。

朋汤义药师现担任我院制剂中心、徽派炮制中心主理人,尤擅中药鉴定、中药炮制和中药药性之应用。平日工作,脚踏实地,兢兢业业;钻研学术,废寝忘食,孜孜以求,凭其忠诚敬业之精神、广博精湛之技艺,成为安徽省中药界之佼佼者。朋汤义药师积其三十余载之中药专业工作和教学经验,倾其对中药炮制的认知及体悟,携“徽派中药炮制”学术流派传承工作室建设项目组成员,全力打造安徽中药炮制流派,以至诚之心编纂《徽派中药炮制丛书》。这不仅为安徽填补了炮制流派的空白,亦为安徽中药炮制的传承递薪传火,可谓安徽中医药界可喜可贺的一件大事。

该丛书集徽派炮制代表人物、临方运用、流派发展、文化背景为一体,由点及面,缓缓铺开,将一幅徽派中药炮制画卷呈现于读者面前。传承、创新,两者皆不相忘。以传承之心,保留记录传统徽派中药炮制特色;以创新之思,贴近现代临床中药炮制工作实际。传统徽派中药炮制技艺内涵由此得以继续弘扬,现代中药炮制技术方法由此获得长足发展。

　　翻阅此书,深感欣喜,有感于汤义精勤不倦的至精之行,弘扬中医药事业的至诚之愿,严谨治学的惟是之心,勇于开拓的惟新之念,故乐之为序。

国医大师　徐经世

壬寅年大暑于庐州

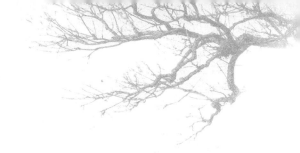

龚 序

古徽州地区，气候宜人，物华天宝，药材资源丰富；钟灵毓秀，人杰地灵，文化底蕴深厚，新安医学起源并兴盛于此。新安医学肇启晋唐，历经宋元，明清鼎盛，绵延至今，积近千年之深蕴，具有鲜明的地域特色，是中华中医药史上的一个重要医学流派，影响深远。

医与药向来是互根互用、相互渗透的一体，随着新安医学的繁荣昌盛，与之相辅相成的中药炮制流派也得以发展与兴盛。徽派炮制，起源虽未明，但与新安医学相似，自宋代便自成一派，于明清而鼎盛。新安百家争鸣，著书立说，编撰医著八百余部、本草专著五十余部，炮制论述颇丰。诸多炮制论著中当以陈嘉谟之《本草蒙筌》最为经典，该书首倡"紧火"、首创中药炮制的三类分类法、第一次系统概括了辅料炮制理论、制药"贵在适中"等原则，于炮制方面颇有发明。《本草蒙筌》所载炮制原则、炮制方法对后世产生了巨大的影响，也为中医药作出了不可磨灭的贡献。江西婺源等多地至今沿袭的许多炮制方法与徽派炮制实乃一脉相传，然此前尚未有学者对徽派中药炮制进行全面系统的总结，实为遗憾。

汤义团队日积月累、孜孜不倦，潜心钻研、历经数载，终于完成《徽派中药炮制丛书》的编撰工作，将付剞劂，邀余作序。拿到书稿，仔细翻阅，获益良多。本丛书三分册，从人文到医药，从理论到临床，娓娓道来，系统地整理并发挥徽派中药炮制的成果与应用，填补了中药炮制研究的空缺。纵观全书，文化部分，底蕴深厚，历久弥新；理论部分，言必有物，引经据典；传承部分，追根溯源，一脉相承；应用部分，结合临床，切于实用。汤义从事中医药基础理论研究、中药实践培训、临床中药教学、药事管理及中医药文化科普宣传等工作三十余载，成果颇丰，本丛书作为汤义团队研究徽派中药炮制成果的汇聚，可谓其传承与发扬徽派中药炮制的又一壮举。

余事炮制五十余年,亲历中药炮制学科发展的一路艰辛,今得见同侪为实现中药炮制往日之荣光而不懈努力,甚感欣慰,有幸得阅《徽派中药炮制丛书》,故乐为之序。

江西中医药大学教授、博士生导师 龚千锋

全国名中医、全国优秀教师 2022年7月18日

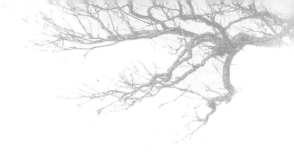

王　序

　　中国的医药学源远流长，历久弥新，为我国乃至世界人民的健康作出了巨大贡献。在中医药学发展完善的过程中，受徽州文化影响的新安医家亦曾发挥着重要的历史作用。有着鲜明地域文化特征的新安医药文化，在我国文化界、史学界、中医药界的不断发掘与深入研究中，日益彰显其独特的魅力。

　　整体观念与辨证论治是中医理论体系的基本特点，药性理论是中药区别于天然药物的根本特征，是中医理论与临床之间的桥梁和纽带。中医与中药是一个统一的整体，密不可分，"医无药不能扬其术，药无医不能奏其效"。"用药如用兵"，在中医临床诊疗过程中，中药作为治疗疾病的有力武器，寒者热之，热者寒之，虚则补之，实则泻之，通过药物的偏性纠正身体的寒热虚实、偏胜偏衰。历代先贤在长期实践探索中，发现运用炮制方法来调控中药药性、减毒增效，是配合辨证论治、提高临床疗效的有效手段。特别是各地域性医学流派医家在临证处方遣药中，由于地域环境、疾病特点而对药物提出各种独特需求，中药炮制亦因不同的地域和师承而形成了具有独特研究旨趣、技艺和方法的流派。学术之间的争鸣、渗透与融合，又进一步推动了中药炮制理论与技术的传承创新，促进了临床疗效的提高。学术流派研究不仅是中医继承工作的需要，更是创新工作的基础。百花齐放的中医学术流派，百家争鸣的中药炮制理论，催生了不同的中药炮制流派。历史上除樟帮、建昌帮、川帮、京帮等几大著名炮制流派外，以古徽州为中心的徽派炮制不仅自成一派，而且对后世的炮制理论及炮制方法也产生了重大的影响。考诸历代文献，徽派炮制体系大体成熟于明代，其中《本草蒙筌》是这一时期的代表性著作，特别是陈嘉谟在书中首次系统总结辅料炮制理论，从而奠定了后世辅料炮制原则的基础。时光荏苒，历经坎坷，徽派炮制传承至今，幸得安徽省地方政府鼎力支持，成为第一批安徽省中医药学术流派传承工作室建设项目，实为中医药传承创新之幸事，可喜可贺！

　　安徽省徽派中药炮制流派传承工作室负责人朋汤义药师,深耕于中药药性理论、实践鉴别与药物炮制研究领域三十余载,成果斐然。今其肩负打造安徽现代"徽派中药炮制"品牌之重任,整合优质资源,组织众多优秀学者完成《徽派中药炮制丛书》。该丛书以陈嘉谟的中药炮制学术思想为基础,结合多年来徽派中药炮制的发展历程,内容涉及中药炮制理论、炮制技艺、成方制剂等方面,充分向世人展示了徽派中药炮制这一地域性中药炮制流派的特色与内涵,是推动地方特色中医药学术流派传承与发展、特色中药炮制技术传承与应用的佳作。

　　该丛书付梓之际,谨书数语,以为序言。

山东中医药大学副校长、教授、博士生导师
岐黄学者、山东省"泰山学者攀登计划"特聘教授
国家重点基础研究发展计划("973"计划)项目首席科学家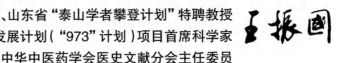
中华中医药学会医史文献分会主任委员
壬寅年夏月于山东中医药大学

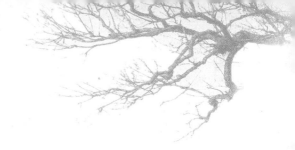

彭　序

　　中医药学这一中华传统文化中璀璨夺目的瑰宝,其历史悠长,如河流悠悠流淌,跨越数千年风霜,见证了华夏民族智慧与文明的深邃与辉煌,实为我中华民族数千载文明进程中的智慧渊薮。在这片浩瀚的医药学海洋中,中药炮制之术不仅是连接药物原始属性与临床效用之间的关键桥梁,更是中医药学独特魅力与疗效保证的精髓所在,通过选药、净制、切制、炮炙等一系列复杂而精细的工艺流程,达到调整药性、增强疗效、降低毒副作用的目的,使药物更好地适应病情需要。徽派炮制不仅继承了传统炮制学的精髓,更在徽州地区地域文化、自然环境的影响下,形成了自身鲜明的特色与风格。新安医家们在理论上勇于探索,于临床中勤于实践,不断总结创新,将炮制学的发展推向了一个新的高度。

　　以往新安医学研究多着眼于理法方药等中医论治领域,然而医药本为一家,新安医家是医药并重之典范,不仅深谙岐黄之术,且于长期医疗实践中积累了珍贵的炮制经验,对中药的采集、鉴别、炮制多个环节皆有深入探索与创新,徽派中药炮制已形成完备体系却鲜有系统完善的总结整理,实为可惜。今有安徽中医药大学第一附属医院朋汤义药师携"徽派中药炮制"学术流派传承工作室建设项目组多位同仁所撰《徽派中药炮制丛书》,乃补此缺憾之佳作。该丛书汇汪机、陈嘉谟、孙一奎、方有执、吴正伦等新安医家之炮制精髓与临证智慧,自基本理论以至具体实践,自药物之净选、加工以至炮制方法,再至临床应用之实例剖析,新安医家之严谨学风与求实精神,皆在丛书中得以淋漓尽致地展现。彼等对生熟异治、以药制药、辅料运用、剂型变化等炮制技术之深刻理解与灵活运用,尤为值得后人珍视借鉴。

　　当世之时,中医药事业蓬勃发展,中药炮制技艺之传承与发展尤为重要。《徽派中药炮制丛书》乃徽派炮制之全面梳理与传承,亦是对中药炮制学现代化之有力推动。愿此书能广开才俊之眼目,促中药炮制技艺在理论研究与应用上更进一步。读者诸君细品,必能得其三昧,获益匪浅,推动中药炮制技艺之传承创新,为中医药事业之繁荣发展贡献力量,是为序。

安徽中医药大学教授、博士生导师
中国高等中医药教育学会中药教育研究会理事长

甲辰年立冬于庐州

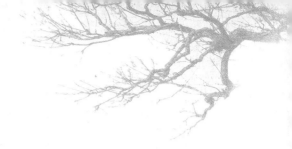

前 言

  中华民族医学源远流长,几千年来对药用自然资源的探索和中医药理论的归纳总结,为中华民族的繁衍生息和健康发展作出了不可磨灭的贡献。中医临床疗效是中医生存和发展的基础,是中医的生命所在。而中药炮制是中医临证用药的一大特色,更是提高临床疗效的重要手段,也是保证临床用药安全有效的重要措施。为了提高中医临床治疗效果,必须根据辨证施治的要求,选用适当的炮制品,才能达到中医药理想的治疗效果。

  中药炮制是制备中药饮片的一门传统制药技术,也是中医药学特定的专用制药术语,历史上又称"炮炙""修治""修事"。人类对火的利用和熟食法的出现,为人类发展早期采用高温处理中药,如"炙法""炒法"等炮制方法创造了基本条件。我国地大物博,因各地风土人情、自然中药资源、医疗卫生条件、用药制药习惯、传统民俗习俗的不同,导致不同区域形成了其独特的中药炮制理论,并构建了相应的炮制理论体系,同时形成了自己独特的炮制帮派,比较著名的如樟帮、建昌帮、川帮、京帮等炮制流派。在我国中医药发展史上,中医百家争鸣的时期,亦是中药炮制百花齐放的时代。先秦时期《五十二病方》就记载了大量中药炮制方法和技术。我国第一部炮制学专著《雷公炮炙论》论述了一百八十二种药物的炮制方法,并对药材炮制的作用做了较为详细的介绍。千百年来,中医药学代代传承发扬,处处推陈创新,如果说明清时期是中医药发展史的第四个高潮,那么当时的新安医学、徽派炮制则是助长这个高潮的两朵强劲的浪花。

  新安医学发源于新安江上游流域的古徽州地区(包括歙县、休宁、婺源、祁门、黟县、绩溪),其历史可追溯至晋唐,延绵不绝而流传至今,是祖国医学中一支富有影响的地域性综合性学术流派。徽州地区自然环境得天独厚,雨水充沛,气候温和,境内山丘屏列、岭谷交错,中草药资源丰富。早在《新唐书·地理志》中就有"歙州新安郡……土贡……黄连"的记载。据现代《新安医籍考》统计,新安地区大宗药材400多种,生产常用药160多种,道地药材和珍稀品种60多种。丰富的中药材资源,为新安医学的发展创造了有利条件,是新安医学特色中药炮制理论与临证应用层出不穷的根源所在。

古训有言:"看方犹看律,用药如用兵""兵不在多,独选其能,药不贵繁,惟取其效",充分说明临证用药的重要性。新安医家历来重视中药的研究,对中药炮制、性味归经、临证应用等方面认识深刻。在炮制理论上,陈嘉谟在《本草蒙筌》"制造资水火"篇提出"凡药制造,贵在适中"的炮制原则,第一次系统总结"酒制升提,姜制发散,入盐走肾脏……羊酥油、猪脂油涂烧,咸渗骨容易脆断"的辅料炮制原则,并引申为"以药制药"的炮制方法,创制"水制、火制、水火共制"的三类分类法,倡导"紧火"的运用,对后世中药炮制影响深远。许豫和《怡堂散记》反对炮制方法滥用,并以大黄、天南星为例,阐述"九制之药,大概利于补,不利于攻……大黄气味俱浓,走而不守,气先至而味随之,九蒸则气散,气散则所存者渣滓耳,故无用也""九加胆汁,则(南星)辛燥之性全失,而苦寒纯矣"。汪绂认为药不可皆言以归经,而当言"补某脏,泻某脏"尔,提出以肾部、肝部、心部、脾部、肺部"五部分炮"。在中药性味及临证应用方面,新安医家见解独到,如陈嘉谟提出"白术燥湿生津""黄连久服反从火化"等药性新论;余国珮提出"药味随运变更""体质润燥"等说,认为本草禀天地之灵气,汲天地之精华,而成四气五味之药性,故药性之润燥开阖随天时地气而变迁,其《医理·药味随运变更论》指出"凡药体软、多汁、多油,皆能润;干燥无汁者体燥";汪机从《黄帝内经》"阳生阴长"的理论出发,在张仲景"以人参为补血者""气虚血弱,以人参补之"和李杲"血脱益气"观点的启发下,首次提出"参芪双补论"。以上几例,足以见得新安医家之真知灼见,丰富了中药炮制理论,弥补了中药临证应用理论之不足,对于临证用药具有一定的指导意义。

2021年,安徽省卫生健康委员会、安徽省中医药管理局为充分发挥我省"北华佗、南新安"中医药特色优势,培育壮大"皖字号"文化产业,打造安徽特色品牌,让"徽风皖韵"软实力展现出独特魅力和时代价值,推进我省地方特色中医药学术流派传承与发展,遴选了第一批特色优势明显、学术影响深远、临床疗效显著、传人梯队完备、辐射功能强大、资源横向整合的中医药学术流派。其中,"徽派中药炮制"学术流派传承工作室即是在新安医家陈嘉谟总结的制药原则及辅料炮制理论的基础之上,致力于中药炮制技术的传承与应用推广。为打造现代"徽派炮制"品牌,传承创新中医药,弘扬中医药文化,

"徽派中药炮制"学术流派传承工作室建设项目（皖中医药发展秘〔2021〕30号）骨干成员联合教育部人文社科重点研究基地——徽学研究中心安徽中医药大学分中心研究员、安徽省教育厅高等学校省级质量工程项目"徽派中药炮制"实训中心（2021sysxzx017）专家、安徽省卫生健康委员会全省中医发展专项中医药文化知识宣传项目（皖财社〔2022〕146号）项目组成员，共同编写了此套《徽派中药炮制丛书》。《新安医家中药炮制与临证应用》就是其中的第二分册。

本分册选取了明清至近现代21位对中药炮制及临证应用认识独到、学术成就突出的代表性新安医家，包括汪机、陈嘉谟、孙一奎、方有执、吴正伦、方广、程伊、余淙、罗周彦、程履新、洪正立、程应旄、汪昂、汪文绮、叶桂、余国珮、方肇权、汪绂、许豫和、汪必昌、王乐匋等。编写组以新安医家医籍文献为依据，充分尊重原著思想，系统总结，合理凝练，客观评价，以简明易懂、务实致用为首务，以理论观点的挖掘为核心，以新安医家中药炮制理论与临证应用为重点，力求挖掘各家学术思想，阐述各家学术精髓，提炼各家独到经验，从而整体上展现新安医学丰富的中药炮制学术内涵。

本套丛书在编写过程中，得到诸位领导、专家、同仁的大力支持与协助，在此一并致以衷心的谢意！我们力求做到既保持徽派中药传统炮制特色，又切合现代临床中药炮制工作的实际；既弘扬中华传统的徽派中药炮制科技文化内涵，又能服务于现代中药炮制技术的需要。然受学识水平所限，书中若有偏执和讹误之处，祈盼不吝赐正，以便今后不断完善和提高。

国家中医药管理局朋汤义全国老药工传承工作室　朋汤义
乙巳年春分于庐州

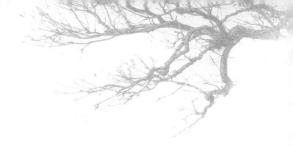

目　录

汪　机

　　汪机(1463—1539),字省之,生于明天顺七年,卒于明嘉靖十八年,安徽祁门人,明代著名医学家。因汪机住在祁门城内石山坞(又名南山朴墅),故自号石山居士。汪机远祖为唐越国公汪华,祖父汪轮、父亲汪渭皆为祁门名医。汪机早年攻儒,屡试不第,后因母亲长年患病,在父亲劝导下,遂抛弃科举功名之心,随父学医。他钻研医学经典,博采众家之长,融会贯通,尤其是对金元诸家之学领悟颇深。明嘉靖年间,祁门县内瘟疫流行,汪机倾囊购药,免费施治,加之汪机平素生活俭朴,不喜奢靡,不追求名利,"至义之所当为,视弃百金如一羽""行医数十年,活人数万计",在祁门极有医名。《明史·李时珍传》言:"吴县张颐、祁门汪机、杞县李可大、常熟缪希雍,皆精医术",为当时名冠全国的著名医学家。弟子陈桷、周臣、汪副护、黄古潭、程鎋等皆有医名。著有《脉诀刊误补注》四卷(1522年)、《重集读素问钞》三卷(有七卷、九卷、十二卷本)(1519年)、《石山医案》四卷(1519年)、《针灸问对》三卷(1530年)、《外科理例》八卷(1531年)、《痘治理辨》一卷(1531年)、《推求师意》二卷(1534年),以上八种合称《汪石山医书八种》。另撰有《伤寒选录》八卷(1536年)、《医读》七卷(1669年)、《医学原理》十三卷(1601年)、《本草会编》二十卷(亡佚)等。

　　《运气易览》三卷(1519年)主以歌诀图示的形式论述运气学说的基本内涵和运气学说的临床运用。《医读》七卷以四言、七言韵语论述病性、脉候、病机和方药,为临床启蒙课读之作。《医学原理》十三卷为汪机晚年所作,集汪氏临床经验、学术理论和诊疗得失于一体。《读素问钞》三卷在滑寿之书基础上,复取王冰及其他诸家注文并参以己注。《脉诀刊误》二卷为增补刊误《脉诀》著作,并附《矫世惑脉论》一卷于该书后。《推求师意》共二卷,该书学界尚存争议,主要是对朱震亨学说的发挥。《本草会编》二十卷原书已亡佚,是在明代王纶《本草集要》基础上编纂而成。《伤寒选录》八卷为研读伤寒之作,广采诸家之说"分条备注"而成。《外科理例》八卷为汪机编辑《外科发挥》《外科心法》《外科精要》《外科精义》等书并附己意而成。《针灸问对》三卷主要论述针灸基本原理、针法、灸法和经穴。《痘治理辨》一卷为痘疮专著。《石山医案》由汪机弟子陈桷等收集整理而成,共计医案一百八十余则。

汪机在学术上主张固本培元,反对滥用滋阴,倡用人参、黄芪补气。在外科方面,强调"外科必本于内",治内首以调理元气,不轻用寒凉,"内托以补药为主"。痘科方面,主张"治痘必本气血",以保元汤为主方。运气方面,认为"运气可知而不可必",不可拘泥运气。温病学方面,倡发新感温病,开辟温病学术之先河。针灸方面,推崇朱震亨,强调针法有泻无补。

本节基于汪机的医学著作,重点从中发掘其中药炮制的相关理论和临床运用经验。

一、杂病随证炮制

《石山医案》为汪机弟子陈桷等整理其验案而成,该书所载医案中有较多随证炮制用药法。喉痹一案,汪机以甘桔汤加牛蒡子、蜜炙黄柏治之。《石山医案》指出:"经云'阴火之动,发为喉痹'",以黄柏清泻阴火,但增以蜜炙,减其苦寒之性。郁热咳嗽一案,以三补丸、瓜蒌贝母丸加酒炒大黄治之。大黄为将军之药,性峻烈,以酒炒大黄,减其泻下之力,缓其苦寒之性,但存在清热之功,以消郁热。清代喻昌《医门法律》中凡治郁热,多用酒炒大黄加甘草,极为推崇。杨梅疮一案,用三补丸加大黄、生地黄,加猪胆汁炮制,猪胆汁咸寒,清代姚澜《本草分经》言其"苦寒入心,胜热润燥,泻肝胆之火",增强全方解毒之效。小儿疝气案,用荔枝核烧灰,茴香炒为末,二药一烧灰,一炒为末,皆减辛香燥烈之气,以适小儿脏腑虚弱之生理特性。经行腹痛,热极似寒案,用酒黄连合香附、当归、五灵脂。黄连酒煮可引入血分,明代龚廷贤《寿世保元》首创黄连"虚火酒炒"的观点,此处亦可取用。治湿热经行腹痛案,尤具特色,酒煮黄连、生炒五灵脂各半、香附、当归四药,酒煮黄连以去湿热之火,五灵脂一半生用,一半炒用,生五灵脂偏于行血,炒五灵脂偏于化瘀,二者合用,作用更为全面。亡阳一案,重用盐煮附子。亡阳患者,肾阳欲脱,附子辛温大热,回阳救逆,以盐炮附子,取盐咸能入肾,引附子之阳入肾,防用药格拒。久疟一案,患者阴血亏虚,用四物汤加童便,清代陈士铎《本草新编》言童便"气凉,无毒。彻清者良……退骨蒸邪热",为治疟之佳品。

《石山医案》所收录医案,大多数处方和药物并未记载使用何种炮制品类,仅有一些较为特殊的医案会记录炮制品类。通过对这些有记载的医案进行研读,可以发现,汪机对于一些病机相对复杂或危重的患者重视对药物不同炮制品类的选用,其炮制品大多随证而用,切合病机,不滥用炮制药物,值得借鉴。

二、加减药味品性制法

汪机《痘治理辨·加减药味品性制法》全文共论述 22 味治痘常用药物，论述各药的性味、功效、主治，兼有药物的炮制方法和良品选用法，并将 22 味药物分为正品和加品两大类，其中正品药物 3 味，加品药物 19 味，加品药物中又分为常用和暂用两大类，并区分痘疹几日后可用或不可用。

正品药物有三种，分别是人参、黄芪、甘草。汪机认为"治痘之法，但固元气为本……然则固气之要，非王道中之品药，孰敢当之"。故以人参、黄芪、甘草大补元气，为痘科正治之药。人参益元和中，生津止渴，为痘科圣药，汪机认为应当选用"金井玉阑者佳"，同时需"旋锉片用"。明代李时珍《本草纲目》称人参的别名为"金井玉阑"，此处应指人参横切面如金井玉栏者，品质上乘。黄芪益气而托痘毒，选用"绵软不油者"，若痘发不收，则需蜜炙，增强补脾益气之效。甘草解毒泻火和中，证属寒者则宜炙用，证属热者则宜生用。

加品药物中，官桂、川芎、茯苓、当归、白术、五味子、麦冬、木香、肉豆蔻、牛蒡子、荆芥穗、黄连、山楂、糯米、陈黄米均为暂用药物，生姜可常用，芍药少用，紫草、陈皮不可过用。

官桂鼓舞气血，与黄芪同用托内陷痘毒，宜"去粗皮切片"净制使用，且"七日后不用"。川芎助参、芪升阳，需"蒸润切片""七日后浆行足，不用"。当归活血养血，宜"身大者佳"，需"酒洗锉片"，为暂用之药。茯苓利窍除湿，"坚白大者佳""切薄片"，为暂用之药。白术升阳除湿，痘疹发水泡者加用，"细白坚者佳"，需"洗去土，切片焙干"，为暂用之药。芍药敛痘，"白大者佳"，需"锉片"，为少用之药。紫草苦寒清痘毒，"染手者佳"，需"以手断为米粒大"，为不可过用之药。陈皮除痘涎，宜"红薄者佳"，需"浸洗去白，锉碎，焙干"，为不可过用之药。五味子治痘疹烦躁口渴，"粗大润黑者佳"，需"酒洗，焙干"，为暂用之药。麦冬同治痘疹烦躁口渴，宜"肥白者佳"，需"酒浸去心，焙干"，为暂用之药。木香理气破坚，和胃辟毒，需"旋锉"，为暂用之药。肉豆蔻治痘疹兼泄，为救急之药，需"面包煨熟，去面锉碎"，为暂用之药。牛蒡子利咽，解痘疹余毒，需"微炒"，痘疹四日后暂用。荆芥穗辛平散风，"香鲜者佳"，需"洗净锉"，痘疹十四日后暂用。黄连清解痘毒，宜"坚如金者佳"，需"锉碎酒炒"，痘疹十四日后暂用。山楂宽气化滞，益脾去垢，宜"赤大不蛀者佳"，需"去核锉碎，焙干微炒"，痘疹十日后用。糯米温中，不使痘毒内攻，同时减紫草之寒，宜"粗大晒干白者佳"，为暂用之药。陈黄米助卫气，和胃气，宜"多年仓庚中香黄者佳"，为暂用之药。生姜止呕和中，为痘疹助阳发表要药，可常用，宜"老而生者佳"。

由此可见,汪机对痘疹常用的 22 种药物,均介绍了其临床使用佳品,大部分药物均要求进行炮制,炮制方法大多比较简便,涉及净制、蜜炙、酒制等。各药的炮制、佳品和使用方法见表 1。

表 1　药物类别、炮制、佳品及使用表

药名	类别	炮制	佳品	使用
人参	正品	旋锉片用	金井玉阑者	—
黄芪	正品	蜜炙	绵软不油者	—
甘草	正品	寒则炙,热则生	坚实者	—
官桂	加品	去粗皮切片	不厚不薄者	七日后不用
川芎	加品	蒸润切片	如雀脑者	七日后浆行足不用
当归	加品	酒洗锉片	身大者	暂用
白术	加品	洗去土,切片焙干	细白坚者	暂用
茯苓	加品	切薄片	坚白大者	暂用
芍药	加品	锉片	白大者	少用
紫草	加品	以手断为米粒大	染手者	不可过用
陈皮	加品	浸洗去白,锉碎,焙干	红薄者佳	不可过用
五味子	加品	酒洗,焙干	粗大润黑	暂用
麦门冬	加品	酒浸去心,焙干	肥白者	暂用
木香	加品	旋锉	如枯骨粘牙者	暂用
肉豆蔻	加品	面包煨熟,去面锉碎	圆大坚实	救急,暂用
牛蒡子	加品	微炒	饱满新者	痘疹四日后暂用
荆芥穗	加品	洗净锉	香鲜者	痘疹十四日后暂用
黄连	加品	锉碎酒炒	坚如金者	痘疹十四日后暂用
山楂	加品	去核锉碎,焙干微炒	赤大不蛀者	痘疹十日后用
糯米	加品	—	粗大晒干白者	暂用
陈黄米	加品	—	多年仓庾中香黄者佳	暂用
生姜	加品	—	老而生者	常用

三、伤寒药性主治要略

汪机《伤寒选录·伤寒药性主治要略》将全书所用 196 种药物逐一罗列,

略述其性味、归经、功效及优劣品的经验鉴别与选择,用法、炮制及注意事项等。该篇中共计有 105 种药物介绍了炮制方法,见表 2。

表 2 药物炮制方法表

药物	炮制方法	药物	炮制方法
麻黄	去根节,煮沸,去沫,晒干用	黄芪	蜜炙
白芷	洗去灰土,切片	麦门冬	去心
藁本	去芦	生地黄	酒洗
蔓荆子	研碎	熟地黄	酒蒸
羌活	去芦	金沸草	去梗
独活	去芦,切片	黄连	去须
防风	去芦,切片	黄芩	去腐
升麻	去须	黄柏	去粗皮
柴胡	去芦	知母	去皮
前胡	去芦	栀子	去壳炒
桔梗	米泔水浸,去芦	猪苓	去黑皮,切
枳壳	汤浸,去瓤,麸炒	石膏	捣碎如米粒
半夏	汤泡七次去皮脐,切片,生姜汁拌用	滑石	捣碎
藿香	洗去土	白扁豆	炒,研碎
厚朴	刮去外皮,姜炙	泽泻	去毛
苍术	米泔浸一宿,刮去皮,切片	车前子	微炒,研碎
白术	湿纸包,煨软	地榆	切片炒用
白茯苓	去皮,切片	皂荚	刮去黑皮并子、弦,炙
甘草	生用则寒,炙用则温	诃子	煨裂,去核
紫苏叶	去根梗	芫花	炒
香附子	石臼捣碎,去毛	大戟	去芦
大腹皮	灰火中煨过,切	酸枣仁	治胆虚不眠,炒用;胆热好眠,生用
香豉	炒	苏木	酒洗
生姜	切片	紫草	去根用茸
人参	去芦	槐花	去梗,炒用

药物	炮制方法	药物	炮制方法
当归	酒洗焙干	川椒	炒用之,去梗、子
益智子	炒	缩砂	去壳,炒
干姜	炮坼用	良姜	炒
吴茱萸	汤泡去沫	茴香	炒
神曲	炒	阿胶	有生用,有以蛤粉炒珠用
甘李根皮	取白,炒	天南星	汤泡,去脐
蒲黄	炒	天门冬	去心
防己	酒洗	海藻	酒洗
贝母	去心	白薇	酒洗
薏苡仁	去壳	犀角	镑屑
地骨皮	洗净,去根	桑白皮	去黄皮,蜜炒
牡蛎	盐泥包固,火煅	麻仁	炒,去壳,研烂
桃仁	去皮尖,研如泥	杏仁	去皮尖,麸炒
苦葶苈	隔纸炒,研	天麻	切片
葳蕤	洗净	玄参	去芦
牛蒡子	炒香,研碎	瓜蒌实	去壳炒用
草龙胆	酒洗	禹余粮	火煅,研末
赤石脂	盐泥包煅	水蛭	炒令焦,研细
虻虫	去翅,炒	大麦蘖	取芽,炒黄
草豆蔻	去壳,炒,研碎	肉豆蔻	面裹,灰火中煨用
白豆蔻	去壳,研碎	肉桂	去粗皮
川乌	炮,去皮	天雄	炮,去皮
附子	炮坼,去皮脐,切八片	紫石英	火煅,研
文蛤	火煅	鳖甲	醋炙,去裙
红花	酒洗	朱砂	研末,水飞
莲子	去心	黄瓜	去皮、子
荸荠	去皮	枇杷	洗去毛,蜜炙
木通	去外皮,切片		

通过表格可以发现,汪机所列的药物炮制方法基本较为常规,主要涉及药物的净制、火制和辅料炮制。净制中包括洗、去芦、去心、去毛、去粗皮、去壳、去须、去根等;火制有炒香、炒黑、火煅、煨等;辅料炮制中常用辅料为酒、蜜、盐、米泔水等,另有水飞、镑屑等方法。汪机的临床药物炮制法,基本是沿用前代的炮制经验,较为规范,绝大多数药物多运用一定的炮制方法,也有依照病证辨证炮制,如酸枣仁生熟异用,阿胶补血生用,阴虚火旺则蛤粉炒珠,以达到最好的临床效用。

在继承前代医家药物炮制经验上,如黄连去须使用,在清代以后及现当代运用较少。据作者查阅所见文献,黄连去须使用在北宋初年就已运用较为广泛。宋代《太平圣惠方·卷五十三·治消渴烦躁诸方》中黄连散主治消渴烦躁,饮水不止,方用黄连一两去须,再合用地骨皮、瓜蒌根、升麻、黄芩、人参、知母、麦冬等药。同篇另有二首治疗消渴烦躁的验方,"治消渴烦躁、饮水不止,或成骨蒸之状,宜服此方"与"治消渴烦躁,羸瘦乏力,不思饮食,宜服此方",所用黄连均去须使用。宋代《太平惠民和剂局方·论炮炙三品药石类列》曾对黄连的炮制过程进行了描述,"先净去须,锉碎,用蜜拌,慢火炒干,方入药用",指出进行辅料炮制前需去须。宋代陈自明《妇人大全良方》治妊娠子烦之黄连丸、宋代钱乙《小儿药证直诀》泻心汤、金代李杲《内外伤辨惑论》黄连清膈丸等皆沿袭黄连去须法。黄连去须当为黄连净制方法的一种,起到初步炮制加工,利于继续进行辅料炮制的作用。

四、病用参芪论

《石山医案·病用参芪论》是汪机临床运用人参、黄芪补气补阴血的理论阐发。明代汪机对参芪的认识,其根源是"营卫一气论",汪机对参芪的临床运用和理论阐发是其"固本培元"思想最鲜明的例证。

是时,元代朱震亨的滋阴说盛行,直接提出补气说,易遭到滋阴学派的攻击,因此汪机提出"营卫一气论"。汪机首先将元代朱震亨"阳常有余,阴常不足"这一核心观点解释为专论"人之禀赋",人体正常情况下是阳有余而阴不足,而非论治阴虚之病,然后列举朱震亨著作中关于气血的论述,指出朱震亨"未尝专主阴虚而论治"。汪机指出,朱震亨的"阳有余"针对卫气,"阴不足"是针对营气,而将"阴不足"转换为"营不足",将补阴转向了补营。其次,汪机借助《内经》对营气进一步分析,他根据"清者为营,浊者为卫""其浮气之不循经者为卫气""其精气之行于经者为营气"等,又将"补营"转变为补气。因此,汪机写道:"是知人参黄芪补气,亦补营之气,补营之气,即补营也,补营即补阴也。"借助"营卫一气"的基本概念,汪机得以阐发其对人参、黄芪的临床运用。

汪机言："经曰'阴不足者,补之以味',参芪味甘,甘能生血,非补阴而何?又曰,'阳不足者,温之以气',参芪气温,又能补阳,故仲景曰气虚血弱,以人参补之,可见参芪不惟补阳,而亦补阴。东垣曰血脱益气,仲景曰阳生阴长,义本诸此。世谓参芪补阳不补阴,特未之考耳。"明确指出,人参、黄芪不仅仅补气补阳,还可以补阴。明代王纶《明医杂著》曾有《忌用参芪论》,发挥朱震亨的滋阴说,力辨过服参芪之害,汪机则作《辨〈明医杂著·忌用参芪论〉》予以反驳。文中反复列举朱震亨治疗血虚有火而"率以参、芪等剂治之而愈"的案例,进一步证明人参、黄芪"不惟补气亦能补血",不惟"补火"亦能"泻火"的道理。重视人参、黄芪补阴血的功效,是汪机用参芪的一大特色。第二大特色是灵活运用配伍来制约人参、黄芪可能存在的燥性。《石山居士传》言:"人参虽温,杂于酸苦甘寒群队药中,夺于众势,非惟不能为害,而反为人用矣。"《病用参芪论》也说:"又谓参、芪性温,只恐积温成热;又谓参、芪补气,尤恐气旺血衰。殊不知有是病用是药,有病则病气当之,何至于积温成热、气旺血伤乎?且参、芪性虽温,而用芩、连以监之,则温亦从而轻减矣。功虽补气,而用枳、朴以制之,则补性亦从而降杀矣。虑其滞闷也,佐之以辛散;虑其助气也,辅之以消导,则参、芪亦莫能纵恣而逞其恶矣。"

汪机在临床上,用黄芩、黄连、知母等监制人参、黄芪的辛温燥热之性,用枳实、厚朴、陈皮、半夏等佐制其壅塞之气,则人参、黄芪可以发挥其最大的临床效用。

五、《本草会编》本草学理论

汪机《本草会编》二十卷,原书不存,明代李时珍《本草纲目》共引《本草会编》71条,得以保存该书的部分内容。该书虽已亡佚,但据现有文字,在本草学方面有一定的独到见解,主要体现在对药物的正名、释名、采制、形态描述、功用阐发等。

在药物正名上,如薄荷条:"[机曰]小儿方多用金钱薄荷,谓其叶小颇圆如钱也,书作金银误矣。"在药物形态描述上,有纠药物形态描述之错。如蓬蘽条:"[机曰]蓬蘽,徽人谓之寒莓。沿堑作丛蔓生,茎小叶密多刺。其实四五十颗作一朵,一朵大如盏面,霜后始红。苏颂图经以此注覆盆,误矣。江南覆盆,亦四五月熟,何尝差晚耶?覆盆茎粗叶疏,结实大而疏散;不似寒莓,茎细叶密,结实小而成朵。一则夏熟,一则秋熟,岂得同哉?"如射干条,更是结合医家临证进行论述:"[机曰]按诸注则射干非一种,有花白者,花黄者,花紫者,花红者。丹溪独取紫花者,必曾试有验也。"如白头翁条,指出前代本草记录的错误:"[机曰]寇宗奭以苏恭为是,苏颂以陶说为是。大抵此物用根,命名取象,当准苏颂图经,而恭说恐别是一物也。"

在药物释名上,通常简洁明了,如卤碱条:"[机曰]卤碱,即卤水也。"芜菁条:"[机曰]叶是蔓菁,根是芦菔。"繁者说明原因,如赤箭、天麻条:"[机曰]赤箭、天麻一物也,经分为二,以根与苗主治不同也。产不同地者,各有所宜也。"

在药物功效上,有纠正本草书中的错误,如淫羊藿条,针对南朝齐梁时期陶弘景《名医别录》"坚筋骨,消瘰疬赤痈,下部有疮,洗出虫。丈夫久服,令人无子"的说法,汪机认为"无子字误,当作有子。"或对药物药效进行阐发,如侧子条:"[机曰]乌头乃原生之脑,得母之气,守而不移,居乎中者也。侧子散生旁侧,体无定在,其气轻扬,宜其发散四肢,充达皮毛,为治风之药。天雄长而尖,其气亲上,宜其补上焦之阳虚。木鳖子则余气所结,其形摧残,宜其不入汤服,令人丧目也。"虎骨条:"[机曰]虎之强悍,皆赖于胫,虽死而胫犹矻立不仆,故治脚胫无力用之。"如茗叶条:"[机曰]头目不清,热熏上也。以苦泄其热,则上清矣。且茶体轻浮,采摘之时,芽蘖初萌,正得春升之气。味虽苦而气则薄,乃阴中之阳,可升可降。利头目,盖本诸此。"也有在药物的阐发上,针砭时弊,阐明其学术主张的,如人参条:"[机曰]节斋王纶之说,本于海藏王好古,但纶又过于矫激。丹溪言虚火可补,须用参、芪。又云阴虚潮热,喘嗽吐血,盗汗等证,四物加人参、黄蘗、知母。又云好色之人,肺肾受伤,咳嗽不愈,琼玉膏主之。又云肺肾虚极者,独参膏主之。是知阴虚劳瘵之证,未尝不用人参也。节斋,私淑丹溪者也,而乃相反如此。斯言一出,印定后人眼目。凡遇前证,不问病之宜用不宜,辄举以借口。致使良工掣肘,惟求免夫病家之怨。病家亦以此说横之胸中,甘受苦寒,虽至上呕下泄,去死不远,亦不悟也。古今治劳莫过于葛可久,其独参汤、保真汤,何尝废人参而不用耶? 节斋之说,诚未之深思也。"

在药物采收、制备上,水仙条记载了移植的方法:"[机曰]水仙花叶似蒜,其花香甚清。九月初栽于肥壤,则花茂盛,瘦地则无花。五月初收根,以童尿浸一宿,晒干,悬火暖处。若不移宿根更旺。"淡竹沥条记载了制备的方法:"[机曰]将竹截作二尺长,劈开。以砖两片对立,架竹于上。以火炙出其沥,以盘承取。"

六、论芒硝、朴硝、玄明粉之用

汪机《伤寒选录·伤寒药性主治要略》对芒硝、朴硝和玄明粉这三味药物的性味、用法和功效进行了区分。芒硝,原名"芒消",首见于汉代《神农本草经》"消石"条下，指出硝石"一名芒消"，实际上此处是指加工芒硝的粗品（原料）。芒硝作为药名始载于南朝齐梁时期陶弘景《名医别录》，称其"生于朴消。"但《名医别录》又在消石一药条下谓消石一名"芒消"，致使后世本草著作常将芒硝与消石相混。南北朝时期雷敩《雷公炮炙论》云："芒消，是朴消中炼出形似麦芒者，号曰芒消。"南朝齐梁时期陶弘景《本草经集注》云："炼之以朴消作芒消者，但以暖汤淋朴消，取汁清澄，煮之减半，出，著木盆中，经宿即成；状如白石英，皆六道也。"宋代《开宝本草》谓芒硝曰："此即出于朴消，以暖水淋朴消，取汁炼之，令减半，投于盆中，经宿乃有细芒生，故谓之芒消也。"宋代苏颂等《本草图经》曰："而今医方家所用，亦不复能究其所来，但以未炼成块，微青色者，为朴消。炼成盆中上有芒者，为芒消，亦谓之盆消。"明代李时珍《本草纲目》曰："煎炼入盆，凝结在下，粗朴者为朴消，在上有芒者为芒消；有牙者为马牙消。《神农本经》止有朴消、消石，《名医别录》复出芒消，宋《嘉祐本草》又出马牙消。盖不知消石即是火消，朴消即是芒消、马牙消。一物有精粗之异尔。诸说不识此，遂致纷纭也。"通过本草考证，再结合今之加工工艺，可知朴硝杂质最多，芒硝质较纯，玄明粉为芒硝风化后形成的白色粉末。

汪机认为"芒硝味咸辛，大寒。攻实热，下燥粪，必用之。朴硝味咸辛，大寒。解伤寒热极烦躁。用末投水中，以青布方圆一尺，三四块浸之，搭胸前，顷易之，撤热。玄明粉味淡咸，寒。治伤寒热极狂乱者，以此末二钱，朱砂末一钱，凉水调下。一方加大黄末一分，尤佳。"对三者进行了区分，性味上，朴硝和芒硝相同，均为咸辛大寒，而玄明粉则为淡咸寒，寒性弱于前两者。功用上，芒硝攻下逐热之要药，汉代张仲景《伤寒论》《金匮要略》中使用芒硝的方剂有大陷胸汤、大承气汤、调胃承气汤、桃核承气汤、大黄牡丹汤、己椒苈黄丸等，涉及燥结、宿食、热证、瘀血等诸实邪。朴硝最能解伤寒烦热，汪机介绍了朴硝外用除热之法，确系其临床经验。玄明粉长于清泻上焦之热，明代缪希雍《神农本草经疏》即言"其治邪热在心烦躁"，配伍朱砂、大黄，实录自太医吴绶"治伤寒发狂"法，对伤寒热盛发狂，热入心包有较好疗效。

七、论诸水之用

在传统中医学理论中，水是中药的重要溶媒，有二十余种不同的水，明代李时珍《本草纲目》指出："其水须新汲味甘者，流水、井水、沸汤等，各依方，详见水部。"汪机在《伤寒选录·伤寒药性主治要略》中重点介绍了潦水、甘澜水、长流水、冰水、秋露水和腊雪水六种水。"潦水，即雨泽水。伤寒赤小豆汤用潦水煎者，取其味薄不助湿也。"潦水为暴雨骤降，未归洼下，漫流地面者，其自天降,取天之清阳之气,有升发解郁热而不助湿邪之功。麻黄连翘赤小豆汤即以潦水煎药治疗阳黄证,瘀热在表,可清透郁热,利湿退黄。"甘澜水,其法取出一盆,以勺扬之,水上起珠子泡五六千颗者。伤寒茯苓桂枝甘草大枣汤中以此水煎,不助肾气,以泄奔豚也。"甘澜水也称劳水、千里水,是用勺子反复扬过后浮于水液上层的水珠。水味咸体重,扬后变得味甘体轻,取其助阳化气之功。苓桂甘枣汤即是以甘澜水煮药,取其助阳之性,助茯苓利水,助桂枝降冲逆,兼防肾经厥寒乘水上攻之效。"长流水,取其性长流,利小便药用之。"长流水又称千里水、东流水,是指水流途经之地长者,多指江水。汉代张仲景《金匮要略》泽漆汤就用东流水煎药,治疗咳嗽上气,取其下行之意。正因其性下行,所以亦可用于煎煮治疗手足四末之病及通利大小便的药物。"冰水,解烦渴,消暑热,淡水洗去盐味,乃可食之。"冰水即冬日所结之冰,性寒而润,取其解暑化燥之功,可将冰块用淡水洗后食用治疗中暑中热一类疾病。"秋露水,清晨于百草头上取之,以消烦渴也。"秋露水是在秋天露水多时采集的水,此时的露水禀秋之收敛肃杀之气,多用于煎取润肺杀祟的药物,汪机常用来疗烦渴一类的疾病。"腊雪水,解烦渴,腊水米,解热止泻。煎汤或粥饮之。"腊雪水即农历十二月间降雪(即腊雪)所化的雪水。腊月寒甚,故腊雪水可解一切热毒,以腊雪水所浸泡的米即为腊水米,有解热止泻之功。在明代高濂《遵生八笺》等养生专著中,腊雪水最常被用于养生的各类粥饮。

陈嘉谟

陈嘉谟（1486—1565），字廷采，号月朋，西乡石墅（今安徽祁门二都）人，明代著名医药学家，有文献记载其曾任明朝御医。年少时从事举子业，因体弱多病，遂留心医药知识，他在《本草蒙筌》自序道："予少业举子，寻以体弱多病，遂留意轩岐之术。于凡三代以下诸名家有裨卫生者，罔不遍阅精绎之。"陈嘉谟自幼聪颖过人，博学多才，精通古籍典章，诗词歌赋更是随手拈来，但其在医药方面造诣最深，著有《医学指南》（已佚）和《本草蒙筌》十二卷（1565年）。后者又名《撮要便览本草蒙筌》或《撮要本草蒙筌》，是陈嘉谟重要著作，集中体现其本草炮制、药性等学术思想。陈嘉谟自序道："然《本草》旧多有刻，如《大观》，则意重寡要；如《集要》，则词简不该。至于吾邑汪石山续集《会编》，喜其详略相因，工极精密矣，惜又杂采诸家而讫无的取之论，均未足以语完书也。"遂历经七年，采集诸家本草著作之长，并结合自己几十年积累的医药经验，编撰《本草蒙筌》一书。书名中"蒙"指童蒙，"筌"指捕鱼用的竹器，即书乃童蒙之作、医家启蒙读物。正如《本草蒙筌》凡例中所言："书名蒙筌，为童蒙作也。筌者，取鱼具也。渔人得鱼，由于筌。是书虽述旧章，悉创新句，韵叶易诵，词达即明，俾童蒙习熟，济人却病，立方随机应变，亦必由此得尔，故谓蒙之筌云。"

《本草蒙筌》收载药物448味，附录388种，共计836种。卷首为"历代名医图姓氏"，取自熊宗立《医学源流》（成化丙申1476年），共收录14位名医图像，并附以简传及图赞。总论"惟举其要领，各立标题，发明大意。他如《集要》《会编》，增附《内经》、东垣诸书，自有原本，兹不复赘。"分"出产择地土""收采按时月""藏留防耗坏""贸易辨假真""咀片分根梢""制造资水火""治疗用气味""药剂别君臣""四气""五味""七情""七方""十剂""五用""修合条例""服饵先后""各经主治引使""用药法象"18小节，每节短者不过200字，长者不过1 200字，却深刻地探讨了道地药材、采收时节、药物贮藏、真伪优劣鉴别、炮制方法、配伍宜忌等问题。其中更是提出了"地胜药灵，视斯益信""务考究精详，辨认的实，修制治疗，庶免乖违""盖根升梢降,中守不移故也""凡药制造,贵在适中,不及则功效难求,太过则气味反失"等真知灼见。卷一至卷十二参考《本草集要》之体例,"先草部者,书以本草名,而药莫多于草也;次本部者,本草类也;次谷部、菜部、果部者,草木之余也;次石部、兽部、禽部、虫鱼部、人部者,块然者,石也;蠢然者,禽、兽、虫、鱼也;人灵万物,故终焉"。即按草、木、谷、菜、果、石、兽、禽、虫鱼、人10部分述诸药,从药性、产地、采收、贮藏、真伪鉴别、炮制、功效主治等方面论述药物基本情况,其中447种药材附有图片,可谓图文并茂,内容翔实。部分药材还记载了应验诸方和作者按语,颇具发明。附录药物,只作简介,未详论述,避免了繁而寡要的弊病。本书是南宋《大观本草》之后,明代《本草纲目》之前的一部重要本草学专著。是书成就颇多,提出了包括"炮制适度原则""三类分类法"和"辅料作用理论"等在内的诸多经典的中药炮制理论,从炮制时间的控制到火候的把控,从辅料的选择到料量的掌握等多个角度首次系统完备地总结了中药炮制理论,其中"凡药制造,贵在适中,不及则功效难求,太过则气味反失"之说更是被后世竞相转载。明代著名医药学家李时珍评价此书:"《本草蒙筌》,书凡十二卷……每品具有气味、产采、治疗、方法,创成对语,以便记诵,间附己意于后,颇有发明。便于初学,名曰蒙筌,诚称其实。"并在其撰《本草纲目》时,将其列为重要的参考典籍之一。

本节基于《本草蒙筌》中部分精辟的药论药话,从炮制理论"凡药制造,贵在适中""三类分类法""辅料炮制,以药制药""生熟异治",药性理论"治疗用气味""取象比类",单味药药性理论"白术燥湿生津""黄连久服反从火化"具体分析陈嘉谟中药炮制及其相关理论的特色。

一、凡药制造,贵在适中

古徽州地区,人杰地灵,学术昌明,浓厚的儒、释、道文化氛围对新安医家的影响较大。儒医相通,在徽州文化的熏陶下,陈嘉谟十分推崇儒家"致中和"等中庸之理,由此提出并总结了药物炮制理论原则——"凡药制造,贵在适中,不及则功效难求,太过则气味反失。"这句话揭示了中药炮制的核心原则,即掌握好炮制的度,是保证药物疗效的关键。这一原则以"不及"和"太过"两个标准来衡量炮制过程的恰当程度。"不及"指炮制未达到足够的火候,药物未达到足够的熟度,药性未能完全释放,药效未能完全发挥。在这种情况下,药物的功效可能难以实现,甚至可能因为药性过强而产生副作用。"太过"则是指炮制过度、火候过大、辅料过多等,这样会使药物变性变质,失去原有的疗效甚至会产生有害物质。

陈嘉谟对炮制的见解颇为精辟,其中蕴含"中庸"的哲学思想,体现了事物质量互变的规律。处理好量变与质变之间的关系,也就做到了"适中",炮制技艺也是如此。在炮制过程中,火候的掌握、辅料的添加以及时间的控制都要恰到好处,既不能太过,也不能不及。唯此才能使药物发挥最大的疗效。陈嘉谟"凡药制造,贵在适中"的理论对中药炮制具有一定的指导意义,同时蕴含着"治大国犹如烹小鲜"的哲学思想,影响深远。其后明代李时珍《本草纲目》也指出:"须识火候,不可太过不及""凡服汤药,虽品物专精,修治如法,而煎煮药者,鲁莽造次,水火不良,火候失度,则药亦无功"。明代龚廷贤《寿世保元》亦载:"炒以缓其性,泡以剖其毒,浸能滋阴,炼可助阳,但制有太过不及之弊。"清代罗国纲《罗氏会约医镜》:"凡药制造,贵在适中。不及,则我之所欲不遂;太过,则彼之气味反失。"等论,均是对陈嘉谟"凡药制造,贵在适中"的补充。

二、三类分类法

陈嘉谟创炮制分类三分法,即水制法、火制法和水火共制法,其中火制包括"有煅、有炮、有炙、有炒之不同",水制包括"或渍、或泡、或洗之弗等",而水火共制则"若蒸、若煮而有二焉",并指出"余外制虽多端,总不离此二者。"此后,三类分类法被奉为炮制纲目,统领归纳各种炮制方法。

炮制是保证药物品质的重要手段,正如宋代《太平圣惠方》所言:"凡合和汤药,务在精专,甄别新陈,辨明州土,修制合度,分两无差,用得其宜,病无不愈。若真假非类,冷热相乖,草石昧其甘辛,炮炙失其体性,筛罗粗恶,分剂差殊,虽有疗疾之名,永无必愈之效。"然而明代以前炮制方法多为适应制剂需要而创,内容零星,尚未形成系统的方法。如南朝齐梁时期陶弘景《本草经集注》记录的炮制方法多见于具体药物下,为适应制剂需要而创,譬如干枣、栀子、瓜蒌等"凡汤中用完物皆擘破",山茱萸、五味子、薏仁、决明子等"细核物亦打碎",再如"诸虫先微炙""凡丸散用胶皆先炙使通体沸起,燥乃可捣"等论述;南北朝刘宋时期,中国药学史上第一部炮制专著《雷公炮炙论》中记述了蒸、煮、炒、焙、炙、炮、煅、煨、浸、飞、去芦、去足、制霜、制膏等17种炮制方法,但尚未对其进行系统地归纳分类。

陈嘉谟执简驭繁,以水火为纲,开拓了炮制方法分类的滥觞。值得注意的是,仍有一些药材的炮制方法,无法归类到三分法里。因此后世也有医家在其基础上提出了炮制分类"四分法"。现代中药炮制方法多基于陈嘉谟的三类分类法,并兼顾炮制全程,加入净制、切制,常分为净制、切制、炒制、煅制、蒸煮制和其他制法六大类。

三、辅料炮制，以药制药

辅料炮制是指在中药炮制过程中添加物料，辅助主药达到炮制目的的炮制方法。炮制辅料常具有增强主药疗效、降低毒性、减轻副作用或影响主药理化性质等作用。陈嘉谟第一次系统概括了辅料炮制的原则，通过药物配伍理论将辅料炮制方法引申为“以药制药”，简明扼要地阐述了辅料制后中药作用趋势、归经、功效以及毒副作用等方面的改变，对现代中药炮制仍有现实指导意义。

酒味甘、辛，性大热，具有活血通络，祛风散寒，行药势，助药力，矫味矫臭的作用。根据历代炮制经验，中药经过酒制后，既能升提药力，引药上行，又可缓和中药苦寒之性，增强疗效。陈嘉谟以“酒制升提”四字概括之，可谓精炼。《本草蒙筌》在具体药物中也有“酒制升提”的相关论述，如知母“引经上颈，酒炒才升”、柴胡“疗病上升，用根酒渍”、黄芩“枯飘者名宿芩，入手太阴，上膈酒炒为宜”、黄连“火在上炒以醇酒”。然除升提外，《本草蒙筌》中酒还具有其他功效，如白芍“能补能收，酒炒才妙”“若补阴，酒浸日曝，勿见火”、大腹“此树鸩鸟多楼，粪毒最能为害，先浸醇酒，后洗豆汤”、五灵脂“多夹砂石，淘以酒”。

生姜味辛，性温。具有发表散寒，温中止呕的功效。根据历代炮制经验，中药姜制后能增强疗效，抑制药物寒性，降低毒性。陈嘉谟姜制的功效概括为“发散”，但《本草蒙筌》中对“姜制发散”的介绍较少，如记载杜仲的炮制方法为“刮净粗皮，咀成薄片，姜汁润透，连炒去丝”。即姜制增强杜仲辛温之性，以温补肝肾。此外，《本草蒙筌》记载当归“体肥痰盛，姜汁渍宜”、生干地黄“拌姜汁炒，不泥膈痰”，即姜制去痰；半夏“久藏入药，同沸汤制七次。仍加姜制，才可投瓶”。天南星“姜汤泡，或火炮，并杀毒堪用”。即姜制去毒。

食盐味咸，性寒。具有软坚散结，强筋骨等功效。根据历代炮制经验，中药经盐制后能改变药性，增强功效。陈嘉谟从归经、功效上指出盐制的作用，“入盐走肾脏，仍使软坚”。《本草蒙筌》中记载知母“益肾滋阴，盐炒便入”、补骨脂“盐酒浸宿，蒸过曝干”，即盐制加强药物入肾经之功；附子“先将姜汁、盐水各半瓯，入砂锅紧煮七沸”以制其性。但未见盐制软坚散结的记载。

醋味酸、苦，性温，具有理气止血，消肿止痛，矫味矫臭等功效。根据历代炮制经验，醋制后可引药入肝，增强止痛作用，缓和药性，降低毒性等作用。陈嘉谟总结醋制经验为“用醋注肝经，且资住痛”。《本草蒙筌》中记载香附"若理气疼,醋炒尤妙"、益母草"细锉醋炒,马啮堪敷",即运用醋制止痛的作用。

童便味咸,性寒,具有滋阴降火,凉血止血,活血化瘀等功效。根据历代炮制经验,童便制后可能增强疗效,减弱药物毒性,引药下行等作用。陈嘉谟指出童便制的作用,"童便制,除劣性降下"。《本草蒙筌》中记载黄连"火在下炒以童便"、香附子"预春熟童便浸透,复捣碎砂锅炒成"以引药下行,附子"先将姜汁盐水各半瓯,入砂锅紧煮七沸;次用甘草黄连各半两,加童便缓煮一时……仍文火复炒,庶劣性尽除"。此外,还收录了童便制清热的内容,鳖甲"治劳热渍童便"。

米泔味甘,性寒,具有清热凉血,止烦渴,利小便等功效。根据历代炮制经验,米泔水对于油脂有吸附作用,常用于炮制含油质较多的中药,米泔水制后可以降低药物辛辣之性,具有补脾和中等作用。陈嘉谟指出米泔制的作用,"米泔制,去燥性和中"。《本草蒙筌》中记载白术"刮净粗皮,泔渍炒燥"、桔梗"芦苗去净,泔渍(洗米泔渍一宿)"以去其燥性。

乳汁味甘,性微寒,具有补益虚损,生津润燥等功效。根据历代炮制经验,乳制后能增加药物养阴、生津润燥的作用。陈嘉谟指出:"乳制滋润回枯,助生阴血。"《本草蒙筌》记载黄连"又治赤眼,人乳浸蒸",即乳汁性微寒,可增加黄连清热之效;白术"人乳汁润之,制其性也",即乳制能养阴生津,制约白术干燥之性。

蜜,性平,味甘,具有养阴润燥,调和诸药的作用。根据历代炮制经验,药物经蜜制之后,能调和脾胃,补中益气,缓和对脾胃的刺激作用。陈嘉谟指出蜜制药物的作用为"蜜制甘缓难化,增益元阳"。《本草蒙筌》中记载甘菊花"用蜜炼熟"、紫菀"蜜浸宿焙用"、麻黄"若蜜炒煎汤,主小儿疮"、桑椹"椹收曝干,蜜和丸服"以缓和药性,益气和胃。

陈壁土性温味甘,苦,平,具燥湿补脾,温中和胃,止呕止泻的功效。根据历代炮制经验,陈壁土炮制药物,能够补益中焦脾胃,降低药物对脾胃的刺激性。陈嘉谟指出:"陈壁土制,窃真气骤补中焦。"《本草蒙筌》详细描述了陈壁土制白术的具体方法及作用,"咀后人乳汁润之,制其性也;润过陈壁土和炒,窃彼气焉。(取向东陈年壁土研细,和炒褐色,筛去土用之。此因脾土受伤,故窃真土气以补助尔。若非脾病不必拘此制)"即白术土炒后,健脾和中之功增强。除了陈壁土以外,还可以用灶心土,现代总结为"土制补中"。

麦麸性味甘、淡,具有和中益脾功效。根据历代炮制经验,麦麸炮制药物能缓和药物燥性,除去药物不良的气味,缓和药物对胃肠道的刺激,增强和中

益脾的功能。陈嘉谟指出:"麦麸皮制,抑酷性勿伤上膈。"《本草蒙筌》记载
枳实"剜净内瓤,锉片麸炒用"、杏仁"单仁者泡去皮尖,麸炒入药",以缓和药
性,增强健脾和中之功。

此外,《本草蒙筌》还记载:"乌豆汤、甘草汤渍曝,并解毒致令平和;羊酥
油、猪脂油涂烧,咸渗骨容易脆断。有剜去瓤免胀,有抽去心除烦。"可见陈嘉
谟辅料炮制理论之系统。

陈嘉谟的辅料炮制理论为后世选择药物的炮制方法、制订炮制工艺提供
了依据和准绳。但内容较为精简,并未全面包罗辅料炮制知识,正如陈嘉谟所
言炮制"匪故弄巧,各有意存""大概具陈,初学熟玩",因此只是大概介绍,临
床炮制切勿拘泥于此。

四、重视生熟异治理论

生熟异治是指仅经过净制或者切制的生品饮片与经过加热、加辅料炮制
后的熟品饮片治疗功效不同。该理念最早可以追溯到汉代《神农本草经》,其
"序例"中指出:"药……有毒无毒,阴干暴干,采造时月,生熟,土地所出,真伪
陈新,并各有法。"中药生品饮片经加热、加入辅料炮制等不同炮制方法处理
后,不但改变中药性能,增强中药疗效,扩大用药范围,降低中药毒性,消除或
减轻副作用,确保用药安全,而且扩大了中医临床用药范围,增加了临床用药
品种,逐步形成了中药炮制的生熟理论。

陈嘉谟《本草蒙筌》重视中药生熟异治理论,虽未见生熟异治相关论述,
但总论"咀片分根梢""制造资水火"两节无不体现炮制的重要性。在具体药
物中,陈嘉谟详细记述其生品与炮制品功效之别,如黄芪"生用治痈疽,蜜炙
补虚损",甘草"生寒炙温""生泻火,炙温中",卷柏"止血用炙,去血宜生",芍
药"赤白因异,制治亦殊。赤芍药色应南方,能泻能散,生用正宜;白芍药色应
西方,能补能收,酒炒才妙",酸枣仁"能治多眠不眠,必分生用炒用。多眠胆
实有热,生研末,取茶叶姜汁调吞;不眠胆虚有寒,炒作散,采竹叶煎汤送下",
白果"生食戟人喉,炒食味甘苦",五灵脂"行血宜生,止血宜炒",斑蝥"网张
取纳瓶内阴干,去翅足同粳米炒熟。生者误服,吐泻难当"。此外,仅黄连一
药,书中就归类出11种炮制方法,以"治诸火邪,依各制炒"为核心,指出:"火
在上炒以醇酒,火在下炒以童便。实火朴硝,虚火酽醋。痰火姜汁,伏火盐汤。
气滞火同吴茱萸,血瘀火拌干漆末。食积泻亦可服,陈壁土研炒之。肝胆火盛
欲驱,必求猪胆汁炒。又治赤眼,人乳浸蒸,或点或吞,立能劫痛",通过选用不
同辅料炮制而引向"治各种火邪",其中姜制、酒制、吴茱萸制、胆汁制还一直
流传沿用至今。足见其经验之丰富。

五、治疗用气味

一般认为,气味包括"四气"与"五味"。"四气"即寒、热、温、凉四种不同的药性(狭义的药性),同时"四气"中寓有阴阳的含义,寒凉者属阴,温热者为阳,故陈嘉谟《本草蒙筌》中将"四气"总结为:"气有四:温热者天之阳,寒凉者天之阴。阳则升,阴则降。"而"五味"系指酸、苦、甘、辛、咸五种不同的药味,早在《黄帝内经》就有记载,如《素问·藏气法时论》中指出"五味"之功效:"辛散、酸收、甘缓、苦坚、咸软";《素问·至真要大论》中又对"五味"的阴阳属性进行划分,"辛甘发散为阳,酸苦涌泄为阴,咸味涌泄为阴,淡味渗泄为阳"。陈嘉谟又引入"淡",指出:"味有六:辛、甘、淡者,地之阳;酸、苦、咸者,地之阴。阳则浮,阴则沉。"

药物气味的记载始自汉代《神农本草经》,其序录中指出:"药有酸咸甘苦辛五味,又有寒热温凉四气"。并于每味药下注明气味,至此四气、五味作为药性理论的重要内容。然而,在明代以前,药物性味理论均散见于诸家本草各药中,尚未形成系统。陈嘉谟十分重视性味理论的应用,《本草蒙筌》总论中专列"治疗用气味"一节,提出"治疗贵方药合宜,方药在气味善用"的精辟论述,指出中药处方用药"有使气者,有使味者,有气味俱使者,有先使气后使味者,有先使味后使气者","有一药两味或三味者,有一药一气或二气者"。同时强调只要善用气味,治病犹"鼓掌成声,沃水成沸"。可见陈嘉谟论述药性,重视气味合参,为临床运用药性功能提供参考。陈嘉谟又指出:"热者多,寒者少,寒不为之寒;寒者多,热者少,热不为之热。或寒热各半而成温,或温多而成热,或凉多而成寒,不可一途而取。又或寒热各半,昼服之,则从热之属而升;夜服之,则从寒之属而降。至于晴日则从热,阴雨则从寒。所从求类,变化犹不一也。"即认为四气五味规律不是绝对的而是相对的,不可一例而拘,一途而取,此论对性味理论作了补充、拓展和发挥。

在具体药物的论述中更能体现陈嘉谟药性理论的创新性,如人参一药,陈氏反驳明代王纶"畏(人参)补火为忌。惟引寒热,不辨实虚,妄著示人,深可哂也"。并基于元代朱震亨"龙火(虚火)反治"说以及"虚火可补,参术之类是也"之论,指出:"可见人身虚火,无问上中下三焦之殊。但证有见于外,必非寒凉助水之药可制,务资此甘温补阳之剂补足元阳,则火自退尔。补中兼泻,泻中有补,正经所谓甘温能除大热是也。"可见其对药物气味理论运用之灵活,将药性与治疗紧密结合,深刻地阐明了人参的药理作用。

此外,陈嘉谟在《本草蒙筌》总论中列"四气"一节,其中"四气"一节的气是"香臭之气","四气"即"香臭腥臊",需要与"寒热温凉"四性相鉴别。

总而言之,药物的气味理论是中药药性理论的重要组成部分,对于临床用药具有重要的指导意义。陈嘉谟"治疗用气味"之论告诫医者在选择和使用药物时,可将患者的病情和体质特点与药物的气味相结合,合理选择和使用药物,以达到最佳的治疗效果。同时,也需要注意不同药物之间的配伍禁忌和相互作用,避免出现不良反应和药物相互作用的情况。

六、擅于取象比类思维

取象比类思维是中医药学重要的思维方法之一,中药的外在固有形态、物质状态、生理特点、生长环境,一般与人体相应的器官、组织、功能有相同或相似的象,从而发挥相应的治疗作用。《本草蒙筌》指出:"根梢各治,尤勿混淆。生苗向上者为根,气脉行上;入土垂下者为梢,气脉下行。中截为身,气脉中守。上焦病者用根,中焦病者用身,下焦病者用梢。盖根升梢降,中守不移故也。"将药物的四时生长特点与辨证用药相结合,从而确立最佳用药部位。上焦病者用根,中焦病者用身,下焦病者用梢,根升梢降中守不移,符合中医"取象比类"理论,使用药更趋合理。明代李时珍《本草纲目》也强调:"凡物之根,身半以上,气脉上行,法乎天;身半以下,气脉下行,法乎地。人身法象天地,则治上当用头,治中当用身,治下当用尾"。利用取象比类思维可以揭示药材功效的一般规律,然而也有一定的例外,如诸花皆升,唯旋覆花独降;诸石皆沉,唯海浮石独浮;诸木皆浮,唯沉香木独沉;诸子独降,唯蔓荆子独升。因此,临证用药时需结合药材的实际情况具体分析。

此外,陈嘉谟《本草蒙筌》总论又单列"用药法象"一节,主张根据形、色、性、味、体来区分用药。其中形有"金木水火土""真假"之分,色有"青赤黄白黑""深浅"之辨,性有"寒湿温凉平""急缓"之异,味"有"辛酸咸苦甘""厚薄"之差,体有"虚实轻重平""枯润"之别,并分别指出治上宜"轻枯虚薄缓浅假",治下宜"重润实厚急深真",治中宜"平者",其余随脏腑所宜处方。陈嘉谟将药物的气味厚薄、阴阳寒热与脏腑理论结合起来,并根据临床实践,提出以形、色、性、味来区分用药,对于临床用药大有裨益。

七、白术燥湿生津解

白术味苦、甘,性温,是一味健脾燥湿的良药。南朝齐梁时期陶弘景《名医别录》首次记载其"益津液"的功能。白术的益津液功能,是其独特的药理作用之一。在临床应用中,白术的这一特点常用于调理因津液不足引起的症状,如口干舌燥、口渴、便秘等。汉代张仲景《伤寒论》《金匮要略》中多个条文运用白术生津润燥的功能,《伤寒论》中五苓散证"微热消渴者"(71条)、"烦渴者"(72条)、"汗出而渴者"(73条)、"渴欲饮水"(74条)、"其人渴而口燥烦"(156条)等的治疗与白术生津润燥有关。《伤寒论·辨太阳病脉证并治下》桂枝附子汤治:"伤寒八九日,风湿相搏,身体疼烦,不能自转侧,不呕不渴,脉浮虚而涩者""若大便坚,小便自利者,去桂加白术汤主之"。风湿之邪痹阻肌表肢节,津液受损,故去桂枝辛温伤津,加白术以生津润燥,润肠通便。从组方上看,去桂加白术汤(白术二两、附子一两、甘草一两、生姜一两半、大枣六枚)方中白术量最大,仲景运用白术生津润肠通便之意甚明。再如《金匮要略·水气病脉证并治》:"里水者……假如小便自利,此亡津液,故令渴也。越婢加术汤之。"方用越婢汤发汗行水,兼清内热,加白术生津止渴。386条理中汤加减法中"渴欲得水者,加术,足前成四两半"。重用白术意在健脾生津。

明代陈嘉谟在《本草蒙筌》中对白术生津进行了详细解释:"盖脾恶湿,脾湿既胜,则气不得施化,津何由生? 故曰膀胱津液之府,气化出焉。今用白术,以燥其湿,则气得周流,而津液亦随气化而生矣。"同时并引申,"他如茯苓亦系渗湿之药,谓之能生津者,义与此同"。清代陈士铎《本草新编》对陈嘉谟之论进行了补充:"夫白术生津,但能生水火既济之津,不能生水火未济之津也……况白术去湿,则内无津液而外无水气,又从何而生津乎。此白术止可治湿而不可治燥也。虽然白术性虽燥,终是健脾之物,脾健而津液自生。用润药以佐其燥,则白术且自失其燥矣,又何能助燥哉。"清代新安医家吴楚《医验录》以及程文囿《医述》则直接否定白术性燥,认为:"今人动云白术性燥,冤杀白术矣。盖脾喜燥而恶湿,脾旺则燥,脾虚则湿。白术补脾,湿去则脾旺而燥矣,非白术之性燥也。且今人动云补阴,绝不知真补阴之法,用白术正所以补阴也。脾乃太阴,补脾之太阴,独非补阴乎?"后又有清代张秉成《本草便读》指出:"白术之补脾燥湿,当与陈皮、茯苓同用,否则恐有滞性,以其中含津液,是以能闭气,故又宜土炒用之。"即认为生白术生津为优。

根据历代文献记载,白术确实具有生津润燥和燥湿健脾的双重属性。然而,自古以来,运用白术健脾利湿者多,生津润燥者少。这可能是对白术的药理特点理解不全面造成的。陈嘉谟之论对于白术、茯苓的临床运用颇具启发,古代运用白术、茯苓用治脾虚湿滞、暑湿津伤等证以及现代临床运用白术治疗脾阴虚之干燥综合征及用于滋液润燥通便,是为明证。

八、黄连久服反从火化

黄连苦、寒,具有清热燥湿,泻火解毒的作用。历代认为黄连尤为擅长清心火,如清代陈士铎《本草新编》记载黄连:"入心与胞络。最泻火,亦能入肝,大约同引经之药,俱能入之,而入心,尤专经也。"清代张德裕《本草正义》亦指出:"苦先入心,清涤血热。"然而一般认为,黄连苦燥,可化火伤阴,不宜多用久用。汉代《神农本草经》将黄连列为上品,有"味苦寒,主热""久服令人不忘"的记载,但关于其是否可以久服存在争议。

陈嘉谟提出"黄连,久服之,反从火化"之论,认为黄连适用于"初病气实热盛者",即其使用必须药证相应,对于久病气虚发热者,"服之又反助其火也"。此即《素问·至真要大论》中所谓"病热者寒之而热"之症。与之相类似的观点如明代李时珍《本草纲目》记载:"本经、别录并无黄连久服长生之说,惟陶弘景言道方久服长生……谓黄连大苦大寒之药,用之降火燥湿,中病即当止。岂可久服……医经有久服黄连、苦参反热之说。此虽大寒,其味至苦,入胃则先归于心,久而不已,心火偏胜则热,乃其理也。况眼疾本于肝热,肝与心为子母。心火也,肝亦火也,肾孤脏也,人患一水不胜二火。岂可久服苦药,使心有所偏胜,是以火救火,其可乎?"中医认为,心在五行属火,位居于上而属阳,肾在五行属水,位居于下而属阴,二者关系密切,心火下降,以资肾阳,温煦肾水(肾阴),使肾水不寒;肾水上济,以滋心阴,制约心阳,使心火不亢。正如清代傅山《傅青主男科·心肾不交》中所言:"心无肾之水则火炽,心必得肾水以滋润。"因此黄连清心火的作用发挥需得肾水之相济。故临床上常见苦寒之黄连与辛热之肉桂合用,正如清代陈士铎《本草新编》记载:"黄连、肉桂,寒热实相反,似乎不可并用,而实有并用而成功者。盖黄连入心,肉桂入肾也。凡人日夜之间,必心肾两交,而后水火始得既济,水火两分,而心肾不交矣。心不交于肾,则日不能寐;肾不交于心,则夜不能寐矣。黄连与肉桂同用,则心肾交于顷刻,又何梦之不安乎。"

明清温病大家吴有性、吴瑭等从苦燥伤阴化热角度立论,强调慎用黄连、大黄等苦寒药,如清代吴瑭《温病条辨》中记载:"太阴温病,寸脉大,舌绛而干,法当渴,今反不渴者,热在营中也,清营汤去黄连主之。"热伤营阴而不渴,较渴伤阴更重,去黄连,即畏黄连苦燥化火,再度伤阴,而使营热增重,故去之。

陈嘉谟之论告诫"黄连不可久服",但并非全盘否定与排斥,而是强调用药有度、中病即止,显然是中肯而公允的,对临床更具有实际指导意义。

此外,部分医家认为"反从火化"是谬论,从黄连的性味来看,黄连为大苦大寒之品,苦能泻热、寒能清热,久服则伤脾胃。如当代名医龚志贤在《龚志贤临床经验集》指出:"用黄连须中病即止,不可过剂,过则中下焦寒生,上热更甚。有人认为久服黄连,反从火化,这是错误的。"

孙一奎

孙一奎（1522—1619），字文垣，号东宿，别号生生子，明嘉靖、万历年间徽州府休宁县（今属安徽省黄山市休宁县）人。孙氏少时习儒，自幼聪颖，好学勤求，因父亲体弱多病，遂萌生"何得究竟秘奥，俾保吾亲无恙"之心。后在访其兄而前往处州府括苍（今浙江省丽水市东南）的途中，遇"异人"以禁方相授，试之有效，乃专研医学。师从汪机弟子黄古潭诵读医经，数年后又游历湘、赣、江、浙等地，寻师访友，广询博采，凡知医有所长即往请教，若遇明哲高人更是折服其前。游学万里，淹迹三吴，探冥秦淮，钩奇于越，以医术游于公卿间。经30年博学勤访，达到了理论上"镜莹于中"、实践上"投剂辄效"的境界，为人治病决死生多验，诊视鲜庚，投剂靡乖，医名远近闻达。主要著作有：《赤水玄珠》三十卷、《医旨绪余》二卷、《孙氏医案》五卷（此三书合称《赤水玄珠全集》《孙氏医书三种》），《痘疹心印》二卷。

孙一奎满腹经纶，阅历甚广，临证中体验到了生命"活力"的重要性，乃以理学太极论和《难经》原气论为依据，吸收了太极非阴非阳的思想精髓，结合"仙家（内丹术）""玄牝之门"等认识，发明动气命门说及三焦为相火说。他以豆发芽来比喻命门动气与两肾的关系，认为命门为两肾间动气，原气之所系，非脏非腑，非水非火，造化之枢纽，有名而无形，后天命门即先天太极；原气是人体生命活动的根本动力，命门动气为生生不息的生命之根，五行由此而生，脏腑以继而成，五脏六腑之上还有一个更高层次的命门动气。并得出"命门不得为相火，三焦不与命门配"的结论，认为命门无寄相火，三焦为原气之别使，主持相火，三焦之相火化生于命门之原气；肝肾之火则为贼火。临床十分重视命门、三焦原气的温补，反对滥用寒凉、动辄滋阴降火，损伤命门动气，注重补养正气、温补培元。擅治外感内伤杂病，提出"肿满多因火衰"，对于气虚肿胀、中满、癃闭、遗溺、小便失禁、痿证等病以温补论治。强调治肾消当"暖补肾气、温补下元"，力荐肾气丸，强调多用黄芪等补气之药。作为汪机的再传弟子，善用人参、黄芪培本固元治眩晕、中风脱证，然培元而兼温补，重参、芪又适当配伍桂、附、姜。也重视阴阳互根的理论，论治鼓胀既反对滥用寒凉又反对过用辛热疏利,对肾虚气不归元的喘证、眩晕也强调补益肾阴。重用人参、白术,创制有温补下元治臌胀的壮原汤和治下焦虚损、脾阳不振的壮元丸等名方,突出脾肾同治。平生以注重元气之生生不息为己任,故自号生生子。

《医旨绪余》是孙氏的医论集,撰于万历年间,上下卷共70篇,大旨发明太极、阴阳、五行之理,分别脏腑形质、手足经上下、宗气、卫气、荣气、三焦包络、命门相火及各经络配合之义。又引《黄庭经》以证丹溪相火属右肾之非;引《脉诀刊误》以驳《三因方》三焦有形如脂膜之谬。分噎膈、翻胃为二证,辨癫、狂、痫之异治。卓然有特识。清代著名学者周中孚《郑堂读书记》评谓:"钩《灵》《素》之隐,察受病之因,辨证名之异同,明经络之逆顺,畅往哲已发所未尽,掘前贤所未言。"其族子孙烨亦云:"远宗之正,近取之周,考核之精,谦冲之度,一集而四善具焉。"其论对后世影响甚大。

孙一奎指出,"药有成性,必材相制,味相洽,而后达夫病情"(《医旨绪余·药性裁成》)。中药炮制作为中药饮片在临床应用中的重要一环,中药材药理、药性、辅料品种及其性能不同,在炮制药物时所起的作用也各不相同,根据病证性质选择恰当的炮制方式及辅料,有助药物更好治疗疾病。本节基于《医旨绪余》中部分精辟的药论药话,当归、香附、半夏、黄连四药的炮制融会了《韩氏医通》一书中的药物炮制的思想,孙一奎赞其"而修制合宜,其投剂多奇中",此四药分别为血、气、痰、火四病"之主",因此在药物的选取上十分具有代表性。而孙氏对参、芪的理解与应用从书中《王节斋〈本草集要〉参芪论》一篇可窥,本节即从以上药物的炮制与应用具体分析孙一奎中药炮制及其相关理论的特色。

一、当归炮制诸法皆不离血

当归为伞形科植物当归的干燥根,味甘、辛,性温。当归的古代炮制方法有酒制、炒制、醋制、米炒、盐炒、姜汁制、制炭、泔制、土炒、黑豆汁制、吴茱萸制、芍药汁制等20余种。现代沿用酒制、土炒、制炭等方法。关于当归炮制的传统理论,一般认为,生当归甘温,取其润性,补血,调经,润肠通便。酒当归辛温,取其散性,又增强活血散瘀之功;(土)炒当归,取其涩性,补血而不滑肠;当归炭则缓其辛烈之性,而功专于止血、和血。宋代《太平惠民和剂局方》中的"四物汤"即用酒当归入剂。孙一奎《医旨绪余》曰"血药不容舍当归",并以四物汤配伍举例:"故古方四物以为君,芍药为臣,地黄分生熟为佐,川芎为使。可谓典要云。"古代本草著作中对于当归炮制的应用也有不少记载,汉代《汤液经》云:"治上酒浸,治外酒洗,血病酒蒸,痰用姜汁炒。"明代新安医家陈嘉谟《本草蒙筌》曰:"体肥痰盛,姜汁渍。"孙一奎亦如是,使用当归治疗血分的疾病时多选择用酒进行炮制,活血祛瘀功效显著增强,而治痰则用姜汁浸透,引导血液回归到源头,以复阴阳。孙一奎特别指出熟地黄的炮制方式也可以当归为参考。体型肥胖的妇女血化为痰,此时使用姜浸当归活血化瘀,通络祛痰,并配以利水渗湿的药物以通利水道。书中对当归的药物配伍加减有精要论述,血虚之证用人参和赤石脂为佐药以补益气血;如为血热之证,则用生地黄、姜黄和黄芩为佐药,清热的同时亦不绝生化之源;如为血瘀之证,则配以大黄活血化瘀。《孙文垣医案》中"八娘子头痛咳嗽痰多有血"一案中,病患有头痛咳嗽,夜分发热,经前腹痛,辨证当属血瘀痰凝之证,故以活血化瘀,通络祛痰为法,方以丹皮、桃仁活血化瘀,当归、白芍养血活血,甘草、桃仁止咳化痰,柴胡、香附、川芎气血同调,配以滑石、茅根、栀子清热利湿,通利水道,八帖即愈。

二、气药香附行气化诸邪

明代李时珍《本草纲目》载香附为"气病之总司,妇科之主帅"。香附的古代炮制方法有炒制、蒸制、煮制、酒制、制炭、药汁制、盐制、姜制、泔制、蜜制、乳制、火炮、皂角水制等方法。现代沿用生香附、醋香附、酒香附、香附炭及四制香附等。香附生品能上行胸膈,外达肌肤,故多入解表剂,以理气解郁为主。用于风寒感冒,胸膈痞闷,胁肋疼痛等。醋炙后,能专入肝经,增强疏肝止痛作用,并能消积化滞,用于伤食腹痛,血中气滞,寒凝气滞,胃脘疼痛等。酒炙后,能通经脉,散结滞,多用于癫疝胀痛,小肠气,及瘰疬流注肿块等。四制香附,以行气解郁,调经散结为主。多用于胁痛,痛经,月经不调,妊娠伤寒,恶寒发热,中虚气滞的胃痛等。香附炭,味苦涩,能止血,用于妇女崩漏不止等。

根据孙一奎在《医旨绪余》记载,由于香附气芳香味苦,故具有通畅气机的作用,能够推动陈旧的病邪使其产生新的生机,因此许多书籍都记载香附能够补气,而当时民间也有香附耗气、为妇科病专属的讹传。孙一奎指出,虽然香附在妇科疾病中经常被使用,但并非妇科专治。明代李梴《医学入门》记载香附的炮制:"气病略炒,血病酒煮,痰病姜汁煮,下虚盐水煮,血虚有火,童便煮过则凉,积冷醋浸,炒则热,他药亦可以类推,忌铁,得乌药良。又与巴豆同炒,治泻泄不止。生用,治大便不通"。明代李时珍《本草纲目》"生则上行胸膈,外达皮肤,熟则下走肝肾,外彻腰足。炒黑则止血,得童溲浸炒则入血分而补虚,盐水浸炒则入血分而润燥,青盐炒则补肾气,酒浸炒则行经络,醋浸炒则消积聚,姜汁炒则化痰饮"。孙一奎所用香附炮制思路与前人一脉相承:"治本病,略炒;兼血,以酒煮;痰,以姜汁;虚,以童便浸;实,以盐水煮;积,以醋浸水煮。"古代医家认识到香附不同炒制程度的炮制品有不同的适应证,炒黄解气郁,炒炭可止血。唐宋时期香附的药性多被记载为"微寒",而酒性"温",可驱寒性,引药势上行,故酒浸香附制法的目的,即以酒行经络之力缓香附寒性,以助香附行气之功。宋代陈自明《妇人大全良方》曾记载将香附末以极热酒调和,其制法与酒浸法本质相似。香附的姜汁制法最早可追溯至宋代,宋代陈自明《外科精要》详细记载了制法,言:"以生姜汁浸一宿,焙干,碾令极细。"生姜味辛,性微温。有去痰下气之功,以姜汁制香附可化痰。以盐水作辅料炮制香附的制法最早出现在宋代杨士瀛《仁斋直指方》中,并记载了盐浸炒香附的炮制功效为开郁降火。古代医家认为能以盐水清燥利水下行之性,缓和香附燥性的同时,还可助香附解其上焦火邪所致肺郁痰结,增强其清肺化结之效。童便即为童子尿,古代多认为童便可滋阴,降火下行,如明代《滇南本草》记载童便可"滋离中之阴也"。明代虞抟《医学正传》认为香附"横行胸臆间,必用童便浸,焙干用,否则燥",解释了香附需以童便浸,降其燥性。醋制是香附古今最为常见的炮制方法,香附醋制方法最早见于宋代叶大廉《叶氏录验方》,载:"酸米醋炒香附子。"明清时期多为先浸透后炒。醋制香附可入肝经,具有散瘀、收敛、解毒、止痛、消积化滞的功效。

孙一奎随后分析了香附在治疗各类气病患者中的作用机理。如使用香附治疗妇女血症,因香附理气宽中,推动气机运行,则随着气机的通畅,疾病自然会逐渐痊愈;老年人由于精血枯竭、血脉不通,依靠气机才能充养机体,故用香附补气;小儿应用香附后日复一日地气机充盈,身体会逐渐强壮。临床应用配伍:香附佐以木香,可以散除滞气,并宣发肺气;佐以沉香,可助气机升降;佐以小茴香,可疏通经络;盐味咸,香附盐制后入肾,使用盐炒香附则可以补充肾间元气。孙一奎提出香附为君药,人参和黄芪为臣药,甘草为佐药,可以快速治疗虚怯病症。佐以厚朴之类的药物可以治疗脘腹胀满壅积;佐以三棱和莪术之类的药物可以治疗严重壅积的病症。但香附的配伍应避免香燥之品,而要选择檀香等能够辅助气机流通的药物。

三、半夏治痰必造而为曲

半夏为天南星科植物半夏的干燥块茎。半夏生品有毒,能戟人咽喉,使人呕吐,咽喉肿痛,失音,一般不宜内服,多作外用,但可随方入煎剂使用,而不宜入丸散剂使用。生用以化痰止咳,消肿散结为主,用于疮痈肿毒,湿痰咳嗽等。半夏经炮制后,能降低毒性,缓和药性,消除副作用;经白矾水浸漂或煮后,长于化痰,以燥湿化痰为主,用于湿痰咳嗽,痰热内结,风痰吐逆,痰涎凝聚,咯吐不出等;经生姜、白矾制后,善于止呕,以温中化痰,降逆止呕为主,用于痰饮呕吐,胃脘痞满,喉痹、瘰疬等;经甘草、石灰水制后,偏于祛寒痰,同时具有调脾和胃的作用,用于寒痰、湿痰、胃有痰浊不得卧等。亦多用于中药成方制剂中。

脾脏容易生湿邪,而湿邪容易聚而成痰,同时寒邪也容易生湿,半夏的辛味能够燥湿。然而,孙一奎指出半夏必须经过制造过程成为半夏曲,即用生姜汁、生白矾汤等分共制曲,用楮叶包裹风干后,才能入药。宋代《太平惠民和剂局方》中首次明确记载了半夏曲"行气燥湿,和中消滞",治疗风痰用猪牙皂煮汁去渣后,炼成如饴糖的膏状,再加入姜汁。明代本草中,半夏曲除行滞、燥湿化痰外,明代新安医家吴昆在《医方考》中又增加了半夏曲"醒脾""益心"之功,并首次提出了半夏曲之"辛"味。明代李中立《本草原始》指出半夏曲与半夏用药的区别,认为二者功效相同,但半夏曲"力柔耳",如吴氏曰:"有半夏能犯胎,如用须去之。若痰多呕逆,必用之以半夏曲则可"。由此可见,"曲之性不甚燥而得中和故也"。明代《秘传音制本草大成药性赋》细分了半夏曲治疗的痰证,火痰、老痰、寒痰、风痰等不同的痰证对应不同的造曲方法:"曲柔、片峻,总治诸痰。火痰黑、老痰胶,加芩、连、栝楼、海粉;寒痰、清湿痰白,入姜、附、苍术、陈皮。风痰卒中昏迷,皂角、天南星和;痰核延生肿突,竹沥、白芥子搀。"清代本草多承袭明代对半夏曲认识,清代翁藻《医钞类编》又云半夏曲可:"下逆止呕。"据《医旨绪余》所载:火痰呈黑色或老痰如胶状,半夏曲炮制用竹沥或荆沥加入姜汁。姜汁是半夏炮制中常用的辅料之一,其始载于晋代《刘涓子鬼遗方》:"半夏:汤洗七遍,生姜浸一宿,熬过。"即以生姜汁浸半夏,炒制,利用中药七情相畏相杀降低半夏毒性。湿痰呈白色、寒痰清稀,可以用老姜煎浓汤,加入三分之一量的煅白矾(例如半夏三两、煅矾一两),再如前法制造半夏曲。宋代《圣济总录》中记载半夏的炮制方法有两种,其一:"白矾水浸七日焙干。"其二:"白矾水煮焙。"明代缪希雍《炮炙大法》中记载半夏:"若入治痰饮药,用白矾汤入姜汁浸透,洗净用,无白星为度。"白矾性味酸涩、寒,功效收敛止血,祛风痰。以白矾制半夏不仅可减小其毒性,还能减缓其麻辣刺激性,并增强药物的功效,而且在炮制过程中能起到防腐作用。半夏曲治疗痰积沉痼的老病顽症时,可以帮助腐败的病邪随大小便排出,或散而为疮,透发出体表。孙一奎以二陈汤为例强调半夏炮制的重要性,古方二陈汤以半夏为君药,后世医家因为半夏辛散,反而将用量减少,而茯苓具有渗湿的作用、陈皮具有行气的功能,此二药本应当作为臣药和佐药使用,反而加大了用量,孙一奎认为这是由于半夏没有制成半夏曲,而用姜、矾作为辅料炮制后的半夏毒性大大减低,完全可以大剂量应用。配合南星可治风痰。姜汁酒浸炒黄芩、黄连,瓜蒌实、香油拌半夏曲略炒可以治疗痰火。用半夏曲炒枳壳、枳实,姜汁浸蒸大黄、海粉可治老痰。苍术、白术都以米泔水和姜汁浸炒,乃至干姜、乌头都可以治疗湿痰。对于脾虚常泄泻的人,可以用肉豆蔻配合半夏曲,再加上神曲、麦芽制成丸药。气机逆乱,血余瘀滞,化而为痰,《济生方》中有云:"人身无倒上之痰,天下无逆流之水。故善治痰者,不治痰而治气"。因此孙一奎认为治疗痰证以调理气机、活血化痰最为重要。

四、略炒黄连以从火邪

黄连炮制最早见于梁代:"除根毛,去须及去皮。"炒制始见于唐代,见文献记载炮制品达 24 种之多。不论在辅料的选用,炮制工艺的改进,还是炮制品质量要求方面,历代都有发展。如宋代的米泔水炙法至明代多以黄土炒代替,以增强止泻作用,并以姜炙法以增强止呕作用。童便炙原是治下焦之火,后来被盐水炙及朴硝炒所代替。其炮制目的是改变药性,降低副作用。黄连炮制品在中医临床辨证、灵活组方上发挥着不同的治疗作用。生黄连苦寒之性颇盛,善清心火,解毒,多用于心火亢盛,烦躁不眠,神昏谵语,以及湿热诸证如湿温、痢疾、热毒疮疡等。酒黄连能借酒力引药上行,缓其寒性,善清头目之火,多用于肝火偏旺,目赤肿疼。姜黄连能缓和过于苦寒之性,并增强其止呕作用,善清胃热呕吐。萸黄连抑制其苦寒之性,使黄连寒而不滞,以清气分湿热,散肝胆郁火,多用于肝气犯胃,呕吐吞酸等。

孙一奎提出,五脏皆有火,五脏平衡和谐则能正常发挥作用,方书有君火、相火、邪火、龙火等理论的论述,而诸火本质都属于气。因此元代朱震亨《金匮钩玄》云:"气有余,便是火。"明代李时珍《本草纲目》对于黄连的炮制已有较为完善的论述:"黄连入手少阴心经,为治火之主药。治本脏之火,则生用之;治肝胆之实火,则以猪胆汁浸炒;治肝胆之虚火,则以醋浸炒;治上焦之火,则以酒炒;治中焦之火,则以姜汁炒;治下焦之火,则以盐水或朴消研细调水和炒;治气分湿热之火,则以茱萸汤浸炒;治血分块中伏火,则以干漆末调水炒;治食积之火,则以黄土研细调水和炒。"孙一奎认为大凡治疗火邪之病,黄连皆应略炒,实火用朴硝汤炮制,假火用酒炮制,虚火用醋炮制,痰火用姜汁,不同汁液浸透后炒制可发挥不同的治疗作用。药汁制是以中医药基本理论为原则,以"七情合和"和"药对"为制法依据,针对临床需要及中药药性,采用"以药制药"的形式进行的一种炮制技术。气滞生火用吴茱萸炮制,食积泄泻用黄土炮制,血瘀癥瘕痛用干漆炮制,都用水拌后一同炒,去掉吴茱萸、黄土、干漆。下焦伏火用盐水浸透后焙干。目疾用人乳浸蒸或点或服。黄连以吴茱萸配伍炮制的方法记录始于宋代,为吴茱萸与黄连同炒。宋代《太平惠民和剂局方》中记载大香连丸"黄连(去芦、须,二十两,用茱萸十两,同炒令赤,去茱萸不用),木香(不见火,四两八钱八分),上件为细末,醋糊为圆,如梧桐子大"。吴茱萸抑制其苦寒之性,使黄连寒而不滞,以清气分湿热,散肝胆郁火为主。如用于治湿热郁滞肝胆,嘈杂吞酸;治积滞内阻,生湿蕴热,胸脘痞满,泄泻或下痢。土炒是中药炮制方法之一。最早载于唐代《外台秘要》中的"土炒白术"一直沿用至今。脾在五行属土,因此用土制药多起到补脾止泻的功效。干漆性温,味辛,有毒;归肝经、脾经。以干漆为辅料炮制黄连,有破瘀通经,消积杀虫的作用。盐制有引药下行,增强补肝肾、固精、清热利尿、滋阴降火等作用,并缓和药物辛燥之性。明代陈嘉谟《本草蒙筌》载:"入盐走肾脏,仍使软坚。"清代刘若金《本草述》:"治下应盐水或蒸或炒用。"人乳具有滋阴润燥功效。内服滋养五脏,外用可治目赤眼花,能消肿、止痛,故人乳可助黄连治疗目疾。关于黄连的配伍,孙氏同样有精要论述:黄连生用作为君药时加入少许官桂,煎煮百沸后加入蜂蜜空腹服用,能使心肾相交。加入五苓、滑石,可治梦遗。用土、姜、酒、蜜四味药炒黄连为君药,使君子为臣药,白芍药酒煮为佐药,广木香为使药,治疗小儿五疳。用吴茱萸炒过的黄连,加入木香等分,生大黄加倍,制成水丸,可治五痢。用姜汁酒煮后制成末,和霞天膏混用,可治癫痫、诸风眩晕、疮疡等病症。

五、五料共制减附子毒

附子是一味有毒中药,其来源于毛茛科植物乌头的子根加工品,又叫附片或五毒。附子在汉代《神农本草经》中被列为下品,因毒性剧烈还被用于涂抹枪械或制成箭毒。在临床应用附子进行组方配伍,常通过中药炮制的方法起到降低毒性与提高功效的作用。在炮制技术形成时期,汉代张仲景《伤寒论》对附子炮制的记载仅为"去皮"。南朝齐梁时期陶弘景《本草经集注》云:"凡汤丸散,用天雄、附子、乌头、乌喙、侧子,皆塘灰火炮炙,令微坼,削去黑皮乃秤之。"东晋葛洪《肘后备急方》载有炒炭法;唐代有蜜炙法、纸裹煨法;宋代《太平圣惠方》对附子炮制的记载更为详细,随着附子的炮制方法越来越具多样性,出现了加辅料共制的方法,例如盐水制、酒制、米醋制、童便制、米泔水制等。清代炮制方法趋于简单,辅料减少,以加入解毒或反佐药物和水浸煮为主,很大程度上影响了附子的现代炮制方法,其中以甘草、黑豆等为辅料的炮制方法沿用至今。生附子味辛、大热,为阳中至阳,火性迅发,无所不到,能破沉阴、散寒邪,阴寒破则阳可回,故为回阳救逆之第一要药。附子又可补壮阳气、温经止痛,治疗诸阳虚证及风寒湿痹痛。古人应用生附子时要求去皮、脐(尖),去皮是除去黑皮杂质,去脐则是为了降低毒性,便于内服。炮附子除去黑皮或炮令裂破,勿过焦。火炮的目的是去火毒,减缓刚燥之性,再者加强温经止痛作用,多用于心腹冷痛、虚寒泄泻。故有"生用发散,熟用峻补"之说。黑顺片、白附片通过炮制,毒性随之降低,达到安全用药的目的,临床多用于回阳救逆,散寒止痛。黑顺片药效偏于下焦,用于治疗阳痿、宫冷、水肿、寒泻;白附片药效偏于中焦,用于治疗亡阳虚脱、虚寒呕吐、心腹冷痛等。

《医旨绪余》中附子的炮制亦提到了"去皮脐"这一提纯减毒的做法,不用清水而以盐水、姜汁各半盏,共需煮沸七次,再入黄连、甘草各一两半,童便半盏,再煮沸七次。良久后捞起,放入瓷器中贮存,"伏地气一昼夜"后才可取出晾干。附子炮制共需五种辅料,十四次煮沸。其中用黄连、食盐寒性与大热之附子相互制约,甘草、生姜皆可缓和附子毒性,后续还需根据炮附子的形态和大小进一步筛选:"顶圆脐正,一两一枚者佳。"皆是为了减轻附子的毒性,发挥其辛甘大热,回阳救逆之用。孙氏针对下焦虚寒之证自拟"壮元汤",由人参、白术、茯苓、破故纸、桂心、大附子、干姜、砂仁、陈皮组成,功可温补下焦,用于下焦虚寒,中满腹胀,小便不利,上气喘急,阴囊两腿皆肿,或面有浮气。方中用附子、干姜、桂心温补下元;人参、白术、茯苓健脾化湿;陈皮、砂仁行气除满。《医旨绪余》还记载了附子过用的解毒之法,服用附子后身目红者,当用萝卜捣水滤汁二大盏,再入黄连,甘草各半两,犀角三钱,煎至八分服之。萝卜味辛、甘,性凉,解毒之用在南北朝时期陶弘景《名医别录》及明代缪希雍《神农本草经疏》中皆有记录,犀角味苦酸咸,性寒,清热凉血,解毒定惊。应当把握时机,当机立断,如无萝卜可用萝卜子、澄清泥浆水替代。

六、参芪之用不应拘于补阳

孙一奎在《医旨绪余》中对于"亦未尝见子纯用参芪,何独于此便便不绝口耶?"一问做出了回答。元代朱震亨创立滋阴学说,然而后世仍不乏"颠倒于其间者",因此明代王纶在《本草集要》中"常恐后之人不遵丹溪阴虚之说,而闯温补之藩",然而后人并未领会其中精要,"凡遇发热咳嗽见红之疾,不察病因,不询兼症,则曰此正王公阴虚火动,忌用参芪之病也,当以滋阴降火治之"。僵化地理解了滋阴学说,认为人参、黄芪性温,积温可成热,热助阳长而阴愈消,肺寒则可服,肺热反伤肺,使参芪的使用范围大大局限了。孙一奎对王纶的参芪论重新进行解读,批判了当时"是以病家亦相安于滋阴,虽死而无悔也"的错误做法,肯定了王纶"古人因病以立方,非制方以待病,学医之道,莫先于读本草,药性明,然后学处方云云"的辨治思路,继而道明自身见解"抑何尝谓参芪不补阴而特补阳哉?"

《本草集要》于人参条云:"味甘,气温微寒云云。夫既主补五脏,安精神,定魂魄,止惊悸,除邪气,明目,开心益志,调中生津,通血脉,治五劳七伤。"而书中对人参功效的描述并未说五脏阴虚不可使用,因为人参味甘,虽然气温,但又有微寒在其中。书中虽有肺受火邪喘嗽,以及阴虚火动,劳嗽吐血等患者不使用的记载,仅指不应当补而补的人,而非所有阴虚者。汉代张仲景治疗亡血脉虚用人参补之,阴生于阳,甘能生血,所以补其气而血自生。元代朱震亨用琼玉膏治疗阴虚咳嗽,元代葛可久用独参汤治疗吐血,皆同此理。

《本草集要》于黄芪条云:"味甘,气微温云云。夫既补丈夫虚损,五劳羸瘦,补中生血,补肺气,实皮毛,泻阴火,为退热之圣药。治虚劳自汗,无汗则发,有汗则止。又治消渴,腹痛泄痢,肠风,血崩,带下,月候不匀,产前后一切痛。"也并未限定五脏阴虚者不可使用,因为黄芪性甘能生血,而且气微温,所以能温分肉而实皮毛。金元时期李杲治疗血虚发热,用黄芪一两、当归二钱,名曰补血汤;治疗盗汗,用当归六黄汤,以黄芪为君,皆与此意相同。《本草集要》中特别论述了黄芪药性之刚柔,气味之温凉,补泻之专功,应当以此为立方治病之的准则,而后世医家单凭"积温成热"就否定了参芪滋阴的作用。孙一奎批判了当时的医家将养血之方拘泥于四物汤之类,加黄柏、知母,就成为滋阴降火之妙剂,则安然服之而无怀疑。而从药性的角度分析,当归味甘辛,气温,川芎味辛,气温。当归补血也能破血,是因为甘中有辛;川芎上行顶巅下行血海,是血中的气药。治疗一切气,温中散寒,开郁行气,燥湿。而当归、川芎性辛散,久服同样会走散真气。当时的医家不怕芎归的辛味,而唯独畏惧参芪的甘味,甚至有"参芪岂易服者耶?服则杀人"的错误观念。"丹溪谓阴虚者,救时之言也;王公道阴虚者,成人之美者也;时师言阴虚者,偏而僻者也"。本篇中孙一奎对朱震亨、王纶的滋阴理论深入分析,阴阳互根,气能化血,对于人参、黄芪的应用不应局限于助阳益气,更不应"畏人参如虎"。

方有执

　　方有执（1523—1594），字中行，别号九龙山人，明代徽州歙县人。早年为儒生。中年时妻儿皆因伤寒而亡，他本人以大病幸愈而复生，遂发奋钻研医学。"笃志专此，锐力愤敏，涉苦万端"，方氏认为《伤寒杂病论》集医道之大成，故日夜精研，深得其要。然而由于王熙的重新编次、成无己的注释以及千年来的传抄，出现较多窜乱之处，方有执认为该书已失去其本来面目，故其力求恢复《伤寒论》的原貌，阐明该书的真谛。于是通过各地问师访友，广泛地进行医学交流，博采众长，精进医术，历经二十年逐条考订，终撰成传世医书《伤寒论条辨》，创立新安错简重订派，开后世伤寒论错简之先河。

　　《伤寒论条辨》为方有执研究《伤寒论》的精心之著，他指出仲景之书兼论伤寒杂病，六经应统伤寒杂病，而伤寒不能统六经，删去王熙所撰之伤寒序例，将"辨脉法""平脉法"移至卷末，重编仲景原文，考订字句，详予注释。在书后附有《本草钞》《或问》《痓书》各一卷。方有执自序道："读之者皆知其为《伤寒论》也，而不知其乃有所为于伤寒而立论，所论不啻伤寒而已也。《本草》《素》《难》之显仁藏用者，表表然无余蕴矣。"表述出本书的内容不仅局限于伤寒论的内容，在本草、痓病等方面也进行一定的涉及。

　　方有执参前人《神农本草经》与《名医别录》，在《伤寒论条辨·本草钞》中将《伤寒论》中所涉及的一百一十三方中九十一种药物的性味主治等进行系统阐述注释，并间附有自己的见解，对许多药物功效有不少独创与精辟的论述。方有执认为："《神农本经》，药物三百六十五种，效法周天三百六十五度之数，应三才而合四时，此本草之所以权舆也，厥义尚矣。梁陶隐居进《明医别录》，倍之为七百三十种，而义犹在焉。"自《名医别录》之后，诸多医家不断补充药物功效，新添药物种类，以《神农本草经》为核心的著作层出不穷，方有执借后世相关诸书对药物有了进一步的理解，在《神农本草经》原文之上引用《药性论》《本草衍义》《日华子本草》等进行补充论述。因猪肤、甘澜水、潦水三药在《神农本草经》与《名医别录》中均无论述，故方氏在《伤寒论条辨·本草钞》中对此三者未作详述。

从编撰体例上看，《伤寒论条辨·本草钞》中首先对药物的名称进行了考证，如土瓜根即《神农本草经》所述的王瓜的根；再如《神农本草经》中石蜜，方氏据《本草衍义》之论，认为"石"乃"白"字，故此为《伤寒论》中的白蜜。方氏在注释药物功效的同时，结合该药所主治的条文，进一步补充了药物的功效。如桂枝一药，观桂枝汤所治之证，可明桂枝疏表固卫而治汗出，其又善入于阴分，入于心则敛液宅心，如桂枝甘草汤；入于肾则伐肾邪，如桂枝加桂汤；桂枝固卫而走阴，故在炙甘草汤中和荣卫以救实。方有执重视药物的性味，泽泻长于行水，其由咸寒能走肾也，此处以药物之味定其归经，并从药物的归经反推疾病的病位所在。通过药物的味道，还可阐明药物的功效，如注释牡蛎泽泻散时《本草钞》"牡蛎泽泻海藻，咸以走肾，肾强则水行；葶苈商陆根，苦以利湿，湿去则肿没；蜀漆辛而能散，故为诸药品之佐也；栝楼根苦能彻热，本乃蜀漆之使也。"除了对单味药物的论述，方有执还对伤寒方中药物之间的配伍关系进行论述，进而扩大了药物治疗的范围，而《伤寒论条辨·本草钞》作为临证实用型本草著作，也为后世研究伤寒论相关药物提供参考。此外，《伤寒论条辨》中所用方剂大多注明了炮制，如：麻黄去节，杏仁去皮，附子炮，大黄酒洗等。可见方氏对中药炮制的重视。

本节基于《伤寒论条辨》中《伤寒论条辨·本草钞》的药物阐述。从炮制生熟、寒热异治、以药解毒理论、依据惯例以规范炮制的方法、灵活运用不同炮制方法具体分析方有执中药炮制及其相关理论特色。

一、重视生熟异用理论

中药生熟理论主要包括异治和异效，是指仅经过净制或者切制的生品饮片和进一步加热、加辅料炮制后的熟品饮片治疗功效不同。中药生熟概念的提出始见于汉代《神农本草经》，张仲景在《金匮玉函经》卷一"证治总例"中也明确指出："凡草木有根茎枝叶、皮毛花实，诸石有软硬消走，诸虫有毛羽甲角、头尾骨足之属。有须烧炼炮炙，生熟有定。"总结出中药有生用、熟用之分。唐代药王孙思邈所著《备急千金要方》与《千金翼方》，再次指出"生熟有定，一如后法"。元代张元素在《珍珠囊》中认为药物"大凡生升熟降"。中药生品饮片经加热、加入辅料等炮制成熟药饮片后，不但改变药物性能，增强药物疗效，扩大用药范围，降低药物毒性，消除或减轻副作用，确保用药安全，而且扩大了中医临床用药范围，增加了临床用药品种，逐步形成了中药炮制的生熟理论。根据历代炮制经验，部分中药生品寒凉清泻，通过炮制加热、加辅料成为熟品以后，药性偏于甘温，作用偏于补益。

甘草，味甘，平，无毒。主五脏六腑邪气，长肌肉，温中，解百药毒。甘草生品甘平,长于泻火解毒,化痰止咳。比如《伤寒论条辨》中"少阴病,二三日,咽痛者,可与甘草汤。不差者,与桔梗汤"。其中的甘草汤、桔梗汤中均使用生甘草。注道"咽痛,邪热客于少阴之咽喉也。甘草甘平而调阴阳,故能主除寒热。桔梗苦甘而任舟楫,故能主治咽伤。所以微则与甘草,甚则加桔梗也"。甘草汤可以治疗少阴病的咽喉疼。如果加重,可以用桔梗汤。少阴病咽痛是热毒引起津亏为主的虚性的咽痛,方中用生甘草补津液,清虚热,解热毒,治疗轻症的咽痛。除此以外,生甘草还可以除烦生津,如甘麦大枣汤、生甘草泻心汤等方可以治疗上焦溃疡的病症。同时在《伤寒论条辨》中的甘草附子汤、茯苓甘草汤方、生姜泻心汤、当归四逆汤、麻黄杏仁甘草石膏汤等方中均使用炙甘草,炙甘草有温里的作用,以补脾和胃,益气复脉力胜。在理中汤中有益气补中之功,在芍药甘草汤中,可缓解痉挛,补津止痛。

附子,味辛甘,大热,有大毒。《伤寒论条辨》中生附子主要用于回阳救逆,方如四逆汤、干姜附子汤、白通汤、白通加猪胆汁汤、通脉四逆汤等;炮用者主要用于温阳散寒,方如桂枝加附子汤、芍药甘草附子汤、真武汤、附子泻心汤、附子粳米汤、大黄附子汤等。由此可见,附子生用则药性峻猛,急用以回阳救逆,续命起死;熟用则药性缓和,缓服以缓复阳气,渐散寒邪。附子在方中与姜配伍有着不同的功效。附子生熟,功效略有差别,这与生姜、干姜生熟不同有关。附子生用,其力勇猛;附子熟用,其力尤差。生姜主发散,主走而不守,熟附相配,走表回阳则已。干姜虽主守,由干姜之热以助,主回阳而守,守而不走。所谓"附子无姜不热"即指干姜可增强附子回阳之力。

综上所述,中药的生熟炮制的效果各有不同,具有"生寒熟温""生清熟补""生峻熟缓""升散熟守"等中药生熟异用规律。

二、善用异制异功

中药炮制则是根据传统中医学理论、中药材性质、临床实际应用需求等,采取的一种特殊加工处理技术。对于中药饮片,其常见的炮制方法有水处理、加热处理等。经过一系列炮制操作后,中药饮片成分及药性会发生改变,除了药物性味得到提高,药物偏性被缓和以外,其不良反应也能被消除或发生降低。药物通过多种不同的炮制工艺,可以产生多样化的疗效。下面以方有执异制异功的代表药物探讨其用药特色。

大黄生用主要用于清泻肠胃实热、利水祛瘀退黄等,方如大黄黄连泻心汤、大陷胸汤、麻子仁丸、厚朴三物汤、桃核承气汤、茵陈蒿汤等;酒洗者主要用于泻下攻积,活血祛瘀,而不伤胃气,方如大承气汤、小承气汤、调胃承气汤、抵当汤;蒸制者主要用于缓下祛瘀,方如大黄䗪虫丸。由此可见,大黄生用则性味苦寒,善于涤荡实邪,而易伤脾胃之气;熟用则苦寒之性减弱,善于缓攻实邪,而保护脾胃之气。

枳实之名最早见于汉代《神农本草经》"枳实味苦,寒。主大风在皮肤中,如麻豆苦痒,除寒热结",在这里的枳实只记载了名字和功效,对其他的没有过多记述。而在方有执校对的《伤寒论》中,对枳实在不同情况下采用不同炮制方法的应用有所阐述。枳实,其中生用者主要用于行气破滞,方如厚朴三物汤、厚朴大黄汤、栀子大黄汤、枳术汤、枳实薤白桂枝汤、桂枝生姜枳实汤等;制用者主要用于理气消痞,方如大承气汤、小承气汤、大柴胡汤、麻子仁丸、四逆散、栀子厚朴汤、枳实栀子豉汤等;烧黑者主要用于入血行滞,方如枳实芍药散。由此可见,枳实生用则行气力量较强;制用则行气力量减弱;烧黑用则善入血分而行血分郁滞。

苦杏仁的性味归经因炮制方法的不同而有所侧重,从而使得方药更能契合人体整体气机,体现了中医学的整体观念。在各种方剂中,苦杏仁的功效因炮制技艺的差异而呈现出区别。因此,在运用方剂时,务必考虑到炮制方法对药物功效的影响,从而确保药物与人体整体状况相适应。"逢子必炒,得火者良"指出逢子必炒,得其香气,炒至裂口,易于煎出有效成分,提高药效。炒苦杏仁增强了健脾燥湿之功,却降低了平喘止咳之功,近似于麻杏薏甘汤中的苦杏仁炮制法;苦杏仁的制霜法在临床上能起到润肠通便的功效,如麻子仁丸中苦杏仁的制法"杏仁一斤,去皮尖,熬,研脂",方中苦杏仁降肺气以助通便。《伤寒论条辨》中小青龙汤方后加减中有"若喘,去麻黄加杏仁半升",亦可以看作是含有苦杏仁的方剂,方有执认为加入苦杏仁之后可发挥其润肺以下其气的功效。清代徐大椿《医学源流论》云:"此乃天地之化机,圣人之妙用与天地同,不朽者也"。此言揭示了天地人三者之间的联系,与中医整体观相契合。从此角度出发,深入探讨苦杏仁应用之法,认识各种配伍对苦杏仁用法的影响,以及不同炮制手段对苦杏仁功效的改变。在伤寒论方注释中,方有执强调将药物的功效与炮制法相结合,以充分发挥其最大药效。

综上所述,通过不同的炮制方法产生不同的效果,如酒炙升提,可改变药物的作用趋向,酒制后通血脉,行药势,增强散瘀止痛的作用;醋炙可引药入肝,具有收敛解毒,散瘀止痛等作用;蜜炙能增强润肺化痰止咳,补脾益气的作用。

三、药物相杀以解其毒

相杀是选择相互制约的药物配合运用,以达到顾护中气、缓解毒性、制约偏性等目的。即一种药物能减轻或消除另一种药物的毒性或副作用。方有执在《伤寒论条辨》中引用陶氏之论表达自己的见解"凡用三建,皆热灰微炮,令坼,勿过焦,惟姜附汤生用。俗方每用附子,皆须甘草人参生姜相配者,正制其毒故也"。附子,味辛甘,大热,有大毒,归心经、肾经、脾经。具有回阳救逆,补火助阳,逐风寒湿邪的功能。用于亡阳虚脱,肢冷脉微,阳痿,宫冷,心腹冷痛,虚寒吐泻,阴寒水肿,阳虚外感,寒湿痹痛等。生姜味辛,性温,归肺、脾、胃经,具有解表散寒、温中止呕、化痰止咳、解鱼蟹毒的功效,可有效缓解附子的毒性。又如参附汤中,人参、附子配伍,补后天之气无如人参,补先天之气无如附子。此外,人参在一定程度上能够降低附子的毒性。

汉代《神农本草经·序列》中有言"若有毒宜制,可用相畏、相杀者。不尔,勿合用也"。附子辛热刚烈,在多数方剂中附子与性味辛温的干姜和性味甘平的甘草配伍使用,利用了相畏相杀的配伍关系,使附子与草、姜同煎,用草、姜削弱附子的毒性,可见方氏用药配伍之精湛。《伤寒论条辨》含有附子的方剂方后注中常出现"以水三升,煮取一升"的煎煮方法,意思是久煎附子。附子的毒性来自其内部所含的乌头碱,乌头碱有毒但不稳定,在加热或者久煎的条件下容易分解,使毒性降低。宋代庞安时《伤寒总病论》释评修治药法篇中记载"附子,去皮,丸散炮,惟汤生用"以此炮制来降低附子的毒性。由于生附子味辛性热,有大毒,为阳中之阳,火性迅猛,犹如一团烈火,人体难以承受,故常炮制后使用。从古至今,生附子的炮制方法经历了炮制、童便制、盐制等阶段,到明末清初,基本上确立了用胆巴水炮制等70余种炮制方法。现代常用的炮制方法为胆巴浸附子、甘草黑豆制附子和炮附子。

此外,在某些特殊情况下可通过应用其他药物以减轻中毒症状。如方有执在巴豆的注释中提到"《药性论》云:忌芦笋、酱豉、冷水。中巴豆毒,黄连汁、大豆汁解之"。"巴豆,味辛,生温,熟寒,有大毒。主伤寒温疟寒热,破癥瘕,结聚坚积,留饮痰癖,大腹水胀,荡练五脏六腑,开通闭塞,利水谷道,去恶肉烂胎,不利丈夫阴,杀斑蝥毒。"南朝齐梁时期陶弘景云:"最能泻人。"唐代陈藏器云:"主癖气,痃满,腹内积聚,冷气,血块,宿食不消,痰饮吐水。"《伤寒论》中巴豆是"去皮心,熬黑,研如脂"制霜使用。所谓制霜法即药物经过去油制成松散粉末或析出细小结晶成升华,煎熬成粉渣的方法。《珍本医书集成·蠡子医》中龙氏对巴豆曾反复指出:"巴豆为最难制,非千锤百炼如细面然,断乎不可用""非起尽油,断不可用""巴豆为霜,霜字需要着眼,非真细白如霜,断乎不可用"。从中可以看出历代医家都十分重视巴豆的炮制。黄连与大豆汁能解巴豆之毒,盖因二者性寒,煮水饮之有助于清热解毒,且绿豆煮水亦有利尿通便之功效,可降低体内热度,助清除体内余热与毒素。综上所述,采用药物反制可以缓解另一药物之毒性。

四、遵循《伤寒论》炮制理论、考证药物种类使用

在麻黄汤方中的煎服方法中提到"麻黄（三两，去节）桂枝（二两，去皮）甘草（一两，炙）杏仁（七十个，汤浸，去皮尖）上四味，以水九升，先煮麻黄减二升，去上沫，内诸药，煮取二升半，去滓，温服八合。覆取微似汗，不须啜粥，余如桂枝法将息"。方有执在《伤寒论条辨·本草钞》中对桂枝去皮、麻黄去节、杏仁去皮尖等特殊的中药炮制进行了一定的注释，从中可以看出他高度重视炮制方法对临床疗效的关键影响，将其视为临床用药规范性的体现，并强调应遵循临床使用中药炮制品的应用规范。

用桂经方颇多，凡注《伤寒论》无不解桂，但对桂枝误解之处尚有不少：如桂去皮，陈念祖《神农本草经读》云"仲景书桂枝条下，有'去皮'二字，叶天士《临证指南》方中每用桂末甚觉可笑。盖仲景所用之桂枝，只取梢尖嫩枝，内外如一，若有皮骨者去之，非去枝上之皮也。"清代新安医家吴谦《医宗金鉴》按云："桂枝汤方，桂枝条下有去皮二字。夫桂枝气味辛甘全在于皮，若去皮是枯木矣，如何有解肌发汗之功？宜删此二字，后仿此"。现代医家张廷模认为凡用桂枝之方均强调去皮使用，所去之皮又谓之粗皮、上皮、皮上甲错等。现代医家叶因朴解其功能曰"仲景用桂去皮是取其气薄，增加发泄之功；不去皮是取其气厚增强温阳之功"。由此可见，医家对于桂枝是否去皮入药有着不同的看法。

方有执也不例外，他在《伤寒论条辨》中对桂的炮制方法有了一定的说明。张仲景用桂枝人参汤治"太阳病，外证未除而数下之，遂协热而利，利下不止，心下痞硬表里不解者"，即妙用桂枝发汗解表之例。该方用桂四两为君，修制不讲"去皮"而注"别切"示其桂连皮用，以水九升先煮四味取五升，再肉桂更煮取三升汁分服，建表里两解之功。煮桂后下，耗水四成，比苓桂术甘汤等方蒸发水分一半还轻，属不久煎。此与后世"桂不见火，生用研冲，入煎后下"诸说类同。桂不去皮，就是连同桂皮一起入药，煎煮后下，依此法度用桂可以发汗解表，如去其皮则无发汗解表之功。

在《伤寒论》中，桂枝的运用大多涉及去皮处理。所谓的去皮，并非仅仅去除表层的上皮、粗糙的皮层以及松软的甲错，以保证卫生并提升质量。此处特别强调去皮，目的是去除肉桂的部分，仅保留其木质组织用于药用。鉴于张仲景已将桂皮视为不同于桂枝的另一种药物，根据病情需求，选用桂皮时连皮使用，若病情无须或禁忌使用桂皮，则务必去除。比如"桂枝汤"中提到"桂枝三两，去皮"桂枝在炮制时去皮之后，整个枝条中通，取其通透、通气之性，以通营卫之气。然而如果桂枝不去皮就相当于平时所常用的肉桂，肉桂的功

效是温经散寒,引火归元。桂枝一药在汉代张仲景《伤寒论》中使用极广,然《神农本草经》中只有牡桂和菌桂二物,从功效来看两种不太一样,牡桂是"主上气咳逆,结气喉痹,吐吸,利关节,补中益气。久服通神,轻身,不老。"菌桂是"主百疾,养精神,和颜色,为诸药先聘通使。"菌桂全补;牡桂一方面祛邪,一方面扶正。方有执认为此二者皆非桂枝,桂枝应为《名医别录》中的桂,故摘《名医别录》之论于《伤寒论条辨·本草钞》中,其内容如下:"桂,味甘辛,大热,有小毒。主温中,利肝肺气,霍乱转筋,头痛汗出,止烦,坚骨节,通血脉,理疏不足,宣导百药无所畏。"观《伤寒论》中桂枝的用法,正与《名医别录》所述的功效相合。如第十七条言:"若酒客病不可与桂枝汤,得之则呕,以酒客不喜甘故也。"酒为湿热之品,久服则湿热之邪渐生,桂枝味甘辛,服桂枝汤则呕,仲景言此误用甘药之故,正与此处所言药性相合。此处所论及的桂的功效,在《伤寒论》的许多方中均有体现,如温中,小建中汤;头痛汗出,桂枝汤;霍乱,五苓散;通血脉,当归四逆汤。

麻黄入药,当折去其节,以其节能止汗,汗不出则寒邪难透于外。《伤寒论条辨·本草钞》中提到陶弘景云:"用之坼除节,节止汗故也,先煮一两沸,去上沫,沫令人烦。"麻黄草如同竹子一般,节节而生,可除寒热,通腠理,疏解肌,泄邪恶气麻黄之节则阻碍通络,故而要去节。

《伤寒论条辨》中用苦杏仁的方剂有桂枝加厚朴杏仁汤、麻黄杏仁甘草石膏汤、麻黄汤、大青龙汤、桂枝麻黄各半汤、桂枝二麻黄一汤、麻黄连翘赤小豆汤、麻子仁丸、大陷胸汤等。在大陷胸丸方中"大黄(半斤,去皮)葶苈(半升,熬)芒硝(半升)杏仁(半升,去皮尖,熬黑)"。当代苦杏仁的制法是将净选的苦杏仁投入100℃沸水中煮烫5分钟立刻捞起,置于冷水中搓开种皮与种仁晒干簸去种皮,这种制法最大程度保留了苦杏仁的有效成分。这种炮制法继承了《伤寒论》中记载的"杏仁去皮尖"。"去皮尖"的苦杏仁在《伤寒论》原方取其辛开苦降、宣肺平喘之功,如麻黄汤。方有执也认为苦杏仁尖部有一定的毒性,在用药时需去其皮尖。

在前人书籍中许多药物的名称存在差异。鉴于此,方有执对《伤寒论》中所用的药物名称和种类在《伤寒论条辨·本草钞》中进行了考证,首先对于药物名称进行考证,如土瓜根即《神农本草经》所述王瓜的根等,方氏对《伤寒论》中所用的药物种类亦进行考证,蛀虫一药,方氏引宋代苏颂《本草图经》之说,"木虻最大而绿色,几若蜩蝉,蜚虻状如蜜蜂,黄色,医方所用虻虫即此也"。《伤寒论》和《神农本草经》皆只言芍药,《神农本草经》言芍药味苦,除血痹,破坚积,疝瘕。白补赤泻,赤芍则尤擅破血。以赤、白二芍做汤服之,赤芍其味颇苦,白芍则苦不显,因此,《神农本草经》所言芍药应为赤芍。而至

《名医别录》分为赤、白两种,方氏言古之芍药采自山野,山野多赤,故仲景所用芍药应为赤芍。枳实、枳壳本为一物,枳实为尚未成熟的果实,其形小,成熟者则为枳壳,北宋寇宗奭《本草衍义》云:"小则其性酷而速,大则其性详而缓。"故方氏言张仲景治伤寒仓卒之病,承气汤中用枳实,此其义也,皆取其疏通决泄,破结实之义。他方但导散风壅之气,则用枳壳。由方氏此论可知,《伤寒论》中的枳实既指枳实,又指枳壳,只需随病邪之不同而酌情选用。

五、灵活运用炮制多法

中药炮制是中药使用前,进行必要的加工处理。使药物纯净干燥,减少毒性,能够增加药物的疗效以及改变药物的药性,便于调剂或者制剂时使用。中药炮制的方法很多,主要有漂、洗、渍、泡、水飞、煅、煨、炒、炮。这些方法是临床用药经验的总结,对于不同的药物采取不同的炮制方法,从而达到理想的治疗效果。

方有执主张,各种中药因其独特的药物特性,应当采取相应的炮制方法进行制备,如芒硝者,生于朴硝,对于芒硝的制作,北宋寇宗奭《本草衍义》云:"乃是朴消以水淋汁,澄清,再经熬炼减半,倾入木盆中,经宿,遂结芒有廉稜者,故其性和缓"。又如《本草衍义》云:"蜀椒须微炒使汗出,又须去附红黄壳。去壳之法:先微炒,乘热入竹筒中,以梗春之,播取红。"由此可见,针对不同的中药须使用相对应的炮制方法。

在《伤寒论条辨》中大黄有生用和酒浸两种使用方法,如在调胃承气汤中大黄四两,去皮,清酒浸。大黄"主下瘀血,血闭寒热,破癥瘕积聚,留饮宿食,荡涤肠胃,推陈致新",方有执认为正确运用炮制大黄能够在治疗疾病中起到很好的作用,不可"惧其大黄毒而不敢行"。明代新安医家陈嘉谟《本草蒙筌》:"酒制升提。"使用酒作为辅料炮制药材,能够使药上行。而酒浸大黄在大承气汤、调胃承气汤中,并非单为攻下,更重要者,取其下行之势,配合全方,一鼓作气,涤荡肠胃。元代忽思慧《饮膳正要》酒:"主行药势。"为此特将大黄酒洗,以助其势。现代认为生大黄苦寒沉降,气味重浊,泻下作用峻烈。酒大黄苦寒泻下作用稍缓,并借酒升提之性,引药上行,善清上焦血分热毒。

半夏炮制解毒入药最早见于《黄帝内经》,记载为"治半夏",并说明其炮制方法,《伤寒论条辨》中小柴胡汤、生姜泻心汤、厚朴生姜甘草半夏人参汤"半夏半升,洗",半夏均以脚注"洗"字来表示半夏的炮制。从汉代以后的医药文献来看,"汤洗"即热水洗,一直是半夏的主要炮制方法而沿用,而水洗即后世所谓水制法,属中药炮制方法之一。半夏无论入汤剂还是散剂,因为"半夏味辛,平,生微寒,熟温,有毒",所以在使用之前都要"洗"。《金匮玉函经》:

"凡半夏不㕮咀,以汤洗十数度,令水清滑尽,洗不熟有毒也。"这段记载虽然简单,却点明了"洗"的要点。首先是用"汤"来洗,《说文解字》:"汤,热水也。"也就是用热水泡洗;其次要"洗"十数次,以半夏本身的黏液完全除去,水液清澈为标准;最后"洗"的目的是要去除半夏的毒性,保证临床用药安全。后世医家在半夏的炮制方法上进行改进,现代常用的炮制品有清半夏、法半夏、姜半夏等,但其炮制的首要目的仍是降低毒性或缓和药性。

生姜为姜科植物姜的新鲜根茎。而干姜为姜科植物姜的干燥根茎。在小柴胡汤后加减法中。若咳者,去人参、大枣、生姜,加五味子半升,干姜二两。寒宜热散,故易生姜以干姜之热,散其寒也。《伤寒论条辨·本草钞》记载:"干姜,味辛,温。主胸满,咳逆,上气……干者太热,生者微温,皆无毒。"唐代甄权《药性论》"干姜主霍乱不止,治嗽,温中,秦艽为使"。唐代陈藏器云:"生姜须热即去皮,要冷即留皮。"在桂枝人参汤中干姜兼能散痞鞕之功。生姜温阳解表,调和营卫的运用以桂枝汤为代表。桂枝汤解肌祛风,调和营卫,是治疗由外感风寒、营卫不和所致的太阳中风证的主方。在以桂枝汤为底方的桂枝汤类方中生姜一般用到三两。生姜味辛性温,佐桂枝辛甘化阳,且能降逆止呕;配大枣温阳解表,调和营卫,共为佐使。方有执在《伤寒论条辨》中认为"生姜大枣,益胃而健脾。黄芩黄连,清上而坚下。半夏干姜,蠲饮以散痞""姜枣以调和其脾胃"。成无己认为"姜、枣味辛甘,专行脾之津液而和营卫,药中用之,不独专于发散也"。并在《注解伤寒论·辨太阳病脉证并治法上》中道:"《内经》曰:风淫于内,以甘缓之,以辛散之。是以生姜大枣之为使也。"旋覆代赭汤与生姜泻心汤均主心下痞硬和噫气之证,均重用生姜、半夏化痰散饮,和胃降逆以消痞散结。《伤寒论条辨》常使用生姜和干姜,生姜主要用于解表散寒、降逆止呕、消散水湿,方如桂枝汤、葛根汤、小柴胡汤、小建中汤、旋覆代赭汤、吴茱萸汤、大青龙汤、真武汤等,在桂枝新加汤中有"加生姜者,健其乍回之胃以安其谷也",在栀子生姜豉汤方中依据病情表现进行相应调整,以减轻其他并发症状,如"呕者,气逆也,故加生姜以散之";干姜主要用于温肺化饮、温中散寒、回阳通脉,方如四逆汤、理中丸、白通汤、干姜附子汤、柴胡桂枝干姜汤、半夏泻心汤、桃花汤、小青龙汤等,在栀子干姜汤中有"干姜辛热,散遗毒而益气";炮姜主要用于温复阳气,方如甘草干姜汤。由此可见,生姜善入肺、胃经,走而不守;干姜善入肺、脾、肾经,能走能守;炮姜善入脾经,守而不走。进一步可知,生姜、干姜、炮姜的作用部位逐渐由表及里,辛散走窜之性也逐渐由强变弱。

《伤寒论条辨》中记载的炮制方法会根据不同的临床证候灵活运用。如调和药性则用炙甘草,清热解毒治疗咽喉疼痛时则用生甘草;回阳救逆用生附子,温中散寒则用炮附子等。《伤寒论条辨》中附子有生附子和炮附子两种。方中大多使用炮附子,"惟姜附汤生用。俗方每用附子,皆须甘草、人参、生姜相配者,正制其毒故也。"生附子大毒,为本经下品,功用回阳救逆,可见的姜附汤为急重症之方,非日常可用之方。炮附子无毒,无麻舌,可入散丸剂,入汤剂无须先煮。附子炮制时间的长短也有一定的讲究,根据含有附子的方中可见,生附子煎药时间比制附子短。如四逆汤生附子一枚,以水三升,煮取一升两合。桂枝加附子汤方用制附子一枚,以水七升,煮取三升;同时,附子量大,煎煮时间亦长。

吴茱萸在《伤寒论条辨》中的炮制方法有"洗""生用"等,方有执在《伤寒论条辨·本草钞》中注释道:"《衍义》云:须深汤中浸去苦烈汁,凡六七过始可用,此物下气最速,肠虚人服之愈甚。"另有"干呕吐涎沫,头痛者,吴茱萸汤主之",处方用吴茱萸一升,汤洗七遍。通常认为,此处用汤洗吴茱萸与汤洗半夏一样,意在减轻吴茱萸的毒性。但"少阴病,吐利,手足逆冷,烦躁欲死者,吴茱萸汤主之"的处方用吴茱萸一升,却并不要求"洗"。"若其人内有久寒者,宜当归四逆加吴茱萸生姜汤",方在当归四逆汤的基础上加用吴茱萸二升,也不要求"洗"。在吴茱萸汤方中有"茱萸辛温,散寒下气。人参甘温,固气安中"的功效,在少阴病使用吴茱萸汤时,证候上多了手足逆冷、烦躁欲死,此为阳虚较重的表现;"内有久寒",同样是阳虚阴寒内盛。使用吴茱萸时,若患者阴寒较盛,往往减少"汤洗"的炮制工序。由此可见,汤洗能够减轻吴茱萸温燥之性。

吴正伦

    吴正伦（1529—1568），字子叙，号春岩子，安徽歙县人，明代著名医学家。幼习儒业，虽家境贫寒，但刻苦攻读，志不在仕，其认为："不必登第仕宦，而可以济生利物，莫如医，于是弃儒业不事，专精医。"未及弱冠已为良医，曾游医至山东、北京等地，医术高明，名噪一时，声闻于外，曾治愈年幼的明神宗之病，后又以一味药治愈穆宗贵妃之病，而后，因精湛的医术被太医院御医嫉妒，惨遭毒手，时年仅四十岁。吴氏在医理上崇尚《黄帝内经》，其所撰书中多次引用《黄帝内经》条文，此外，他还汲取张仲景、刘完素、李杲、朱震亨等诸家之长，将《伤寒论》内旨归纳为"阴阳、寒热、虚实、表里"八字，临证时，吴正伦重视"脉、症、治、方"，吴氏治病，必以脉为先，其认为脉不明，则无由识症，而寒热阴阳，无从辨之；辨明脉象，而后审症，症不审，则无从施治；症明，而后论治，治不明，则药无所据；治法定，而后议方，方不当，则疾不得愈。其次子吴行简、曾孙吴冲孺皆以医为业。

    曾撰写《养生类要》《脉症治方》《活人心鉴》等书，除后一种外，其余皆有刻本行世。《脉症治方》全书共分为四卷，十一门，分别是风、寒、暑、湿、燥、火六气，气、血、痰、郁四因及虚证分类，条理分明。全书内容广泛，不仅涉及中风、伤寒、瘟疫、伤暑、伤湿等外感病，还包括黄疸、消渴、气证、血证、痰证、郁证、虚证等内伤杂病，每一病均以脉、症、治、方为纲，按脉审症、因症酌治，因治定方，四者相乘，使全书井然有序，便于读者阅览，正如其在凡例所言："每门类中，又复挨次编辑。首论脉，次论症，次论治，次论方，使见者了如指掌，故即以是名书。庶阅者，可因名思义也。"方中主治、用药、服法、加减论述详细，此书后附春严医案42首，所载医案脉症治方论述翔实完整，疗效显著，此书可见吴氏扎实的医学理论知识。《养生类要》是一部涉及气功、养生、药物学及内、外、妇、儿科疾病的经验方书。内容简明扼要，实用价值高，饮食论、食物所忌所宜、解饮食毒等篇即使放在现代，亦有较高的应用价值，养老类中的固本酒、薏苡仁粥等药膳、药酒疗法对治疗疾病、延年益寿等方面起着不可低估的作用。吴正伦重视四季气候对人体的影响，于此书中详述了四季诸症治例,此外,其在药物炮制以及剂型方面有着独到的发挥,如玄明粉的炮制、炼秋石法等,方中所载药物均注明是否炮制,以及运用何种炮制方法。由于所处时代缘故,该书中亦有一些糟粕,如红铅的炼制之法,需读者自行鉴别。

本节基于吴正伦医著浅析其中药炮制及其临证用药的特色。

一、辅料制药

中药材大都是生药,其中不少药材必须经过特定的炮制处理,才更符合临床治疗需求,充分发挥药效,炮制可以起到消除或降低药物毒性、改变药物性能、便于制剂和储藏的作用。炮制发展至今,方法众多,辅料制药便属于其中一种,辅料分为液体辅料和固体辅料:液体辅料主要包括酒、醋、蜂蜜、食盐水、生姜汁、甘草汁、黑豆汁、胆汁、米泔水、麻油等,加液体辅料主要用于炙、蒸、煮、炖等方法,液体辅料主要起到了一定的协同增效的作用;固体辅料主要包括稻米、麦麸、豆腐、灶心土、蛤粉、滑石粉、河砂等,加固体辅料主要用于炒、烫、煨、煮等方法,固体辅料在其中主要起到加热介质的作用。吴正伦在《脉症治方》《养生类要》书中所载方中药物可见大量辅料制药法的运用,可见吴正伦对于辅料制药法的推崇与运用。

酒,味甘、辛,性大热。能活血通络、祛风散寒、散结消瘀,行药势,助药力,矫味矫臭。浸制药物多用白酒、炙法中炮制药物用黄酒。中药经酒炮制后,缓和药物苦寒之性,升提药力,引药上行,增强疗效;常用酒作为辅料的炮制方法有炙、蒸、煮、浸等。吴正伦认为酒能入经络,运用大黄、地黄、黄芩、牛膝、白芍、当归、肉苁蓉等药物时喜用酒制,《养生类要》四灵丹中"怀庆熟地黄(取肥大沉水者晒干)称八两足(以清酒洗净,蒸半日捣如泥)",六味地黄丸中所用熟地黄亦如此,取酒制后,熟地黄主补阴血,可借酒行血脉,具有滋阴补血、益精填髓的作用。肉苁蓉酒制后增强补肾助阳之用,《养生类要》文中载肉苁蓉丸、滋阴大补丸中皆如此。《脉症治方》载:"四物菊花汤,治一切眼疾,清热、养血、疏风。"方中当归酒浸,若肝经壅热甚者,加大黄,酒蒸过三钱,酒当归活血通经之力加强,酒大黄苦寒泻下之性稍缓,借酒升提之性,引药上行,善清上焦血分热毒。

醋,味酸、苦,性温。中药炮制学认为醋主入肝经血分,具有引药入肝、理气、散瘀止痛、攻下逐水、矫味矫臭等作用,醋制法包括醋炙法、醋煮法。《养生类要》中记载生姜五苓汤:"若重而水蓄积为胀满者,本方去甘草,加大戟(长流水煮三次,去皮晒干)七分,芫花(醋浸炒干)",醋浸炒干以减轻芫花的毒性。"红花当归丸,治妇人血脏虚竭,经候不调,或断续不来或积瘀成块,腰腹刺痛,肢体瘦弱。马鞭草半斤……香附(醋炒)",醋炒以增强香附入肝经、疏肝止痛的作用。"加味治中汤,治春月肝木乘脾,腹痛久泻不止。人参一钱半……白芍药(醋炒)一钱半",醋炒以增强白芍疏肝之性。

食盐味咸,性寒。具有强补肝肾、滋阴降火、软坚散结的作用,根据历代炮制经验,盐制具有引药入肾经、引药下行、矫味矫臭等作用,吴正伦《养生类要》记载:"补阴丸……此方专滋培肾水,此丹溪前贤之法天也。黄柏(去皮盐酒炒)、知母(去皮盐酒炒)",两者均去皮盐酒炒制以增强黄柏、知母滋肾阴、泻相火、退虚热之功。"加味地黄丸,治老人阴虚,筋骨痿弱无力……或便溺数涩……怀熟地黄(酒蒸)四两……益智仁(去壳,盐水炒)一两",盐水炒可以减弱益智仁的辛燥之性,长于温肾、固精、缩尿。

蜂蜜,性味甘平。具有甘缓补脾、润肺止咳、矫味等作用,根据历代炮制经验,药物经蜜制过后,起甘缓润肺、增强补脾益气、缓和药性、消除副作用的功效。吴正伦《养生类要》:"人参饮,人遇劳倦辛劳过多,即服此方……主于补气。黄芪(蜜炙)一钱半",黄芪蜜炙后甘温而偏润,长于益气补中。"补阴散,即滋阴降火汤,治阴虚火动……咳嗽盛,加桑白皮(蜜炒)",桑白皮蜜制后缓和寒泻之性,降气止咳、平喘之功得到增强。"玄霜膏,治吐血虚嗽神效……将前冬花、紫菀末、柿霜、白糖并各汁,再加蜜糖四两和匀,入砂锅内,慢火煎熬成膏",紫菀蜜制后,以润肺止咳力胜。

生姜味辛,性温。升腾发散而走表,能发表、散寒、止呕、解毒。根据历代炮制经验,药物经姜汁制过后能抑制其寒性,增强疗效,减低毒性。吴正伦《养生类要》中记载:"滋阴降火汤……痰盛加半夏(姜制)",半夏经姜制后,毒性减低,以温中化痰、降逆止呕为主。"八宝丹,平调气血,滋补五脏……怀庆山药(姜汁炒为末)净用四两……一方有杜仲(去粗皮,姜汁炒,断丝为末)净八两",杜仲姜制,增强其温补肝肾之力,山药姜制温补脾胃之力加强。吴正伦《脉症治方》中记载:"豁痰汤,治一切痰疾……柴胡(去苗)一钱五分……厚朴(姜制)",姜制可消除厚朴对咽喉的刺激性,增加宽中和胃的功效。

陈壁土,味甘,性温,具有温中和胃、止血、止呕、涩肠止泻的作用,土制法,适用于补脾止泻的药物。吴正伦《养生类要》中滋肾丸、附子理中汤、加味香砂枳术丸、加味胃苓汤、白术助胃丸,方中白术皆用陈土炒,土炒白术,白术健脾和中、消胀作用增强,扶胃健脾。

麦麸性味甘、淡,具有和中益脾功效。麦麸炒法多适用于补脾胃以及作用峻烈、有刺激性或者不良气味的药物。《养生类要》记载:"芎芷藿苏散,治春初人事劳扰,饥饱失节或解衣沐浴,触冒风寒,致成内伤外感,头痛发热,呕吐眩闷,胸膈胀痛,恶食……川芎一钱……苍术(麸炒)一钱",苍术麸炒后,辛燥之性减弱,气变芳香,增强健脾和胃功效,适用于胃脾不和,胸膈胀满。"加味香砂枳术丸,治饮食所伤,脾胃不和,欲作泻痢并七情所伤,痞闷呕吐,不思饮食……白术(土炒)二两、黑枳实(麸炒)一两",枳实麸炒后可缓和其峻烈之性,以免损伤正气,增强散结消痞满功效。"开郁汤,治恼怒思虑,气滞而郁,一服即效。香附(童便浸炒)……枳壳(去穣,麸炒)",枳壳麸炒后,缓和峻烈之性,偏于理气健胃。

二、重视生熟异治

中药生熟理论始见于汉代《神农本草经》。《神农本草经·序列》言:"药……有毒无毒,阴干暴干,采造时月,生熟,土地所出,真伪陈新,并各有法。"从中可以看出中药生熟有异。中药生熟理论指仅经过净制或者切制的生品饮片和进一步加热、加辅料炮制后的熟品饮片治疗功效不同。明代医家吴正伦重视中药生熟所带来的功效差别,在其书中,明确点明药物生熟功效相异的原文较少,但是在方剂药物使用对比上可见吴正伦深谙中药生熟理论,并熟练运用于临床中。

生泻熟补,即一些药物生品寒凉清泻,经过炮制加热、加辅料成为熟品后,药性偏于甘温,作用偏于补益。吴正伦《脉症治方·潮热》言八物汤:"地黄一钱(凉血用生,补血用熟)",表明吴正伦认为生地黄,味甘苦,性寒,具有清热生津凉血之功效;熟地黄,药性由寒转温,味甘,功用由清转补,具有滋补阴血,益精填髓的功效。《养生类要》记载:"加味犀角地黄汤,治吐血、呕血、衄血",方中用生地黄;"乌须羊肝丸,不独乌须发,亦能明目",方中用熟地黄,用怀庆者酒蒸晒,九次。甘草,生用长于泻火解毒,炙甘草适用于补脾气,如吴正伦《养生类要》载:"加减补中益气汤,治任务劳力,读书刻苦,勤政伤神,饥饱失节。"方中甘草为炙甘草。"牛蒡子散,治疗风热上攻,咽喉肿痛,或生痈疮溃烂",方中用生甘草。生何首乌长于润肠通便、截疟、解毒,制何首乌长于滋补肝肾、养肝益血,吴正伦《养生类要》用生何首乌的频次较低,用者皆为制后,如以平调气血、滋补五脏的八宝丹,八宝丹中详细介绍了何首乌的炮制方法,《养生类要》载:"竹刀刮去粗皮,米泔水浸一宿,用黑豆二斗,每次三升三合,以水泡涨,每豆一层在底,何首乌一层在上,重重铺毕,用砂锅、柳木甑蒸之,以豆熟为度;拣去豆晒干又蒸,如此九次,将何首乌晒干为末听用。"

生峻熟缓，指某些中药饮片生品性峻烈，制成熟品饮品后作用可缓和。吴正伦《脉症治方》载："加味芎归汤，治诸头痛……火盛头痛，依本方，加石膏二钱，酒蒸大黄三钱。""三补汤，治实热、实火通用，虚者不宜……心火亢极，胃肝火盛，狂乱谵妄，加石膏二钱，山栀一钱五分，大黄三钱或五钱"，点明大黄生品性味苦寒，气味重浊，走而不守，泻下作用峻烈，生品具有攻积导滞，泻火解毒之效，适用于热毒便秘之证。大黄经酒蒸后，腹痛之副作用消失，泻下作用缓和，活血化瘀之力增强，对于大黄的炮制，吴正伦《养生类要》记载滚痰丸用大黄："锦纹者八两（酒蒸九次）。"除此之外，现代大黄炮制技术还有酒大黄、大黄炭，酒大黄乃酒润后文火炒干所致，借酒升提之性，酒大黄适用于上焦血分热毒证；大黄炭，炒炭后止血化瘀之力增强，适用于血热血瘀出血。《养生类要》曰："神保丸，消一切生冷积滞，此治伤之重者。全蝎（干者）十个……巴豆四十九粒（去壳、皮、心、膜、油）。""磨积锭，治小儿一切积滞。白术（陈土炒）二两……巴豆霜三钱（另研）"，由此可知，吴正伦用巴豆皆为炮制过后，用仁或制霜，生巴豆辛热，有大毒，多用于外用蚀疮，内服一般皆为熟品，巴豆制成巴豆霜后，毒性降低，缓和泻下。

生毒熟减，指有些中药生品毒性或对人体刺激性大，炮制后毒性降低或缓和。吴正伦《养生类要》载滋阴降火汤："痰盛加半夏（姜制）"，现代药理实验表明，生半夏对黏膜有强烈的刺激性，经过炮制可不同程度地减低其刺激性强度，这种刺激作用可以通过煎煮而除去，故入汤剂可以生用，但口服丸、散剂必须使用炮制品。姜半夏经过生姜、白矾炮制后，增强降逆止呕功效。《脉症治方》载加味芎归汤："属寒而痛者，加丁香、草豆蔻各一钱，甚者，再加熟附子一钱。"附子，辛、热，有大毒，入药为降低其毒副作用，须经炮制，对于附子的炮制方法，有蒸附片、炒附片、熟附片、黄附片、盐附片等，《脉症治方》八味丸方中载："附子面裹煨"。后世《本草备要》在此基础上，详细记载曰："水浸面裹煨，令发坼，乘热切片，炒黄，去火毒用。"吴正伦对于附子的使用，亦有生品，其医案记载中，运用一剂四逆汤回阳救逆，治患者伤寒发汗后，大热六七日，昼轻夜剧，六脉沉细而数，无力。四逆汤中附子为生附子，依《伤寒论》中煎煮方法，去皮，毒力减弱，切为薄片，久煮，毒力减低，这提示附子生品用药，虽未炮制，但通过调控煎煮方法以及用药剂量可降低附子毒性，使用生附子一定要胆大而心细，附子生熟的选择亦与临床所需附子功效有关。

生行熟止，即某些中药生品行气散结、活血化瘀作用强，炮制成熟品饮片偏于收敛、止血、止泻。《脉症治方》载："二十味木香流气饮，治诸气痞塞不通,胸膈膨胀,面目四肢浮肿……四磨饮,治一切郁气,痞闷不快。"方中木香为生品,香苏散治"妇人被气所苦,胸痞胁痛,小腹急疼,加木香",反映吴正伦用生品木香,注重其行气止痛的功效。"一小儿上吐下泻,日夜无度,用钱氏白术散,去木香,加扁豆,一服而止,后连治数人皆效"。《养生类要》载:"治小儿服前消导药,积去后泄泻不止,服此方调补脾胃止泻。白术一钱二分……木香(煨)",将此与上文对比发现,吴正伦治疗小儿吐泻无度,去木香,恐木香辛散耗气,后一方治小儿泄泻,木香改用煨木香,木香煨制后,行气作用大减,止泻作用大增,长于涩肠止泻。《脉症治方》载加减五苓散治:"小便血出如淋,加归身尾、小蓟根、生地黄、侧柏叶、藕节、蒲黄(生用)各等分";四物汤治"产后血块痛,加蒲黄、玄胡索、牡丹皮各等分……恶露不止,加炒黑蒲黄、白芷、百草霜、荆芥穗、地榆各等分",由此可知,吴正伦在产后血块、小便出血如淋时用生蒲黄,而恶露不止时,所用蒲黄为炒黑蒲黄。蒲黄味甘平,收涩止血、行血祛瘀,生用止血而兼能行血化瘀,炒黑后,性涩,止血作用增强,长于止血。说明吴正伦深谙药物生行熟止理论,对于方中药物的选择较为精细。吴正伦运用大黄时,亦注意生行熟止理论,生大黄多取其泻下攻积之力,炒炭后,泻下作用极微,取其凉血化瘀止血的功效。

三、药性理论

在中医药长久的发展过程中,药物的四气五味、归经、升降浮沉理论,对于药物的药性至关重要,炮制可以通过改变药物的性味、归经、升降浮沉来改变药物的功效或者作用部位,以此使其更加符合临床需求。吴正伦在临床用药时,重视药性理论,善用此法应用于临床,以提高临床疗效。

四气五味是中药的基本性能之一,是药性理论的核心与中药治病的基本根据,同时,性味与中药的升降浮沉和归经亦有一定的相关性,通过炮制以改变药物的性味,一般分为三种情况,分别是纠正药物过偏的性味、增强药物不足的性味和改变药性。

对于纠正药物过偏的性味,常根据中医治则理论"热则寒之、寒者热之"来进行调整,生栀子苦寒之性甚强,长于泻火利湿,凉血解毒,但苦寒伤胃,对胃刺激性较大,脾胃较弱的患者服后易吐,不利于疾病的治疗,吴正伦《养生类要》治赤白带下神方,方中栀子为炒栀子。栀子炒后苦寒之性得以缓和,免伤脾胃,长于清热除烦。亦可以在相反为制的原则下,通过加入辅料炮制来纠正药物过偏之性,如《脉症治方》:"中满分散丸,治中满气胀水肿……黄连(姜汁炒)",黄连大苦大寒,清热燥湿,泻火解毒,经过辛温的姜汁制后,降低苦寒之性。

增强中药不足的性味属于相资而制，一般分为两种情况，一种是药物的药性本偏，但临床用于实证或重证仍嫌药力不足，通过炮制来进一步增强药力，《脉症治方》曰："朱砂安神丸，治心风失志，健忘，言语错乱……黄连（胆汁炒）一两……牛黄清心丸，治风热、惊风……黄连（胆汁炒）一两五钱"，黄连苦寒，以苦寒的胆汁制黄连，苦寒之性更增，即所谓寒者益寒，用于泻实火，以求速效。《养生类要》载："神仙长春广嗣丹……治男子五劳七伤，颜貌衰朽，形体羸瘦，中年阳事不举，精神短少……肉苁蓉（酒洗，去心膜，晒干）三两"，肉苁蓉甘温，补肾阳，益精血，以辛热的酒制肉苁蓉，更增强肉苁蓉温肾壮阳作用，即所谓热者益热，吴正伦用于男子命门火衰、阴寒偏盛的阳痿精冷，妇人下元虚冷，久不孕育。相资而制的另一种情况是中药药性缓和，临床嫌其药效不强，取效太慢，通过炮制增强其药性，从而增强中药的作用，使之适应于临床需求。《养生类要》曰："当归活血汤，治寒湿，气血凝滞腰痛。当归（酒浸）"，辛温的当归用辛热的酒制可增强辛散温通的作用，常用于瘀滞疼痛，如《脉症治方》载："小续命汤，治诸风中风，四时加减通用……当归一钱（酒洗）"。临床延伸，酒制当归不仅可用于瘀留腰痛，亦可用于血瘀痛经、跌打损伤所致的疼痛等。

改变药性，扩大中药用途，指中药的药性发生根本性的转变，炮制过后功效迥然不同，如吴正伦《脉症治方》曰三补汤治："太阳火盛，头痛痰盛，加石膏二钱，升麻五分，羌活一钱，半夏、南星（胆制）各一钱五分，川芎一钱，本方各减半。"方中使用的为胆南星；二陈汤治"寒痰，加白术一钱五分，姜汁半盏，枳壳、南星、白附子各八分，僵蚕、牙皂各五分"，方中天南星味苦辛，性温，温燥之性胜于半夏，擅长燥湿化痰，祛风止痉，适用于寒痰、湿痰；经牛、羊或猪胆汁炮制后，称为胆南星，性味苦、微辛、凉，擅长清热化痰、息风定痉，适用于痰热咳嗽、咳痰黄稠。

中药的作用趋势对于中药的运用来说至关重要，中药的作用趋势即升降浮沉，是中药临床运用应当遵循的规律之一。历代的中药学发展表明，中药的发展趋势与中药本身的性味厚薄有着密切的关系，一般而言，性温热、味辛甘的中药，属阳，作用偏于升浮；性寒凉，味酸苦咸的中药，属阴，作用沉降。关于药物炮制后升降浮沉的变化，明代李时珍《本草纲目》总结云："升者引之以咸寒，则沉而直达下焦，沉者引之以酒，则浮而上至巅顶。"吴正伦在选择药物时，亦通过此法来使之更符合临床用药需求，此外，升降浮沉与中药的药用部位、质地也有一定的联系，明代新安医家陈嘉谟《本草蒙筌》指出："根梢各治，尤勿混淆。生苗向上者为根,气脉行上;入土垂下者为梢,气脉下行。中截为身,气脉中守。上焦病者用根,中焦病者用身,下焦病者用梢。盖根升梢降,中守不移故也。"吴正伦《脉症治方》曰香苏散治:"呕吐恶心不止,加干姜、砂仁各八分,半夏一钱五分。饮食不能消化,加砂仁七分,山楂、麦芽各一钱,青皮八分。"砂仁,辛,温,化湿开胃,温中止泻,理气;吴正伦多用于湿浊中阻,脾胃气滞,脘痞,食不消,呕恶。砂仁的炮制方法,清代增加了盐水浸炒之法,盐水炒则下行,盐砂仁,炮制后辛燥之性略减,温而不燥,并能引药下行,温肾缩尿,治疗小便频数。吴正伦认为黄连泻心火,黄柏泻相火、膀胱之火,《脉症治方》载:"命门火盛,以四制黄柏丸降之","三补汤,治实热、实火通用,虚者不宜。黄芩(酒炒)二钱五分,黄连(姜汁炒)一钱五分,黄柏(盐酒炒)二钱五分",酒炒性升,方中黄柏经酒制后,作用向上,兼能清上焦之热,黄芩酒炒可增强上行清头目之热的作用。

中药的作用部位,常用归经理论来表示,药物的归经是以脏腑经络理论为基础的,归经指的是中药有选择性地对某些脏腑或经络表现出明显的作用,而对其他脏腑或经络的作用不明显或无作用。醋制入肝经,蜜制入脾经,盐制入肾经,很多中药能归数经,可以治疗多个脏腑经络的疾病,临床为了使中药更准确地针对主证,可通过炮制突出主要作用部位,中药经炮制后,作用重点可以发生变化,使其功效更加专一。吴正伦《脉症治方》曰:"猪脊髓丸,治阴虚诸症……知母(盐酒炒)",知母,入肺、胃、肾经,具有清肺、凉胃、泻肾火的作用,盐炙后主要作用于肾经,可增强滋阴降火的功效。"越鞠二陈汤:治心痛、胃脘痛、脾疼、腹痛、胁痛,并宜加减用之",方中香附醋浸炒,香附,入肝、三焦经,醋制后,增强对肝经的作用,疏肝理气之力加强。

四、玄明粉的炮制

玄明粉的炮制首见于唐代甄权的《药性论》,书中记载:"此即朴硝炼成者。"宋代《证类本草》记载的炮制方法为用白净朴硝,经过明煅、闷煅两个过程后,先摊在地上,盆盖之,然后晒干,加入人参、炙甘草末,此时记载的炮制方法较为简单。吴正伦在此基础上,有所发挥,对于玄明粉的炮制尤有心得,并将其炮制过程总结为八个要点,一澄清硝,二去咸味,三安炉灶,四固鼎气,五升火候,六闭火门,七去火毒,八对甘草。吴正伦在《养生类要》中言:"取好真正朴硝一味,此物是太阴之精,亦取南方丙火,北方癸水,三家相见炼成丹也。每料用朴硝五斗,水三桶,萝卜五斤,切作片子同入铁锅内煅炼,一明取出,滤渣澄清五七遍,至晚于星月下露至天明,瓦盆内自然结成青白块子,去水控出,用瓷小罐盛之,按实入八卦炉中,先文后武,从慢至紧自然成汁,煎后不响,再加顶火一煅,如此一昼夜待冷,取出捣烂为末。于净地上放药,用新瓦盆一个合之,以去火毒为度。后为末,每一斤入甘草生、熟各一两,为末同搅匀,临睡斟酌用之,或一钱或二钱,桃花煎汤,或葱白煎汤下此药。"从现代工艺来看,可将吴正伦提出的八法简称四步,一朴硝提纯、二加入辅料、三煅制、四去火毒。朴硝提纯过程中,若朴硝品质未达纯净标准,需历经溶解、过滤、结晶等净化环节以提升其纯度。二加入辅料,辅料与朴硝共煮,过滤结晶。三煅制,朴硝经以上步骤加工好以后,即为芒硝,之后须经过明煅和闷煅两个过程。究其意义,芒硝的主要成分为含水硫酸钠,明煅可使芒硝中水分挥发彻底,闷煅的过程可减弱其寒性,使其性和缓。四去火毒,玄明粉在煅制以后、隔纸安地上,于不见风日处静置三天,以去其火毒。吴正伦在玄明粉的炮制过程中,加萝卜为辅料,萝卜性温,可缓和芒硝的咸寒之性,并取萝卜消导降气之功,增强其润燥软坚、消导、下气通便的作用。此外,药物与萝卜同煮药,还有益于杂质的沉淀,使药物色泽更佳。相较芒硝,玄明粉的质地较为纯粹,泻下作用最强。观吴正伦之玄明粉炮制方法,历经煅烧,煅制之后去除火毒,终成玄明粉。现代,有些观点认为芒硝经风化失去结晶水而成的白色粉末称为玄明粉,可是此炮制过程未经过煅法,而是风干,故有理由认为此法炮制后应为风化硝,而非玄明粉。两者的根本区别在于玄明粉有煅制的过程。对于玄明粉的功效,吴正伦载:"大治邪热所干,膈气上满,五脏格涩。此朴硝本性"。玄明粉,具有泻热通便、润燥软坚、清火消肿功能,用于实热便秘、积滞腹痛、大便燥结,外治咽喉肿痛、牙龈肿痛、口舌生疮、目赤、丹毒、痈肿。宋代《圣济总录》载玄明粉散能治大便不通,清代熊立品《治疫全书》载玄明粉散能治瘟疫发狂,明代陈实功《外科正宗》载玄明粉冰硼散能治咽喉口齿肿痛;玄明粉化为水,可用以滴眼,洗疮口。吴正伦《脉症治方》载:"加减凉膈散,治口鼻舌诸病,皆由上焦壅热所致……舌肿胀,加白芍药、黄连各一钱,玄明粉八分。"

五、鹿角的炮制

吴正伦对于鹿角的炮制尤有心得,鹿角乃鹿一身精气之所在,角本下连督脉,故能补人身之督脉,督脉为周身骨节之主,肾主骨,故又能补肾,角之中皆贯以血,冲为血海,故又能补冲脉,冲督盛而肾气强。鹿角霜、鹿角胶皆为鹿角的炮制品,鹿角胶首载于汉代《神农本草经》,称为白胶,为鹿角煎熬而成的胶块,药味甘、咸,性温,功能补肝肾、益精血,且又善止血。鹿角霜为鹿角熬制鹿角胶后去胶质余下的骨渣,味咸、涩,性温,功能温肾助阳,但补力弱,其特点为不甚滋腻而又兼能收敛止血。吴正伦《脉症治方》详细地记载了鹿角的炮制过程,具体如下。

一截断,由于鹿角枝杈较多,难以整枝煎煮,需要先进行切制。《脉症治方》曰"用新鹿角三对,重十斤,将角锯二寸长一段",吴正伦选择将鹿角截断的长度为二寸。

二浸泡,刷垢,"于长流水内浸三日,刷去尘垢,如无长流水,以大钵头浸,日三次换水亦可",注意首选长流水内浸,浸泡三日后,刷去尘垢。

三煮胶,在煮胶前,可添加辅料,辅料主要可选牛皮、无灰酒、醋、黄蜡等。"每角十斤,用黄蜡五两",黄蜡即蜜蜡中之较粗糙者,常与桑白皮同用,明代新安医家罗周彦《医宗粹言》认为二药可以使鹿角胶更容易成胶,原书卷四"制鹿角胶霜法"载:"众妙方中加桑白皮、黄蜡,不过欲其成膏。"还可添加药物,形成复合胶,"每角十斤,用黄蜡五两,桑白皮十两,楮实子二十两",添加楮实子补肾益精,其煎液色红。桑白皮、黄蜡可能使胶液更容易成胶。这三种药物的添加客观上改善了鹿角胶的品相。"新汲水四十碗,共入瓦坛内。用桑柴一百二十斤,熬炼三昼夜,水干旋添熟水,勿令露角,三日后取出"。即鹿角在煮制的过程中,水分不断挥发,需要频频添加热水,三日后方可取出。另一法"每角十斤,制如前。装入铅坛内,放入釜中,着水浸过坛口下五六寸,封盖令密,用桑柴煮七昼夜,每日添熟水一次,待七日满,取出滤去渣,将清汁另放一处,再用人参十两,甘州枸杞二十两,另用水二十碗,同熬,约干,将药渣绞净,复将渣舂碎,再用水十五碗,又熬干滤净,将二汁和前鹿角汁一处,以白炭火缓缓熬,至滴水成珠不散,用瓷罐收贮"。"将细布绞净,其角汁用文火收之,滴水成珠,即成胶,其枯角晒干磨为末,即成霜也"。煮至滴水成胶后,即胶成。

《脉症治方》载:"大病后,极虚之人,用人参一两,鹿角胶五钱,煎服,亦大补益,产后加当归同煎亦妙,老人加白茯苓亦效。"由此可知,鹿角胶与人参、当归等补益之药合用,对于虚损患者来说,效果更加显著。《素问·阴阳应象大论》言:"形不足者,温之以气;精不足者,补之以味。"吴正伦《脉症治方》言:"精不足者,补之以味,鹿角胶、地黄之类。""加减人参固本丸……遗精,白浊,梦遗,加鹿角胶、鹿角霜、菟丝子各一两、山茱萸一两五钱、龙骨五钱"。故吴正伦运用鹿角胶取其补精血、温补肾阳的作用。汉代《神农本草经》言:"味甘,平。主伤中劳绝,腰痛,羸瘦,补中益气,妇人血闭无子,止痛安胎。久服轻身,延年。"现代鹿角胶常用于肝肾不足之腰膝酸冷、阳痿遗精、虚劳羸瘦、崩漏下血、便血尿血、阴疽疼痛等。《养生类要》载:"长春真人保命服食,治诸虚百损,五痨七伤……鹿角胶四两、鹿角霜四两",现代对于鹿角霜,常用于脾肾阳虚、白带过多、遗尿尿频,崩漏下血,疮疡不敛等证。故鹿角、鹿角胶、鹿角霜皆适用于虚损之人。

方　广

　　方广,生卒年代不详,字约之,号古庵。明代嘉靖年间休宁(今安徽休宁)人。方广鉴于明代程充重订的《丹溪心法》,赘列了一些与元代朱震亨学术理论相矛盾的"附录",遂删削其"附录"部分,另又取元代朱震亨《本草衍义补遗》及宋代崔真人《脉诀举要》、明代王纶《明医杂著》附载于中,而于医之药性、脉理、病机、治法、经络、运气六者粗备,其正误补阙以俟后之君子。所选诸论能与朱震亨学术经验互相发明、补充,著有《丹溪心法附余》,尚著有《脉药证治》《伤寒书》《药性书》《伤寒地理》等书,但未见刊行于世。方广年少之时学习儒学,其母亲因常年操劳、过度劳作、饮食无常,而致脾胃受损,遍身出现赤斑,当时正值天疱疮传染流行,时医误以天疱疮而治之,其母遽然而卒。自此以后,方广开始学习医学,在"读书之余,恒取医书《丹溪心法》览之",当他读到《丹溪心法》中记载"饮食脾胃内伤,发出赤斑"的理论,悟出母亲是因前医误治而卒,为此十分悲痛叹息。正如程国彭所说"病卧于床,委之庸医,比于不慈不孝"者也。方广形容道"心之于医,若口之于刍豢,不能释也"。在悲愤之余,"由是心之于医",方广曾旅居河南洛阳、陈留等地,以医术闻名于中原一带,其博览前贤医籍,钻研医学,认为"肇自轩岐,迄汉而下……求其可以为万世法者,张长沙外感、李东垣内伤、刘河间热证、朱丹溪杂病,数者而已",其中尤为推崇朱震亨的学说,尝谓"得医道之全者,丹溪一人;发丹溪之蕴者,《心法》一书"。认为朱震亨能够"贯通乎诸君子,尤号集医道之大成者也"。因此,方广的学术思想多宗朱震亨之旨,且颇有发挥。前后历时五年,编撰成《丹溪心法附余》,并于明嘉靖十五年(1536年)刊刻发行。

　　方广将朱震亨《本草衍义补遗》收录在《丹溪心法附余》的卷首,旨在便于后世了解朱震亨的用药理念,同时彰显方广对药性的高度重视。方广认为"医之为道,曰药性,曰脉理,曰病机,曰治法,曰经络,曰运气,六者不可缺一",并将药性排在首位,也足以见得方氏对药性之重视。方广强调"良医之用药如良将之用兵",其认为优秀的医生能深谙药性之理则可以药起沉疴。朱震亨提倡临证用药应当味少而专精,方广对此极为赞同,对后世医家一方中用二三十味药提出了批判。对于诸多药物炮制理论的认识，方广皆继承了朱震亨的理论，如半夏有多种炮制方法，大多是用制半夏或者汤泡七次，有豁痰燥湿的功效、黄连必炒以治痰因火动。同时，方广继承朱震亨"阳有余阴不足论"，临证用药十分注重阴液存亡，主张慎用辛香燥热之品，强调平脉辨证。但方广并不是一味地摒弃使用辛温燥烈的药物，其将香辛燥热之药分为辛温、辛平、辛寒三类，在辨证准确的基础上灵活配伍使用，这也是对于朱震亨学说的进一步发挥。朱震亨尝言"心下痞，须用枳实炒黄连"，方广根据此理论创立"橘连枳术丸"，此方重用白术以取补脾之功，陈皮配合麸麦枳实炒黄连，全方以补为主，攻补兼施，使得治疗痞证的方药更加完善。由此可见，方广在遣方用药与炮制理论相结合虽受丹溪影响，但是并不拘泥于朱震亨之学，其结合大量的实践经验，不仅能提出独到的见解，而且临证中可以灵活配伍中药治疗疾病，并形成自己的用药特色。

本节基于《丹溪心法附余》中的方药、按语等，从制药特色"制药不离治痰，尤重调理脾胃"、剂型不同"剂型种类多样，急症常用散剂"、炮制理论"酒醋调服制之，炮制外治法简便效廉"、药性理论"相治气味，相资之法，药性反治"以及灵活运用炮制多法来具体分析方广中药炮制及其相关理论的特色。

一、制药不离治痰，尤重调理脾胃

元代朱震亨认为痰贯穿于杂病的发展中，"百病多由痰作祟"，《丹溪心法》中朱震亨提到只要是由痰作为致病的因素，就会出现喘、咳、呕、利、眩、晕、心嘈杂、怔忡惊悸、寒热痛肿，痞隔、壅塞或胸胁间辘辘有声或胸背寒冷，或四肢麻痹难以动弹等症状。文中处处可体现朱震亨对于痰证辨证论治的经验。方广继承朱震亨之学，认为痰是引起各种疾病症状的主要原因，有"痰之为物，随气升降，无处不到，或在脏腑，或在经络，所以为病之多也"，方广认为痰可随着气机升降而到达人体的各个地方。不仅专门列有"痰门"进行论述，且在其他疾病的论述中也多次论及"痰"的致病作用，如"中风、中暑而卒倒不省人事者，亦由痰之所致也""疟疾发作而僵仆不省人事者，盖由顽痰、老痰胶固于中，荣卫不行故也"。由此可见，诸多疾病的产生与痰聚于内密切相关。同时他深刻体会朱震亨治病以治痰为重的学术思想，所以在《丹溪心法附余》中多处强调了治痰的重要性，如对中风病的治疗，"若是泻热散风而不豁痰，则病何由而止哉！"他提倡使用清痰、化痰、降痰、燥痰、豁痰、消痰等法，并且根据"寒痰温之，热痰清之，湿痰燥之，燥痰润之，风痰散之"的原则选择药物。方广作为朱震亨学术的继承人，著作中注重治痰以治病，在药物炮制理论方面也有所体现。如"一人瘫左"即半身不遂，此人中风，多由血虚夹痰所致，中风之痰大多为风痰，根据"风痰散之"，文中用药为"酒连、酒芩、酒柏、防风、羌活、川芎、当归半两，南星、苍术、人参一两，麻黄、甘草三钱，附子三片，上丸如弹子，酒化下"。黄连、黄芩、黄柏酒制之品以缓和其寒性，并借助酒的性能而引药上行，起到宣散表寒、降逆止呕、化痰涤饮以及通络利窍的作用，天南星味辛、苦，性温，能燥化痰湿，同时取其辛散之功。

朱震亨运用二陈汤治疗痰证的经验，方广根据自身实践经验进行了进一步的阐释与补充。他同样也认为二陈汤可以作为治痰的主方，半夏（汤洗七次，去滑衣）、橘红（陈皮去白者是）各五两、白茯苓（去皮）三两、甘草（炙）一两半，半夏固治痰之要药，然能燥阴血、燥津液，渴者禁用；橘红（陈皮留白）补胃和中，去白消痰利气，有白术则补脾胃，无白术则泻脾胃，有甘草则补肺，无甘草则泻脾。他认为"此方半夏豁痰燥湿，橘红消痰利气，茯苓降气渗湿，甘草补脾和中。盖补脾则不生湿，燥湿渗湿则不生痰，利气降气则痰消解，可谓体用兼该，标本两尽之药也"。此外他还对治痰之药进行了一定的衍义发挥，"南星治风痰，苍术治湿痰，天花粉治热痰，海石治燥痰，半夏治寒痰""治痰之药，用南星、半夏者，所以燥之也；用橘红、枳壳者，所以散之也；用茯苓、猪苓者，所以渗之也；用黄芩、黄连者，所以降之也；用巴豆、附子者，流通之义也；用竹沥、瓜蒌者，润下之义也"。这些明确表达了针对不同类型的痰分别使用对应药物进行治疗，对指导后世临床用药起到了积极作用。

脾与胃共居中焦，脾为"中央土，以灌四傍""胃为水谷之海""胃者五脏之本，六腑之大原也"。方广也充分认识到脾胃功能的重要性，"若夫饮食有节，寒温适宜，则脾胃壮实而能纳受水谷，运化精微，充溢五脏六腑，荣卫四肢百骸，以供给日用动作云为；若夫饮食失节，寒温不适，则脾胃虚弱不能纳受水谷，运化气液，则五脏六腑失其所禀受，四肢百骸失其所荣卫，而日用动作云为失其所供给也"。他认为多种疾病的发生与脾胃功能的盛衰有着密切的关系。在湿热病中，认为造成湿热之病的原因为人体感受外邪，情志失常，导致脾胃升清化浊的功能受损，而有郁火，引发湿热之邪。同时，脾主运化水谷之品，若脾胃功能停滞，饮食停积而生湿热。痰湿的根本原因也是由于"脾胃气虚则不能运化水谷，水谷停积则为湿痰"。因此临证治疗非常重视对脾胃的调理，强调调理脾胃对于治疗疾病的重要性。方广在《丹溪心法附余》中新增了"调补脾胃"条予以论述，提出了养护脾胃的方法"欲人知节饮食、适寒温为养脾胃之本"，同时援引《黄帝内经》之旨阐明古人将治疗脾胃为治病的关键，"苟得脾胃壮实，则外邪不能侵，内邪不能起，固本澄源之事也"。旨在使后人能够明白顾护后天脾胃的重要。有炙甘草、炮干姜，各等分，每服三钱者，治男女诸虚出血，胃寒，不能引气归元，无以收约其血，虚极而壅，气不归元，甚效也。补脾胃药内必用心经药,盖火能生土故也。炮姜相比于干姜来说,温补作用大于温散,温补力较强并且作用缓和持久,相对散寒结之力很弱。由此可见,选用药物须顾护脾胃,脾胃为后天之本,主运化水谷,主气血生化之源,对人体生命起到重要的作用。

二、剂型种类多样,急症常用散剂

中药不同的炮制品,既体现中药炮制的一般规律,又反映中药炮制在具体处方中、不同剂型中应用的灵活性。不同的处方、病势缓急对于炮制有着不同的要求;同一处方中药物剂型的差异可能导致炮制过程具有不同甚至特殊的需求。由于剂型变化,制备方法各异,因此药物炮制的相关要求也呈现出一定的差异。

汤剂即是将药切碎、混合,加溶媒煎煮去滓取汁服。金代李杲《用药法象》中说:"汤者荡也,去大病用之。"汤剂的吸收速度较快,疗效显著,且易于根据病情进行加减调整,从而适应患者的不同病症,达到良好治疗效果。故大多方剂以汤剂为主要剂型。散剂是将药物研末和匀,汉代张仲景《伤寒论》称"捣筛为散"。金代李杲《用药法象》中说:"散者散也,去急病用之。"说明散剂的作用很快。方广在《丹溪心法附余》中所记载的很多方子中都用散剂进行急救。在中风急性发作病症之中基本使用的都是散剂,如不卧散,用于治中风猝倒不知人事,用此搐鼻即苏。通顶散,用于治中风中气,昏愦不知人事,急用吹鼻即苏。通关散出自方广《丹溪心法附余·卷一》。通关散的组成为细辛(洗去土、叶)和猪牙皂角(去子)各一钱,为末,每用少许,搐入鼻内,候喷嚏服药。本方具有通关开窍,豁痰醒神的功效。主治痰厥。突然昏倒,不省人事,牙关紧闭,面色苍白,痰涎壅盛。亦治卒中风,昏闷不醒,牙关紧闭,汤水不下。方中细辛味辛性温,芳香透达,行散走窜,有通关开窍醒神之功;皂角味辛而性窜,入鼻则嚏,入喉则吐,能祛痰开噤通窍,两者合用,可达豁痰开窍醒神之效。全方温燥辛散,适用于痰厥之寒证、实证患者。本方剂型为散剂,临床应用便捷。若能适时、准确、适量地运用,成效显著,对于救治危急病症具有较好疗效。

"丸者缓也,不能速去之,其用药之舒缓而治之意也"。丸剂吸收缓慢,药力持久,某些猛烈药品不能急切使用,为了使其缓缓发挥药效,可作丸剂服,也可用于慢性疾病或虚弱性疾病。"丸者,治下部之疾,其丸极大而光且圆,治中焦者次之,治上焦者极小也。稠面糊丸者,取其迟化直至下焦;或酒或醋丸者,取其收散之意也。犯半夏、南星欲去湿者,以生姜汁煮糊为丸,制其毒也;稀糊丸者,取其易化也;水浸炊饼为丸者,及滴水为丸者,皆取易化也;炼蜜为丸者,取其迟化而气循经络也;蜡丸者,取其难化而旋旋取效也。大抵汤者荡也,去大病者用之;散者散也,去急病者用之;丸者缓也,不能速去其病,用药舒缓而治之意也"。方广有时将丸剂作为调理之品,如愈风丹"治风疾,常宜服此调理",也常将丸剂作为补虚之品,如"补脾丸,白术半斤,苍术、茯苓、陈皮各三两,粥为丸,如梧子大,每服五十丸,白滚水下"。

三、善用酒制

方广认为中风是由风火阳邪所致,宜用辛凉之剂以治之,而对于中风之后瘫痪已久的患者,其体内痰火旺盛,若仍使用辛凉之剂,则会将痰火郁于体内,如果没有辛香之品作为引药则无法达到所预想的治疗效果。古方中有的使用薄荷脑、麝香,或用乌头、附子,或用酒浸,正此意耳。今观虎胫骨酒,用药辛凉最合其宜,方广特意收录虎胫骨酒作为举例。如果在治风药与补虚药中,无论乌、附、脑、麝,都可用酒浸,假酒行药势,及便于服饵也。而"酒风多搐,用白术半两,人参二钱半,甘草三钱,陈皮、苍术、天麻细切,酒浸白芍一钱,酒浸防风、川芎二钱半,若小便多,加五味子。上为细末,作丸服"。其中白芍、防风、川芎都是酒制,其中川芎被称为"血中气药",酒炙后的川芎,活血行气的作用增强。中药经过酒制以后,可以改变药性,引药上行,使有效成分充分溶出,提高药物疗效,增强通经活络、活血行气的作用。此外,酒可引药上行的作用亦可运用治疗痤疮,痤疮是一种青春期常见的毛囊皮脂腺的慢性炎症性疾病,好发于面部。需要引药上行头目,从而驱邪毒外泄而愈。方广在书中记载"凡痘疮初出之时,色白者,便用大补气血;人参、白术、黄芪、川芎、升麻、干葛、甘草、木香、丁香、酒洗当归、白芍药"。又有"黄芪紫草人参汤,治痘疮表虚黑陷。即前丹溪方黄芪酒炒、紫草酒炒、人参各等分"无论是酒洗当归、白芍来增强人体内血液通畅,同时引药上行于人体面部,还是酒炒黄芪、紫草,增强药物的作用效果,都是通过酒制来达到更好治疗疾病的目的。

此外,中药研末置温酒(稍加热的酒)中稍作搅拌后服下,或先衔药末于口中,再饮温酒冲服。温酒调服,目的是借酒行药力,使其加速起效和增强药力。我们可以发现,方广在很多方的煎服法中都有所体现。"如圣散(《圣惠方》),治破伤风,止血定疼。苍术六两,川乌头(炮,去皮)四两,防风、草乌头(炮,去皮)、细辛各二两半,两头尖(炮,去皮)四两,天麻、川芎、白芷各两半,蝎梢(微炒)、雄黄各半两。骨损,加乳香半两。上为细末,每服一钱,酒调下,不拘时服。"又如"《元戎》方,治破伤风欲死者。川乌、南星、半夏(并生)、天麻(去芦)等分,上为细末,每服一钱,豆淋酒调下,稍温服,次以酒三盏投之"。

四、相治气味,相资之法,药性反治

早在《素问·藏气法时论》中就已经记载了"五味"的功效即"辛散,酸收,甘缓,苦坚,咸软。"气味相同,功能相近。辛温药多能发散风寒,如麻黄;辛凉药多能发散风热,如薄荷;苦寒药多能清热解毒,如黄芩;甘温药多能补气或助阳,如黄芪。气味有主次之分,如黄芪与锁阳虽均为甘温,黄芪以甘为主则补气,锁阳以温为主则助阳。气味相异,功能不同。其中有味异气同者,如麻黄辛温能散寒发表、杏仁苦温能降气止咳、乌梅酸温能敛肺涩肠、大枣甘温能补脾益气、肉苁蓉咸温能补肾助阳;有味同气异者,如桂枝辛温能发表散寒、薄荷辛凉能发表散热、附子辛热能补火助阳、石膏辛寒能清热泻火等。

相资是指用药性相似的辅料或某种炮制方法来增强药效。资,有赞助的意思。如用咸寒的盐水炮制苦寒的知母、黄柏,可增强滋阴降火作用。酒炙仙茅、阳起石,可增强温肾助阳作用。蜜炙百合可增强其润肺止咳的功效。蜜炙甘草可增强补中益气作用。治病药内多用辛苦甘之剂,但能于三者中识得彼此相制气味、相资之法,便是良医也。凡药内用苦寒,如黄檗之类,必须以辛热如姜桂之类佐之。所以金代李杲《兰室秘藏》调中益气汤后加减法云:"如夏月有此证,为大热也。此病随四时为寒热温凉,宜以黄连(酒洗)、黄柏(酒浸)、知母(酒浸),以上各等分,上为细末,熟汤为丸,如梧桐子大,每服一百丸或二百丸,白汤送下,空心服,仍多饮热汤,服毕少时,便以美食压之,使不令胃中停留,直至下元,以泻冲脉之邪也。"观此立法,皆是恐苦寒之药泄其元气,损其脾胃,脾胃虚则五脏六腑之气皆馁而火愈盛矣,所以山精膏、山药、薏苡、山精散为最妙之药也。《济生方》治胸痹,痛彻背胁,喘急妨闷。用"栝楼实圆。栝楼实(别研)、枳壳(去瓤,麸炒)、半夏(汤泡七次)、桔梗(炒)各一两,上为细末,姜汁打糊为圆如梧桐子大。每服五十圆,食后淡姜汤送下"。方广认为此方中瓜蒌仁润肺降痰,枳壳与辅料相炒破滞气,半夏豁痰燥湿,桔梗通过炒法开膈载药,可谓善治痞闷喘急矣。《丹溪心法附余·湿门》进一步指出:"然痰因火动,加黄连尤妙。丹溪云:胸中痞,须用枳实炒黄连是也。"枳实麸炒与黄连常常一起运用于方中,达到清热解毒、化湿行气的功效。

方广认为用药治病之法,寒因热用,热因寒用,正治也。今中风瘫痪之证,本风火阳邪,而用乌头、附子等热药治之,原因是"中风瘫痪,乃湿痰死血结滞于脏腑经络之间,非乌头、附子等热药而能开散流通之。此非正治,乃从治即反治也。书云:从少从多,各观其事。则从治之药,只可为引经而已。(《丹溪心法附余·卷一》)"反治是指顺从病证的外在假象而治的原则。又称"从治"。但其本质依然是在治病求本原则指导下针对疾病本质而进行的治疗。

方广认为治病之法莫不以寒疗热,以热疗寒,塞则通之,通则塞之等。然依据疾病的发展态势和药物作用的强弱,各种病症的治疗方法各有不同。以火为例,方广《丹溪心法附余·二十四卷》指出:"人间之火遇草熻得木而燔,可以湿伏,可以水灭。"病势较缓的疾病可能被当作比较凶险的疾病,就如"神龙之火得湿反熻,得水反燔,寒与热相扼,热与寒相违,不可以常法治之,所以就有热因寒用,寒因热用,通因通用,塞因塞用之法。治热者,以豆豉浸酒,此因热用寒者也;治寒者,以蜜浸乌头,此因寒用热者也。久痢通滑,必当先去其积;中满实塞,必当峻补其下。经云:塞积内凝,久病泄溏,愈而复发,连历岁时,以热下之,结散痢止。此因通治通之法也。下虚中满之病,补虚则满甚于中,宣导则虚弱转甚,故当疏启其中,峻补其下,此因塞治塞之法也。"在《丹溪心法附余·十五卷》的寒郁门中心脾痛的病证,有"胃口有热而作痛者,非山栀子不可,须佐以姜汁,多用台芎开之。痛发者,或用二陈汤加川芎、苍术,倍加炒栀,痛甚者加炒干姜从之,反治之法也"。盖胃痛因于火邪,栀子苦寒,清热除烦、凉血解毒,热者寒之,是为正治,炒山栀为栀子的炮制品,经过炮制之后栀子的苦寒之性得以缓和,减少了对脾胃的刺激。佐以姜汁,是为从治。

五、重视制造药法

中药炮制的方法是临床用药经验的总结,炮制的效果直接影响到药物的疗效。比较常用的炮制方法有炒法,具有便于粉碎、煎煮、服用、缓和药性,减轻毒性、副作用,增强疗效等作用。此外,药物的升降浮沉,也可因炮制而改变,炮制能加强或减弱甚至反转药物原有的升降浮沉特性,使得药物作用可对应患者的病情状况。如柴胡酒炒,升散作用加强;麻黄蜜制,发散作用减弱;生何首乌沉降通便,制熟后则丧失其沉降特性;黑豆补肝肾,并无升降之能,但若制成豆豉,则解表发散,透邪外出;黄柏欲加强其下行泻肾火作用,需加盐水拌炒;大黄欲令其清上焦火热,宜用酒。所以明代李时珍总结道:"升者引之以咸寒,则沉而直达下焦;沉者引之以酒,则浮而上至巅顶。"方广在新增的制造药法中提到了制香附、制当归、制半夏、制黄连法,造海粉法,炼蜜法等方法,下面将针对几法进行详细叙述。

制法中有制香附、制当归、制半夏法、制黄连等。香附主气分之病,香能窜,苦能降,推陈致新,具有益气之功。治疗妇科疾病时稍加炒制;若疾病涉及血分,则以酒煮之;若其病挟痰则以姜汁制之,虚证则用童便浸泡制之,实证用盐水煮之,积证用醋浸、水煮之。当归主血分之病,川产力刚可攻,秦产力柔宜补。凡用于治疗本病,则用酒制之;挟痰而独以姜汁浸透而制,生姜味辛性温,生姜长于发散风寒、化痰止咳,又能温中止呕、解毒,正如明代韩懋《韩氏医通》记载:"妇人形肥,血化为痰,二味姜浸,佐以利水道药。"

痰分之病,半夏为主。脾主湿,湿生痰,而寒又生湿,故半夏之燥湿也。然必造而为曲,以生姜自然汁、生白矾汤等分共和造曲,枯叶包裹,风干,然后入药,此为半夏合生姜制曲法的前身。用半夏、生姜、生白矾造曲而成,以增强其化痰止呕的功能,并可缓和半夏之燥烈之性。风痰以猪牙皂角煮汁去渣,炼膏如饧;火痰、黑色老痰胶,以竹沥或荆沥入姜汁;湿痰、白色寒痰清,以老姜煎浓汤,加煅白矾三分之一,如半夏三两、煅过白矾一两。俱造曲如前法。而法制半夏,以姜、矾制辛而能大嚼是也。佐以南星治风痰;以姜汁酒浸、炒芩、连及瓜蒌实、香油拌曲略炒之类治火痰;以麸炒枳壳、枳实,姜汁浸蒸海粉之类治老痰;以苍术、白术俱米泔姜汁浸炒,甚至干姜、乌头皆治湿痰。

元代朱震亨云"气有余便是火",而火分之病,黄连主之。若疾病的病因为火,则直接用炒黄连即可;若有痰火,则加以姜汁,俱浸透炒,透炒可充分发挥其药物作用,增强其祛痰火之功。"下焦伏火"以盐水浸透焙,可增强润下利水、滋阴降火的作用;明代韩懋《韩氏医通》记载:"入五苓、滑石,大治梦遗,以土、姜、酒、蜜四炒者为君,使君子为臣,白芍酒煮为佐,广木香为使,治小儿五疳。"药材经土炒后能增强和中养胃、止呕止泻功能,并能减少药物对胃肠道的刺激性,可以协同药性,达到所需要的效果;以吴茱萸炒者可温阳散寒、祛除湿气,加上木香等分,生大黄倍之,水丸,可以治疗五痫;以姜汁酒煮者为末,和霞天膏可治癫痫、诸风眩晕、疮伤。从药理学角度,姜汁配酒可以起到镇痛、抗炎、祛寒、促进血液循环的作用。

造海粉法,其为一种特殊的炮制方法,择取紫口蛤蜊不计多少,三月取以炭火银罐内煅成粉收贮,候至秋深待瓜蒌熟时摘取,连皮带子捣烂如泥,和匀,干湿得宜,团如鸡蛋大,用篾穿之,悬透风处,阴干,次年听用。入末药、丸药,研极细,入汤药不宜细。元代朱震亨云:"海粉即海石,热痰能降,湿痰能燥,结痰能软,顽痰能消。"明代王纶云:"海石即海蛤,因蛤蜊壳在泥沙日久,风波淘洗,圆净如石,故名海石。"其味苦咸,故能软坚化痰。但是造海粉法之后,恐不如原来海粉的咸味,宜加朴硝方来保证药物的作用。

《丹溪心法附余》中言:"炼蜜法:以白沙蜜一斤,大瓷碗盛,重汤煮,不住手搅,文武火汤干加水,以蜜滴水不散为度,大率蜜一斤,炼成半斤,罐封,埋土七日。"这是传统的炼蜜法,而到后来炼蜜之过程有一定的简化,如清代马化龙《眼科阐微》中道"新竹竿截筒,将白蜜装入内,湿豆腐皮封口,再加盐面封固,布裹,麻绳扎紧,煮一昼夜,取出调药"。炼蜜时间缩短,提高了制药的效率。本有一法治蜜丸不回润,而后又有水火炼蜜之法,使热者流之,寒者收引,即文中收录的"用火一盆,水一盆,将蜜丸筛盛,先放火盆上烘溶,即便放水盆上收干,如此数番,以干为度,瓷罐盛之,永不回润。切记不可烘焦了丸药"。

　　在《丹溪心法附余》中祛风至宝丹、御风丹、愈风丹、龙星丹、千金保命丹、神效活络丹、虎骨丸等丸剂方中大多炼蜜为丸。而蜜煎方是以蜜微火煎作挺,令头锐,大如指,长二寸许,以内谷道中,治肠燥津枯之便秘。又用猪胆汁和少许法醋,以灌谷道内亦可,与今之灌肠法相似。此法可以增强药效。"蜜制甘缓难化""蜜制黄芪补中益气"。清代黄玉璐《长沙药解》提到"凡一切疮疡,总忌内陷,悉宜黄芪蜜炙用。生用微凉,清表敛汗宜之"。蜜制枇杷叶止咳润肺;蜜制甘草补中润燥可治脾胃虚弱,食少便溏等。在《丹溪心法附余》中治小儿盗汗的牡蛎散,其中黄芪蜜炙,增强其补中益气之功。

程 伊

　　程伊，生卒年代不详，字宗衡，号月溪，新安岩镇（今安徽省黄山市歙县）人，明代新安医家。家族世代从事医学，初习举子业，兼涉医书，后因家中变故，放弃科举，在闲暇时刻师从缙绅先生学习唐人诗词，并专攻医学，对《黄帝内经》《难经》等诸多医书钻研学习，方精是术，尝谓"可以言传者，药之名也；可以意得者，方之义也"。方锡《程氏释方·后序》指出："不解方名，何由对病？此《释方》之书之所由作也。"程伊为学习医学启蒙之需要，博取群方，训精遗粗，解奥舍浅，编成《程氏释方》四卷（1547年）。是书收方八百，取方释义，集药为歌，参历代名医之论，附以己见，旁引曲证，颇为精确。又撰《脉荟》两卷，上卷论二十九脉、三部脉、五脏脉、九候脉等；下卷"脉候钞"，介绍诊脉法、脉诊测预后、妊娠脉、新病久病脉等内容。另著《释药》（一作《释药集韵》）四卷、《医林史传》四卷、《外传》六卷、《拾遗》一卷，以上六书合为《程氏医书六种》，而《脉荟》序中还提及所著《涵春堂医案》《拯生诸方》等，未见传世。其中《医林史传》《外传》等书今均已亡佚。

　　《程氏释方》四卷，撰于明嘉靖二十六年，以中国医学科学院图书馆馆藏日本文化元年（1804）索须恒德抄本为底本，是训释方剂名称的专著。全书共释方800余首，分为中风、伤寒、伤暑、湿证、燥结、火、疟疾、痢疾、泄泻等49门。每方"取方训义，集药为歌"，先详释方名，后列主治，并附方歌，有利于加深对方剂的理解及配伍应用，是一部对中医药工作者极具参考价值的图书。其中释文依据历代医籍，附以己见，阐奥释疑，有助对方剂的理解运用；并将每方药物组成编为七言歌诀，以便记诵。本书几乎囊括历代名方，训释严谨，文字流畅。此外，程伊在其所撰写的医书中所涉及的医学门类齐全，特别是对常见病，如温病、伤寒、痢疾、妇、眼、耳等门，钻研极深，释方浅显易懂，观点独到，深得后世读者喜爱。

　　程伊在综合前人认识的基础上，对药方阐发了新的观点或是加以补充完善。如其对双和汤进行阐述云"用黄芪、甘草以和气，当归、川芎以和血也"；认为黄芪六一汤是"用黄芪六、而甘草一也。黄芪止渴生津，故用以为君也"；

又如神芎丸"川芎为君,以散积热,有神效也"等等。通过对该书的研究,能够领略医学巨匠程伊的真实风采,体悟他的临床思维,学习他的用方诊疗思路,并且推理出其治学治医的思想,对提高中医临床医生的诊疗水平裨益颇多。

历来医靠药治,药为医用,二者不可脱离。程伊在继承前人之论的基础上,对于本草的认识可谓深入浅出,如《程氏释方》提及"木入猪腰内,煨而食之,以泄水肿也""气否满而为胀,沉香能散滞气,上至天,下至泉,无所不到""川芎,引药上清头目,以茶调之清之,清者也",以及"茱萸,气温,味辛苦,下焦寒湿疝气,非此不能消也"等,寥寥数语便能概括本草性味功用。又如程伊写治疗中风的药方三生饮时,解释了南星、川乌、附子等药的用处,其写道:"南星、附子、川乌,三药生用,取其雄健之气,可以达诸经络也。"是对元代朱震亨《本草衍义补遗》"附子走而不守,取健悍走下之性,以行地黄之滞,可致远。亦若乌头、天雄,皆气壮形伟,可为下部药之佐,无人表其害人之祸,相习用为治风之药,杀人多矣。治寒治风有必用者,予每以童便煮而浸之,以杀其毒,且可助下行之力,入盐尤捷"之论的概括。

同时,程伊非常注重辅料炮制,认为炮制的辅料不同,药材的性味、升降趋向、毒副作用等也不同,其在继承前人用药经验的基础上,结合个人临床经验,对辅料的作用以及如何正确运用辅料炮制作了高度概括,且总结归纳中又不乏创见,多有独到之处。其认为如果药物炮制得当,可以矫正药物的偏性,缓和其副作用,提高临床疗效,适应治疗要求,正如宋代《太平圣惠方》说:"修制合度,分两无差,用得其宜,病无不愈"。而辅料的加入可以与药物起到协同作用,增强药物功能。如其认为"南星生用,取其雄健之气,可以达诸经络也",而经牛胆汁制后为胆南星,性变苦凉,反涤热痰,平息肝风,常用于高热痰盛,惊风抽搐等;又如甘草"生用则泻火,炙之能补元气也。"

另一方面,程伊认为疾病病因不同,所表现的症状也各有区别,有向上的,如呕吐、呃逆等;有向下的,如泻痢等;有向外的,如阳气浮越;有向内的,如表邪不解、热陷心包等,而与之相适应的药物,就有升降浮沉的功能,而药物的属性可以经过炮制而改变,如大黄生用苦寒直降,走而不守,具有荡涤肠胃、泻热通便之功;酒炒大黄却能引药力上行,驱热而下降,正如明代李时珍说:"升者引之以咸寒,则沉而直达下焦;沉者引之以酒,则浮而上至巅顶。"纵观《程氏释方》,程伊对炮制方法的选择无不与临床密切结合,以发挥药物疗效,为临床治疗服务,这为提升药物疗效和临床辨证治疗做出了极大的贡献。

程伊以儒理为权衡,以儒学仁心济世观念治病救人,不仅医术高明,精益求精,诊治一丝不苟,医德医风高尚,而且还能潜心医学医理研求,著书立说,对中医学多有创新,理论贡献巨大。他深研医家经典之理,具有扎实的中医基础理论,考据严谨,崇先贤而不泥古,不断总结和创新了前人治疗疾病的古方,善于运用祖国医学博大精深的理论与祖传中医技术,融会贯通,推陈出新,逐步形成独具特色的中医理论观点和行之有效的治疗方法。同时在传承经典之余,精于钻研,在治病药方的方义和炮制方面展现出独到的理论及临床创见,不仅丰富了中医学治法,更体现出可贵的现代应用价值。

本节基于《程氏释方》中部分精辟的药论药话,从理论"痞满积滞,泄苦补甘""芪甘和气,归芎和血""燥淫于内,以辛润之""以形补形,取类比象",炮制理论"以药制药",具体分析程伊中药炮制及其相关理论的特色。

一、痞满积滞,泄苦补甘

程伊认为"胃中宿滞不化,积成痞满膜胀",脾胃虚弱、中焦湿热为痞满的基本病机,治疗上选用平胃散温中补气、泄苦补甘,善用厚朴、苍术、甘草等辛温甘苦之品,以理气和中、健脾化湿为主,故云"以苍术、厚朴、陈皮之苦以泻之,泻恐太过,用甘草之甘以补之"。其中"苦辛通降,透泄并施"是苦泄法的核心内涵,以"邪聚中焦,胃气壅滞"为辨证关键,以"苦辛并用,给邪以出路"为治疗关键。

一方面,脾胃不足,防止苦泄太过,故"当以辛甘温之剂,补其中而升其阳",重用甘草大补脾胃元气,为中州主药,能补能和,蜜炙为使,泄中有补,务令湿土底于和平也,以充气血生化之源;陈皮降胃之浊气,清升浊降。南朝齐梁时期陶弘景《名医别录》载甘草可"温中下气",治"烦满短气",可见甘草本身具有下气除满之功,而程伊《程氏释方·伤寒门》认为甘草"生用则泻火,炙之能补元气也",同时也可补益五脏,与辛散苦泄药相配伍,立意周密,功效卓著。

另一方面,苦泄法是指将苦寒降泄与辛温通达的药物并举,透泄中焦蕴结错杂之湿热痰浊邪气的一种治法,即通过苦味药与辛味药配合的运用,或通降,或宣透,给中焦壅滞之邪气以外出的路径,最终达到改善患者脘痞呕恶、纳呆嘈杂等症状的目的,故应以"苦辛并用,给邪以出路"作为治疗关键。正所谓苦与辛合,能降能通,故又可称为辛开苦降法,因痞满病位近腹部,因势利导恰能使蕴结之邪下达走肠而出,使湿热痰浊邪气通降而解,邪去则正自安也。

程伊治疗痞满常用药物药性以温为主,温性属阳,以达到温中散寒、理气健脾的目的,正如金代刘完素论述痞满用药时有云"其药阳多而阴少"。程伊在继承先贤经验的基础上,结合临床实践,论治痞满独具特色,以调理脾胃气机升降为要,重视固本培元,喜用温补之法,注重顾护阳气。组方辛苦相伍,攻补兼施,攻邪不伤正,补而不留邪。五味合化,是指"辛、苦、酸、甘、咸"五味中药之间配伍合化出新功用的药性组方理论。辛味"能散",苦味"能泄",是中药五味理论的重要组成,食辛散之,食苦泄之。处方中药味以辛、苦为主,辛能散能行,以发散行气,主宣通,理气健脾开痞;苦能泄能燥,以清热燥湿,能清胃中之郁火,泄痞健胃。辛、苦相合,辛开苦降,疏通气机,清热和胃,一阴一阳,一升一降,使清阳升而浊阴降,有开泄痞塞,解散寒热,调节升降,疏利脾胃气机的作用,共同调整机体的阴阳平衡,正如《内经》云"辛以散之""苦以泄之",苦辛配用,互相抑制偏胜。如果使用苦药,太过则会损脾伤阳,少佐辛温之味调和苦性的偏胜,使之发挥其应有的治疗作用。且苦药又能制约辛温的燥热之性,以免伤阴之弊。在辛温之药中,少佐苦味之品就能避免辛燥助热生火,使阴阳协调,寒热并除。辛药与苦药合用,在于"反佐以治",若用大剂量的苦药或辛药治疗寒证或热证,患者不能受纳药物而发生格拒时,可运用"从治"的方法反佐少许寒性或热药为引导。

　　程伊治疗痞满常用药物的归经多入脾、胃经,同时涉及肝胆经等。脾为阴土,主运化升清,胃为阳土,主受纳降浊,两者升降有序则中焦调畅,升降失司则胃气壅塞而痞满。胃与脾以膜相连,脾以升则健,胃以降则和,脾健令精气敷布于全身,胃和则浊气转输于魄门。胃有病,必令脾无所输化;脾失健,每致胃不能纳谷。痞满病虽在胃,与脾不可分割。一般初期多表现胃失和降;以后波及于脾,健运失职导致脾气虚弱。脾虚反过来又影响胃的通降功能,形成脾胃皆病,虚实互见。肝胆与脾胃是木土相克关系,肝胆主疏泄条达,也关系到脾胃的升降功能。若肝气横逆,木旺乘土;木郁不达,中土壅滞;肝火亢炽,迫灼胃阴;肝血不足,胃失滋荣。胆与胃皆主降,《灵枢·四时气》有"邪在胆,逆在胃"之说,可见胆有邪可影响及胃。以方测证可见程宗衡认为痞满病位在脾胃,病因病机主要是脾胃虚弱,中焦运化无力。

　　程伊治疗痞满用药特点为以甘草为主的补气药,以陈皮为主的理气药与以苍术、厚朴为主的化湿药相配伍,味辛、苦、甘相结合,化湿药燥湿化痰,理气、补气药补脾益气,苍术温燥而辛烈,入中焦,燥湿健脾,在方中重用为君。厚朴苦温芳香,温则益脾,苦可以燥湿,加上其行气能力很强,行气以除湿,燥湿以运脾,故为臣。陈皮芳香发散,能够燥湿醒脾、理气化滞,与厚朴合用,就能够复脾胃之升降。甘草调和诸药之温燥,同时可以补充津液,以免温燥的药材伤阴,另外甘草也有补中益气的作用,陈皮能泄气,甘草能健脾,气泄则无湿郁之患,脾强则有制湿之能,一补一泄,又用药之则也。因该方为攻邪之方,因此需要配合生姜、大枣保护脾胃之气。诸药相配,消补兼施而消大于补,辛开苦降助消痞除满,补而不滞,消不伤正,使中气得健,痰化痞开结散,脾升胃降,气机调畅,阴阳调和,痞满自消。

二、芪甘和气，归芎和血

程伊在诸虚门中选双和汤治疗气血两虚的病症，以养血和血，益气温阳，并释方"言用黄芪、甘草以和气，当归、川芎以和血也"。其选方和方义都精辟简练，浅显易懂。

虚证是指人体正气不足，导致脏腑功能衰退的一系列证候，涉及人体各个方面，包括气虚、血虚、阴虚、阳虚等；具体到五脏六腑，即有肾阴虚、肾阳虚、心肝血虚、肺气虚、脾气虚等。中医认为气虚、血虚、阴虚、阳虚之间可互相转化，或者同时出现，临床上辨证需要和其他症状结合起来一起考虑。

血虚常包括肝血虚、产后血虚热、心肝血虚、心血虚等。如肝血虚又叫作肝血不足，指的是因肾精亏虚、脾胃虚弱化源不足、精血不足、久病耗伤阴虚等多种原因引起患者视线模糊、头晕眼花、肢体麻木、面色苍白、耳鸣等症状，造成这种现象的原因有失血过多、气血亏虚、生血不足等；心血虚多见于久病体虚，脾运不健或亡血失血之人，多由失血、过度劳神或血的生化之源不足所致的因心血不足，心体失养。如妇人病常为血证，正如程伊认为"妇人得血以为用，故恒多血病"，故常使用当归、川芎，以当归和血养血，以川芎行血，共达和血之效。

气虚包括肺气虚、脾气虚、气虚不摄等，其中肺气虚指的是肺气不足，肺的生理功能减弱的一种病理变化，其多由禀赋不足、久病咳喘、积劳内伤等因素所引起；脾气虚弱是指脾气不足，导致脾的运化能力降低的一种证型，脾脏的作用是运化水谷精微，脾气虚衰时运化能力降低，可出现多种消化道障碍，中医认为脾气虚弱主要与外感风寒湿邪，先天体质因素，饮食失调，以及情志抑郁，长期精神刺激有关；气虚不摄多因患者常年患病，过于劳累或脾胃虚弱等导致气虚，血液循环不通畅，出现多种出血症状，女性表现为崩漏或月经量过多，倦怠乏力，面色苍白等。程伊认为"气虚则麻木，以黄芪、甘草之甘温，以补其气也"，以黄芪补中气之虚损，以甘草甘温之性补其气，共调和气之效。

宋代许叔微《普济本事方》中将川芎与当归配伍应用并称为佛手散，认为两种药物共同作用下具有行气养血之功效，众多传统名方中多含有此方。当归甘温质润，长于补血，兼能活血，亦入心经以补血养心；川芎辛散温通，上行头目，中解郁结，下行血海，为血中之气药，顺其血行而防血瘀，长于活血行气。两种药物共同应用，川芎主行气，当归主养血，共同调肝和血行气，使诸药补血而不滞，活血而不伐，则畅达血脉之力益彰。

当归属补血药，是常用药之一，古有"十方九归"之说，其性温味甘、辛，入心、肝、脾经，有补血调经、活血止痛、润肠通便之功，其中入手少阴以其心主血也;入足太阴以其脾裹血也;入足厥阴以其肝藏血也。"血药不容舍当归",当归乃补血之圣药,活血行瘀之要药。程伊也在《程氏释方》中云"当归,和气血之药也,使气当归气,血当归血,故曰当归。血气各有所归,则经络流通而痛止,如手拈去也"。

川芎属活血止痛药,其辛温香燥,归肝、胆、心包经,走而不守,又入血分,下行可达血海,也能行散,上行可达巅顶,有活血行气、祛风止痛之功,为"血中之气药"。明代李时珍《本草纲目》关于川芎记载:"燥湿,止泻痢,行气开郁""血中气药也,肝苦急,以辛补之,故血虚者宜之;辛以散之,故气郁者宜之"。程伊认为川芎擅长行血,可以活血祛瘀,通顺血脉,具有消散作用,行气开郁,人一旦气不顺就会郁结,百病丛生。

《灵枢·五音五味》云:"妇人之生,有余于气,不足于血,以其数脱血也。"女子经、带、胎、产、乳皆以气血为其源头活水,极易耗气耗血,而当归和川芎两药配伍,甘温养血益气,针对女科气血虚弱等证型,既通达肝气之郁结,又涵养肝血之虚损。此外,当归、川芎辛温助通,可温通寒凝,驱除虚实之寒邪,针对寒凝肝脉,寒凝胞宫,血虚寒凝,肝阳不足等证型。两味中药相须配伍,相济相助,通过辛散行血、辛温助通、辛甘养血等,又能相制为用,养血补血而不滞血,行血化瘀而不伤血,用于妇科疾病,则功效倍增。

一方面,当归、川芎性味相投,相须配伍可以辛散行血、辛温助通、辛甘养血、辛甘和血。血属阴而主静,不能自行流动,而气属阳主动,血在脉中循行,若无气之推动则不能营运经隧,灌溉周身,循环往复。血行迟缓,流动不畅,易致血瘀为患。当归、川芎味俱辛,辛能散结,能行气,能行血,归芎两药同被称为"血中气药",入于脉中行血中之气,能使血脉通畅,血与气并行脉中,血液不至于瘀滞,从而气血和调,瘀去痛消。血得温则行,得寒则凝,且寒邪易致经脉挛缩维急,经脉不通而猝然疼痛,《素问·举痛论》曰:"经脉流行不止,环周不休,寒气入经而稽迟。泣而不行,客于脉外,则血少,客于脉中则气不通,故卒然而痛。"归芎性皆辛温,性温可以温运、温化、温通、温和,可以振奋阳气,温能助血行,味辛能散能行,两药相须为用则可以温运气血,温化寒凝,温通血脉,化瘀止痛。同时,当归兼有甘味,辛甘温润,入心、脾、肝经,甘能缓急,能补益,能和中,能润燥。当归助心生血,以行于肝,因人身之血由中焦受气取汁,向上蒸腾至肺部,转入于心,在心火温煦下变化为赤而为血,而当归滋润通和,入于脉中则滋阴生血补血,与川芎之辛味相合,既有辛温之性助心火化汁为赤成血,又有温中之润而补诸不足,使血虚能补,血枯能润。两药辛散甘补,刚柔相济,共奏生血养血之功。同时甘缓能起止痛之效,而无不通则痛。此外,当归辛润性走而不守,可升可降,川芎辛散上行头目,下行血海,亦可升可降,

《本草求真》云:"盖行血补血,无如当归,但当归之性动而滑……行血散血,无如川芎,然川芎之性升而散。"当归性动而川芎性亦动,相须配伍,辛甘发散而动,两动相合则血无瘀滞不通之虞。且当归辛甘而润,使血各归其所,临证配伍得当则不需担心血过动而致散乱。

另一方面,归芎皆归肝经,合用养肝血,补肝气。肝藏血,且肝司血海,冲为血海,与妇女经、带、胎、产有着密切联系,另肝主疏泄,调畅气机,调节情志,调畅血脉,故有"女子以肝为先天"之说。肝与气血关系密切,肝喜条达,以泻为补,辛以散之,辛以补之,散即补。川芎性辛温,行入肝经,行于冲脉,为血中之气药。当血盛于气时,则血易凝滞而不行,血之盛者,须靠辛以散之,川芎辛散,活血行气,疏通肝经血脉,活血化瘀,故曰川芎补肝之气。当归入心、肝、脾经,为血家必用之圣药,辛温质润,补肝血,川芎补肝气,合用则投其疏泄条达之性,养藏血之脏,则气血和调,阴平阳秘。

在治疗气血两虚病证时,当归、川芎药对常配伍黄芪、炙甘草甘温之品,气血双补,明代张介宾《景岳全书·经脉诸脏病因》云:"女人以血为主,血旺则经调,而子嗣、身体之盛衰,无不肇端于此。"女科之经带胎产均依赖于气血的充盛,气血两虚可导致多种女科疾病,四药合方对治疗妇人气血不足,月经不调等疗效显著。

黄芪味甘,性微温,气薄而味浓,可升可降,阳中之阳也,无毒,入手太阴、足太阴、手少阴之经,主补气,其功用甚多,而其独效者,尤在补血。黄芪是补气之圣药,气无形,血有形,有形不能速生,必得无形之气以生之。黄芪与当归、川芎配伍能助之以生血。当归生血,但血药生血之功缓慢,气药助其生血之功,黄芪与归芎合用则血得气而速生。气血两虚病症往往会气虚与血虚并见,在血不能速生,而将绝未绝之气,故补血必先补气也。若单纯补气则导致阳偏旺而阴偏衰,故佐以当归、川芎以和血,生气而又生血,使气血调和,则阴阳平衡。气能生血,而血不能生气,不能生气,故黄芪以生气,则气旺而血衰,血不足而气之有余,气补血之不足导致气不足,因此补气必须补血之兼施也。血旺则气不必生血,故补血而气自旺,不必担心气血的偏盛。程伊认为"黄芪补中气之虚损",但入脾胃会过补而导致气机郁滞,不能单用,与当归、川芎配伍使气分消于上下之间,气机通畅。同时黄芪必须蜜炙而不能生用,因为黄芪炙则补而生则泻。《神农本草经》记载"(甘草)主五脏六腑寒热邪气,坚筋骨,长肌肉,倍力,金创尰毒。久服轻身延年。"甘草性平味甘,归心、肺、脾、胃经,是补气药,以补虚为主。生甘草能清热解毒,润肺止咳,调和诸药性;炙甘草能补脾益气,正如程伊云甘草"生用则泻火,炙之能补元气也。"甘味能够补益,甘草擅长补益敛降,有补心脾气,止咳祛痰平喘,缓急止痛,清热解毒,调和药性之功,既通过补益之力养阴,又能通过敛降之力而摄敛浮越的阳气,从而取效。与黄芪配伍起补中益气,补虚托毒之功,黄芪补脾肺、升清阳,甘草补脾胃、益中气,二药相须,取甘以守中,则补中益气之力大增,二药合用,共奏补虚之效。

三、燥淫于内,以辛润之

程伊对人参润肺丸释义为"燥淫于内,以辛润之",以辛润法治疗燥邪导致肺系咳嗽。润法是为燥类病证提出的治疗法则,凡燥者皆由阴液失润失养所致,故治疗大法当是滋润濡养。失润之燥有缘于阴液亏损,无以润养所致;有因阴液运行输布障碍所为。阴亏者,有单纯阴液不足者;有阴伤伴热象者;有阴亏源于气虚者,故有滋阴润燥、清热润燥、益气润燥诸法,对阴液输布障碍之燥,当治以辛润法。甘凉滋润以生其阴液,甘温益气以助其化源,寒而清之以杜津伤之源,辛润开流以布津血,目的在于流津增液,使之发挥正常的滋润濡养作用,治燥总以此为经纬。

《素问·藏气法时论》指出:"肾苦燥,急食辛以润之,开腠理,致津液,通气也。"唐代王冰所谓"辛性津润""辛亦能润能散"始把辛润引到药性理论上,由此得出辛味药不仅能散,且能润。辛味药辛香芳燥,本是耗津液、化湿浊,与"辛味药能润"的观点相悖,但津液的不足有多种情况,辛味药虽与津液的生成无关,但辛味药能散能行能升能温的特性,促进津液运行布散,从而润燥救阴。"辛以润之"是《黄帝内经》对肾燥提出的一种治法。但是燥不应局限于肾,如扩大辛味药的治燥范围,正如《素问·宣明五气》言"五味所入……辛入肺""辛以润之"是指以辛味方药,使某些燥证得阴液滋润、濡养的方法,可称之辛以润燥法,简称辛润法。辛润是通过辛味药的行散作用间接产生的润养效果,不应把润视作辛味药的直接功效,而当作为润燥的一种方法,总之,辛润功效是因辛味行散水气,水去津布,其燥可润,为间接致润。

辛润之燥证有内、外之分,病因病机有别,程伊所言的便是外燥。外燥指外邪侵犯人体所致的燥证,以燥邪致病多见。燥邪致病特点:一是燥性干涩,易伤津液,内通于肺,故多伤之;二是燥邪可滞涩肺气,致津液输布障碍。燥气主于秋分至立冬之时,天阳之气始收,气候转凉,火热不足以蒸化水气,云雨难成,因而燥气最盛。燥气太过,是谓淫邪,内中于肺,滞涩肺气,肺失宣降,津布障碍;伤之肌肤,则腠理闭塞,气行不利,津行受阻,故出现口鼻诸窍及皮肤干燥之象,而成外燥之证。关于燥伤肺气,布津障碍,清代石寿棠《医原》曾明确指出:"燥从天降,首伤肺金,肺主一身气化,气为燥郁,清肃不行,机关不利,势必干咳连声……气为燥郁,不能布津,则必寒热无汗,口鼻唇舌起燥,嗌喉干疼。又或气为燥郁,内外皆壅,则必一身尽痛,肺主皮毛,甚至皮肤干疼。"此外,气为血帅,气能行津,津血的流行输布,全赖气机升降运动,气机郁滞,不能行津运血,形体失润失养,亦可致燥。肺为水之上源,津液赖肺气宣发肃降布散全身,肺气郁闭,宣降失常,津液失布可致咳嗽。因此,治当祛邪通滞,化饮祛瘀,布津行血,主以辛润法。

第一点,肺在体合皮毛,皮毛为一身之表,具有防御外邪的作用。辛散表邪主要是指辛味药可以发散在表之邪气,此处邪气多指燥邪。六淫致病,侵犯途径多从肌表而入,所致疾病称之为外感病,用解表药治之。《灵枢·五味论》所言"辛入而与汗俱出",可知辛味药是通过发汗的方法祛除表邪。第二点,辛能行气利水。《素问·五藏生成》言:"诸气者,皆属于肺",肺具有主气司呼吸的生理功能,也有肺气宣发肃降的生理特性。辛能行气指辛入肺疏散肺中郁结气机,肺主水,亦称通调水道,《医方集解》称"肺为水上之源",参与全身的水液代谢,辛味药入肺主行肺气,气行则水行,亦可助肺行水,治疗肺气失宣导致咳嗽的病证。第三点,辛化痰饮,"肺为贮痰之器"言痰饮多易储存于肺脏,如外感病后外邪从皮毛内干于肺,肺失宣降,痰饮内生,而出现咳嗽症状。《金匮要略·痰饮咳嗽病脉证并治》指出:"病痰饮者,当以温药和之",此处"温药"多指辛温之品,取其辛味药能散、能行的特性,具有行气化痰、散其痰饮之功,如属辛入肺经的细辛之类中药,皆可行肺气,祛肺痰。第四点,辛能通窍指辛味药可通鼻窍。肺在窍为鼻,鼻为呼吸出入的场所,与肺相连,其主要生理功能是主通气和主嗅觉。《灵枢·脉度》言:"肺气通于鼻,肺和则鼻能知臭香矣。"所以鼻的通气和嗅觉功能,均依赖肺气的宣发正常。临床上咳嗽常伴鼻塞等症状多用辛散宣肺的方法,如细辛等皆属辛味入肺经,辛温发散,其性上达,宣发肺气,以通鼻窍。第五点,辛能行血是基于肺朝百脉、主治节的理论,肺朝百脉是指肺具有辅助心行血于周身的生理功能。全身的血液,通过血脉而流经于肺,经肺的呼吸进行气体交换,而后运行于全身;肺主治节对于血液来说指肺治理血液的运行。全身的血液运行,赖于肺气的推动,若肺气壅塞则不能辅心行血,心血运行不畅,会导致肺气不足,进而发生咳嗽。辛味药入肺经,推动肺气,气机调畅则血运行正常,再者辛属阳能行气,气为血之帅,气行则血行。

四、以形补形,取类比象

程宗衡博览群书,秉承百家之说,尤重经典,中医四大经典最重视"取类比象",整个脏象体系就是"取类比象"思维的延伸,因此其受其影响,释方时常用取类比象的思想。所谓取类比象,即人与万物万命之间所禀受的五行之气相互贯通而已。"取类比象"思维在中医的起源、形成及发展中起着极为重要的作用。"取类"是抓住了矛盾的共性，"比象"则是一般指导下研究矛盾的特殊性，二者结合，正是中医的核心思维模式。"取类比象"可以说是中医"天人合一"理论的具体应用，《素问·示从容论》有言："览观杂学，及于比类，通合道理"，又言："不引比类，是知不明也。"借助取类比象，程伊对药方的见解越发深入浅出，临床治疗思路也越发清晰，这正是中医药的精髓所在。

　　中医治病，很多时候是比"象"用方。症有象，方有象，药有象，能够"取类比象"，并且融会贯通，如程伊用虎骨治疗中风，即以"肺属金，虎者，西方之神，虎啸风生"，类比虎骨治肺风，这个例子即"近取诸身，远取诸象"的体现。但"象"不仅仅包括外形和意象，还包括药物所表现出来的一切，如外形、质地、颜色、气味、习性、生长环境等自然特性。中医认为物从其类，同形相趋，同气相求，故"皮以治皮、节以治骨，核以治丸，子能明目，蔓藤舒筋脉，枝条达四肢"，明代李时珍亦云"治胃以胃，以心归心，以血导血，以骨入骨，以髓补髓，以皮治皮"。

　　基于"取象比类"思维方式，程伊认为皮类药在脏应肺，以肺主皮毛故也，其在五行属金，有制约和收敛之意，因而诸皮多能通调水道或祛湿或利水，使泛滥周身皮下之水受约而下行，如其认为五皮散可以治水肿，故云"用皮者，取其消皮肤之肿也"，借以说明药用部位与病位的疗效关系，清代张秉成《成方便读》也云"皆用皮者，因病在皮，以皮行皮之意"。此外，皮类药取材于植物器官外表，与人体皮肤相比较，均为身体之藩篱，卫外之屏障，两者有异曲同工之妙，多具祛风解表功用，皮肤病发于肌表，在辨证基础上选用皮类药物，常可获奇效。

　　程伊认为皮肤水肿多为脾不能为胃行其津液而引发水肿，故治水者，先治气，益气则水自化；治气者，当先行水，以水行气亦行也，其中行气治水者以五皮散为第一方。此方妙在以皮治皮，不伤中气。方中陈皮性味辛苦温，不仅入脾经，更养胃入胃经、养肺入肺经，温能养脾行气，辛能醒脾，苦能健脾泄水。金元李杲曰："夫人以脾胃为主，而治病以调气为先，如欲调气健脾者，橘皮之功居其首焉。"所以既然是治疗脾虚水肿，必用陈皮行脾胃之气。脾胃地处中焦，中焦之气通行，水液布散。姜皮性味辛凉，入脾、肺二经，以皮达皮，辛则能行，故治水浮肿，去皮肤之风热，和脾胃。茯苓皮为茯苓的干燥外皮，功效向下，归肾、膀胱经，行水而不耗散正气，可将皮肤之水往下引导，治水肿肤胀。大腹皮为槟榔的干燥果皮，为利水药，味辛，性微温，归脾胃、大肠、小肠经，具有下气宽中，行水消肿之功效，可将脾胃之水湿引导向下，消除脚部肿胀。桑白皮，为桑树的干燥根皮，性味甘寒，归肺经，泻肺平喘，利水消肿，治水肿胀满尿少,面目肌肤浮肿。以上五皮,陈皮温养脾气,健脾泄水;姜皮微寒,和脾降肺,行水消肿,消浮肿腹胀;桑白皮泻肺消面部肌肤浮肿;茯苓皮行气健脾;大腹皮下气,令二便通畅,行水消肿,并消脚肿。各药物共同发挥作用,使气行水散,故治疗水湿外溢,皮肤水肿。

皮类药多具有清热解毒、行气活血、利水消肿等作用,大多只对疾病外在、初期效果明显,即针对"标"的治疗,之后仍需配伍补虚药物来达到标本兼治的目的,应用植物皮类药与补益药配伍治疗"皮病",不仅能丰富治法,更能增强疗效,对临床应用具有指导意义。

五、以药制药

"以药制药"是以一些药物炮制另一些药物,以达到增加其药效或去其毒、抑其偏、转其性等效果的传统炮制制药技术。"以药制药"早在汉代就已出现,以《金匮要略方论》中蜂蜜制乌头以减毒为理论启蒙,后经《雷公炮炙论》补充而快速发展,到明清时期已基本完善,对临床用药的安全性、有效性和准确度起到了十分重要的作用。

中药方剂配伍有君臣佐使之别,而药味、药量的变化又常常会改变处方的整体功效,甚至由于药味、药量的变化而转变成另一张处方,功效亦截然不同。因此在遣方用药的同时,常因处方中的一两味药而斟酌再三。纵观《程氏释方》,蜂蜜、生姜、甘草、牛胆汁、米泔水等常作为辅料药出现,而被制药物则为有毒中药如乌头、半夏、天南星等,苦寒药如黄连、大黄等,辛燥之品如苍术等。以黄连为例,黄连苦寒,若大剂量使用,必有伐胃之嫌,而如果在处方中直接加入干姜、生姜之类,又可能改变处方的整体药性,因此,姜汁炒黄连而入,便可很好地解决这一问题。若患者病情复杂,药味之间难以调和,则可用以药制药法对其中某一味药进行调整,再作煎煮,以此为权衡之法。提示恰当地选择"以药制药"的炮制药物可减毒、增效。

"以药制药"具体方法有二。其一,用某些功效相同、相近或相关联的药物来炮制,可增加药物的功效。早在《素问·至真要大论》就有"辛甘发散为阳,酸苦涌泄为阴,咸味涌泄为阴,淡味渗泄为阳"的记载,后世引申至炮制理论,《神农本草经疏》指出:"辛散、酸收、甘缓、苦坚、咸软,各随五脏之病,而制药性之品味"。程伊使用苦辛相制的姜汁炒黄连,苦寒之品均有败胃之嫌,故在使用该类药物时多以姜汁或干姜同炒,借生姜之辛热以抑制其生品的苦寒之性,"连,苦寒之阴,假姜辛热之阳,借其气而用之也",从而起到"以热制寒"的作用,以此顾护胃气;又如交加散中用生地黄汁炒生姜滓,生姜汁炒地黄滓,其中生姜辛热为阳,而地黄苦寒为阴,旨在阴中有阳,阳中有阴,阴平阳秘;蜂蜜有"清热也,补中也、润燥也、解毒也、止痛也"的五大功用,在《神农本草经》时就已被列为"上品"药物,能"安五脏诸不足,益气补中",故程伊从中药药性出发,根据"蜜制甘缓难化,增益元阳",选用蜂蜜以药制药炮制黄芪,即取自蜜能和中益元,增强生品滋补之意。其二,用某些成分相拮抗的药物来炮制,可以减少或消除药物毒性或副作用,便于临床使用。明代李时珍《本草纲目》谓"若有毒宜制,可用相畏、相杀者"。如生半夏辛温有毒,通过甘草制后,减轻了毒性并缓和了药性;又如生天南星辛温燥烈有大毒,胆汁制后可除去其燥烈之性及毒性,性转苦凉。

余　淙

　　余淙,字午亭,新安歙县富山人,明代嘉靖万历年间著名医家,史书对其确切生平未有记载。据黄山市新安医学研究中心对余氏清代族谱的考证,确认其应是出生于明朝明武宗正德十一年,卒于明神宗万历二十九年。余淙从小学习儒学,博读经史,为邑之秀才。其堂兄余傅山嘉靖间辞官回归故里后,常与祁门汪宦等人论及脉证,并以自己所得医术传于余淙,劝说他弃儒从医,告诫其从医医德为重,曰:"士人遭际不遇,诚能益世利人,斯不负所学。"受堂兄余傅山的教益及影响,余淙遂弃儒而专心研究医学,未尝一日废学,精研《内经》《难经》之旨,融李杲、朱震亨之道,斟酌前贤之说。由于余淙儒学功底深厚,才智聪慧,秉承新安医风,临证治疗疗效显著,医者仁心,大医精诚,正如《诸证析疑·余余士冕序》中谓其:"在诸生三十年,未尝一日废学,尤好养生家言,而灵、素诸书,故所沉绎者""以诸生,夙事性命之学,五十而通,其绪于医即未医,乡邑畏垒也"。余氏行医数十年,经其手存活的人数以万计,医名远噪,被后世称为"新安余氏医学世家"的开山祖师,是明朝中后期新安医家中临床大家之一。新安名医吴崐从其学,子时雨、时庠、孙幼白、曾孙士冕、经之隽、林发、卫苍、至八世孙昭令等传其学。新安余氏医学自明历清绵延八代而不衰,代有名医出,不单是因为医术医技的继承,更重要的是治学态度的传承。

　　余淙在学术上,博览群书,秉承百家之说,却又不一味因循旧说,而是励意图新,继承之中有所发展,临证之时别出心裁,多有独到见解。余淙在诊治内科杂病时,深受金元时期李杲、朱震亨二人思想的影响,但不会固执偏选一家之言,常结合先贤之论,并佐以自身临床经验,进行分析抉择。如在治疗血证中,余氏综合众家对血证的见解,分经辨证,重视脉法,从气血立论辨治血证,遣方施药灵动多变。

　　在学术思想上,余淙经长期临床实践,善于创新试探新的方法,且不盲从前人"湿邪郁久可化热"观点,提出了"热能化湿说""火病不能尽用寒凉"说。又如膨胀,其敢于对李杲提出的"属寒者偏多"权威论提出不同见地,而提出"属热者偏多"说。同时,余氏还对当时新安医家十分推崇的朱震亨"苦寒养阴法”也提出了疑义，治疗阴虚火旺证不盲从时医之法，反对盲目使用知柏加四物汤，而自拟：薏苡、百合、桑皮、地骨皮、丹皮、枇杷叶、五味子、麦冬、酸枣仁等，佐以生地汁、藕汁、乳汁等，视病情症候加减，常常应手而效。

　　同时，余淙临证尤其重视养生及培护“元气”，即正气及脾胃的作用，其强调在治疗上需时刻注意扶助正气，调理气机。其根据“百病生于气”之理论基础提出：“善治风者，以气理风，气顺则痰消”等理论，因而其在治疗中风、痰、嗽、失血、淋证等病，皆以顺气为先，另酌加理气之品。余氏临证经验丰富，不仅辨证精细，而且用药灵活善变，总能因辨其证候的不同，分别施以补气、滋阴、化痰、理气、清热等方药，视其标本缓急，择其最重者而先治之，审其先发者而专攻之，从不拘泥，故而处置得当，奏效神速，求治者甚众。此外，余淙治疗时，注重四诊合参，佐以脉象辨证，在《诸证析疑》中，每种病证后多有脉法，所用脉法论述，多参考《金匮要略》《丹溪心法》等著作，善于从脉象的细小差别上抓住疾病的根本，治病大多准确，但临床运用时应因人、因证而异，不可盲从。

　　由于受金元医家的影响，余淙编纂医书上引《内经》《难经》，张仲景，下采金元诸家，并参以己见以为论说，著有《诸症析疑》四卷，为内科之经典作品，学术特色鲜明，另有《余午亭医案》《医宗脉要》等十余种，但这些著作均已散佚。现存有《诸证析疑》一书，代表余先生的临证主要思想，其论述各病症之时，汇聚众家之长，综述在前，参入本人见解，阐发于后，多能择善而从，“爰取古人不易之论，纯正之方，惄于经旨，而确乎无疑者，汇成一编，目曰《诸证析疑》”，即医林中所称为《苍生司命》，是由其曾孙余士冕为之校订、补充，传到八世孙余昭令于清朝乾隆年间正式刊行。

　　《诸证析疑》共四卷，载内、妇、杂病等六十六症，选方计八百七十五首，并附医案医论若干则，书中每种病症均先博采先贤之论，并参以余氏己见，详论病症的病因、病机及治则，次则列脉法以参合证候，之后载“诸方”，所载方药，每选历验之方，名家之言。余淙在长期的临床实践中，体会到古人医学著作之浩瀚，博则繁，约则漏，故而采取古人合乎经旨的纯正方论，摘论与临床密切相关的基础理论、药物性味功能、脉学，配以图解，汇成一籍。其书提纲挈领，论理详而有要，选方博而不杂，宗古而不泥，约而能畅，其所载方剂剂型中，汤散丹丸俱全，不拘一格，合宜而用，并以内科杂病证治为主，兼有五官、妇科等病症，有论有方，便于检阅，是一部较为实用的综合性内科临床专著，又是一部临床入门的简捷读本。不庵道者王艮赞其“批窾划繁，刊前哲之枝而出其柢，萃诸家之精而据其要。论不必尽己出，可以全废古人，方不必增己入，可以默悟来者”。

余淙在综合前人认识的基础上,对多种疾病的病因病机及诊疗认识颇具创新性。如余氏对宗气的认识以及运用甘寒清解法治疗温病,均早于后世医家;其对"火病不尽用寒凉"的阐释,弥补了金元时期刘完素、李杲、朱震亨三家之论的不足;对脉诊"一尺而水火两分,一脏而四腑兼属"的分部认识,颇合临床运用,丰富了祖国医学的脉学理论;对"七情六欲内伤"的论述,对中医治疗情志病具有重要的指导意义,并自创"降气制肝汤""十味回生丸"等。

通过对该书的研究,能够领略医学巨匠余淙的真实风采,体悟他的临床思维,学习他的临床特色诊疗手段,并且推理出其治学治医的思想,对提高中医临床医生的诊疗水平裨益颇多。

本节基于《诸证析疑》中部分精辟的药论药话,从理论"论宜服人参者多用成功""大病中不可差药论""人病不能服气药论""火病不能用寒凉药",炮制理论"豨莶草酒蜜制九蒸九晒",具体分析余淙中药炮制及其相关理论的特色。

一、识症为先,参不妄用

明清时期,医家多固守刘完素、朱震亨"火热致病""阴常不足"之说,盲从古人,临床时不辨证论治,滥用寒凉攻伐之药。为拨乱反正,新安"固本培元"之说兴起,新安医家大多以汪机用参芪温补为基础开方,然而"温补"法本是为纠正时弊而设,但部分医家盲目使用温补之法,妄用参芪。余淙为了警示时医,在《余午亭医论》专立"论宜服人参者多用成功""论不宜服参者多用成害"两篇医论以正之,指出人参用量不可过多过少,以适量为度。

论中,取其堂弟妇吴氏因小产"去血过多,遂成虚脱,憒不知人"案以细言之。案中"黄医以参一钱,干姜一钱,佐以归尾、芍、地、夏、陈、白术等药,虚晕不止,烦躁不眠。方医急投参、芪、归、术、白芍、芎、地大剂与之,亦不效"。余氏诊其脉"俱虚浮细快,不任寻按",病系危证,亦未有不救而生者。思前人"气虚血弱以人参补之""血脱益气,古圣人之法也"等论,知前医遂识症不差,但参芪用量过于保守,遂"用人参一两,生芪七钱,生附子一钱,炙甘草五分,水三盅,煎二盅,频频服之"。患者"剂尽忽大睡去,至次日方醒,求粥。次剂加归身一钱,枣仁一钱,肝敛脉回,饮食知味",最终"服参一斤而愈"。

而在《论不宜服参者多用成害》论中,详细记录了其所治"得疫症不能服参"的案例:一人得疫症,病在少阳,服小柴胡退热,三日复热,大便秘结七八日,以大柴胡微下之。热退,脉虚亦浮细,以人参、黄芪、当归、白术、川芎等,补而调之,忽大吐不止,吐中有血,大便亦血下十数条,补药加重,病剧势危。余氏初诊时以"凡见血症,俱是虚热,但今夹虚殊甚,人参殊甚。人参必不可无"。遂以四物加酒黄芩、栀子、贝母、白术、茯苓、陈皮等药,加人参八分,不效;再去人参,重加白术、麦冬,一服血止食进。四服之后,脉仍虚浮细快,只得加人参五分、麦冬七分、五味子五分,以回其脉,又吐下有血,人反虚弱。后思此妇必素多痰火,与人参永不相宜,终去人参,以前方斟酌加减,二三十服,调理而安。在"汗症"论中,又有警诫之言"自汗属阳虚,若曾服参、芪而自汗如故者,此系参、芪过补以致精血衰少,为阴虚生内热而汗出不禁也"。亦可知人参过用之害,余氏在书中谆谆以告医者:"能服参者虽一两而不足,不能服者,投五分而有余,况病症皆危,脉虚皆极。差之毫厘,谬以千里,医者其可草率应病而不知细心精虑以求之乎?"真气大虚,非大补不可。自后愈补愈胀,腹如裂状,顿死。

余淙在"妄补致危"论中论述"蒋村有一儿童,年八岁,得外感内伤证,其父比日用惶惶散,内有人参,遂大热作泻,日夜数十行,饮食不进。继用人参一钱,莲子二十个,大枣十枚,以为补脾之说,病益增剧",以此案举例,认为此病本轻,即因误用参芪,激发内火而大泻,助长外火,故大热,治宜清凉之剂救之,遂用柴胡、前胡以彻其外,黄芩、黄连彻其内,厚朴、枳实、陈皮以消其滞,赤茯苓、泽泻以通气水。服用三剂,热退泻止,饮食渐进,神志渐安。患儿父亲赞曰:"自非参芪之功,公不能立效如此之捷。"

二、大病中已,不可差药

临床上面对急危重症,运用中医药治疗并非不能急速见效,只要辨证得法,用药合理,完全可以起到极佳的效果,正如余淙在《论大病中不可差药》中所说"然则病重用药,不可差之毫厘者,可不慎之"。而要达到此一目的,务必要明晰病理机制以及所涉脏腑,即"知犯何逆",同时需做到"谨察阴阳,明辨虚实"。

此外,余淙提出"但凡元气虚者,虽有别证,当理元气,元气一复,诸证渐消。"《内经》中关于宗气的载录只是概括性地阐述了宗气的生成、分布、主要生理功能,对其具体作用于临床则言之不多,此后阐述宗气者亦寥寥,至清朝喻昌才有大气即宗气之专论,其在《医门法律》中云:"五藏六府,大经小络,昼夜循环不息,必赖胸中大气斡旋其间。大气一衰,则出入废、升降息,神机化灭,气立孤危矣。"至张锡纯才有"大气下陷证"之证治专方,从而初步形成宗气学说体系。此二人之前,承前启后者当属余淙,其对宗气功用相当重视,主要论点为"惟宗气尤为一身之主气,起自气海下一寸五分,上出于胃,输散于五脏六腑。若宗气不虚,虽症重不死。凡病人危笃之际而喘息奔急者,是宗气将绝,有出无入也"。此论与喻氏"大气论"颇有相似之处,但要早于喻氏数十年。

临床所见内科急危重症,不外乎心、脑、肺、肝、肾等脏腑的机能失调,阴阳离决。此时即便用中药治疗,也犹如九死一生,临渴掘井一般,治不得法,很可能还会加速患者的死亡,余瀛认为重中之重是辨证施治,守得住人体四气才是延寿之道。《黄帝内经》开篇即讲"上古天真",何谓天真?古贤认为,所谓天真即事物所固有的天然特质或原始状态,上古医家引申为得以维持人体生命的真气、元气。比如,人参秉中和正气,甘温大补,能接天真,挽回性命,升其垂绝之生气。在中医理论中天真是一种正气,是生命的纯粹状态,我们离不开天真而存活。中医重视元气,治病总以顾护元精为本,元气虚的患者会着重理元气,因为元气是生命活动的原动力。元气存,则生命存;元气散,则生命消。元气是以先天之精为基础,又赖后天之精的培育,它由肾中精气所化生。元气发源于肾,藏于脐下丹田,借三焦通路敷布全身,推动脏腑等一切组织器官的活动,可以体会为人体生化动力的源泉;元气具有推动和温煦功能,能促进人体的生长和发育,激发组织器官的生机。元气还是维持生命活动的最基本物质,故称它为"生命之根""此中一线未绝,则生气一线未亡"。各种大病及慢性病之所以多见且难治,与元气不足有必然的关系,所以在病情危重极期,正气即将消亡,无以抗邪,此时的虚证乃极虚,亟需正气维持人体基本机能,同时对抗外邪,因此余瀛在治疗时常以理元气为主,立即采用大量补益之品,效果显著。

经言,"有胃气则生,无胃气则死""先天之气赖后天之气滋养"。益气回阳、壮阳补肾法治疗虽能逞强于一时,但终非长久之策。在经过急速的回阳救逆治疗,元气渐有生机之后,应当留意胃气的复苏,而不能单纯依赖元气、阳气暂时对于机体生机的扶持,即必须从整体统一的角度去促成机体各脏器功能的协调配合,使之在五行运动的大框架内保持五行生克的融合统一,从而预后良好。

三、阴虚火盛,不服气药

阴精是精、血、津、液等基础物质的统称。人身之形赖其充养,五脏六腑、皮肤毛管、五官九窍、四肢百骸,皆赖其濡润。若以脏阴为例,无一脏不是以阴为基础而使其功能得以发挥。肝得阴则化刚为柔,而遂条达之性;肺得阴而养其娇,使其清虚而宣降;心得阴而神明不乱,血脉充养;肾得阴而主蛰,并赖以涵肝、济心;胃得阴而能纳降,脾得阴而能运化,脾胃得阴,始能阴濡阳充,升降自如;肠得阴而能传化畅通,膀胱得阴而能资助气化,由此可见,人身不可无阴的濡养,无阴则阳无以化,这是生命运动的基本规律。其中体内阴液亏损及其功能减退,因而阴不制阳,出现虚热性的病理状态,即"阴虚生内热"。阴虚的形成,多因热邪伤阴,五志过激化火伤阴,久病耗及阴液,以及操劳日久,补给不足,暗耗阴分等因素所致。如肝火伤阴,既可自伤,也可伤及他脏之阴。从病变发展过程来看,尤以自伤肝阴,中伤胃阴,下伤肾阴为最多见。自伤肝阴,则以伤肝血为易见,表现为:眩晕、消瘦、脉细、舌质淡,及妇女经少、经淡、经闭等症;中伤胃阴,则以伤胃中津液为主,表现为:胃中灼热,口咽干燥,睡后尤为明显等症;下伤肾阴,则以伤肾精为最,表现为:五心烦热,腰腿酸软,眩晕耳鸣,舌光红无苔等症。尽管由于伤阴程度与脏腑密切相关,但因为精血津液同源,所以在病变时,常常损则俱损,荣则俱荣。这就说明,我们在辨证时,既要注意与脏腑的关系,也要动态地观察其内在联系。

在阳实状态下,炽盛的阳气,必然对阴液造成程度不同的伤耗。当伤耗较轻,征象不显时,其病的本质仍然只是阳实;当伤耗较重,征象明显,出现口干烦热、尿赤而少、大便干结、皮肤干燥、弹性下降等阴液亏损、失于濡润征象时则转变为阳实阴虚,其病的本质是实中夹虚,习惯上称阴虚阳亢。如余淙在《论人病不能服气药》中提到"溪南一人病火证,脾虚用术、苓、陈皮等药,便涌喘滋甚",这个患者便是因火热实邪灼伤阴液,导致脾虚而胃阴耗伤。脾属土,土生金,故脾与肺为相生关系。肺与胃经络互属,喜恶相近,同主气机肃降,故称之为肺脾相关。清代新安医家叶桂《临证指南医案》中指出"燥邪伤及肺胃阴分"。胃阴久耗肺阴,导致肺阴亏虚、肺失清润。肺胃阴虚者,主因阳盛之体,或胃有燥火,灼烁肺金,或胃阴久耗必损及肺阴,或误治伤津等,导致肺胃阴亏。白术属于补气药,其性味甘、苦,微温,归脾、胃经,通常具有补气健脾、燥湿利水、止汗安胎的功效,能够辅助治疗脾气虚弱、脾虚积滞、脾虚湿证、痰饮、气滞水肿、便溏泄泻、胎动不安等病症;茯苓属于利水渗湿药,其性味甘、淡,归心、肺、脾、肾经,通常具有利水渗湿、健脾、宁心安神的功效,能够辅助治疗水肿尿少、痰饮、眩悸、心悸、失眠等病症,还可以辅助治疗头晕目眩、便溏泄泻、心神不定等症状。这类气药大多辛香而燥或具有利水渗湿,大剂或久用能耗气、散气和消耗津液,对血虚、阴虚以及火旺等证都不宜用,容易进而导致肺阴不足如涌喘。

而阴虚阳实与阳实阴虚是临床表现相近似,而发病机理不尽相同的两种证候。阳实阴虚是先有阳实,因阳气耗伤阴液而继发阴虚;阴虚阳实则是先有精血或津液的亏虚,阳气失去阴液的制约,产生亢盛的病理变化,出现阳实的表现。阴虚会使阳气亢盛,阳实则能使阴液耗伤,加重阴虚,两者互为因果。临床表现潮热、盗汗、五心烦热、咳血、消瘦、失眠、烦躁易怒,或遗精、性欲亢进、舌红而干、脉细数等。余淙在《论人病不能服气药》中提到"一女劳病,用滋阴药内加术、苓等药,即大热烦躁,彻夜不眠,诸病愈进。槐塘一人亦然",则正是因久劳体虚导致正气不足,阴津亏耗,化燥化火。从燥而言,是谓久劳而正气不足导致气和津液不得宣行布达,因而形成燥象,燥象贯穿于阴虚证的全过程,故曰"阴虚者必燥"。与燥邪为病,易伤人体的津液特性相符。朱震亨提出"阳有余阴不足论",旨在强调保护阴精,为滋阴法提供了理论依据。论治阴虚火旺证,重点虽在养阴,但阴虚则火旺,在滋培阴精之时,应当视火邪亢烈程度,略佐清降之品,但忌苦寒化燥,更伤其阴。故此时在滋阴药中白术、茯苓等气药亦会导致阴液亏耗或者气机郁滞而气滞,加重病情。

故而,余淙总结道"凡阴虚火盛者不能用气药"。阴虚化火,化火亦会灼伤阴血,其所伤之阴,关系五脏六腑之阴,而以肝阴、胃阴、肾阴为多见。血为阴类,肝赖血以养,肝面虚则阴虚,肝体必不柔而为病;胃阴关系十二经,"十二经皆禀气于胃,胃阴复而气降得食,则十二经之阴皆可复"。肾阴为五脏脏阴之根,"五脏之阴非此不能滋",且肝肾精血同源,肝病关系肾阴而尤亟。因此,阴虚火旺证治疗应抓住重点,辨证论治,禁用温燥气药,自可收到事半功倍之效。

四、祛除火病,不尽寒凉

余淙在《诸证析疑》中提出"火病不能用寒凉药"的理论与《内经》"热者寒之"之旨并无违背,而是对其进一步的补充。其指有二:一是虚火或实火而体虚者,不得纯用寒凉泻火,所谓"凡用本证药治本病,必察其虚实,实者用之无疑,虚者必加补药在内方稳"而且补泻配合必须与病情相应,必须察情立则,务求其是。余淙以酒人为譬"有饮之身暖,有饮之身寒,有饮数碗而不醉,有饮数杯而大醉"。其意在于,同是火病,亦要因人而异,不得一味寒凉。二是要求视兼证而选方,如余淙认为胃火亦有不得用白虎汤之时。若胃火渴者当用,胃火而不渴者反之,此时往往是中焦兼夹有痰,须以化痰之法治之。

火病之由火热由阳盛所生,故火热常又混称。以病而言,热多属外淫,火常由内生,从正气而言,火是人体正气之一,当其谧藏于脏腑之内,具有温煦、生化作用时,是为阳气,称为"少火";若阳盛太过,成为亢烈之火,而耗伤人体正气时则成病邪,又称为"壮火"。余氏认为,火之为病,皆因"气不得其平""经气失其常度"。"气不得其平而生火"之说,包括了脏腑阴阳失调、外感六淫、情志内伤等,如"五气化火""五志化火"之说。

医圣张仲景有句话:"知犯何逆,随证治之。"病有阴阳,证有阴阳。阳虚证当"益火之源,以消阴翳",也就是扶阳抑阴。而顾护脾阳,慎食生冷,不能用寒凉药。人体生命的根本源于肾,其决定了生命周期的长短,此为不可改变的天然因素;而中焦脾胃的阳气则为后天养生之本,此部分我们可以通过自身努力来调整和改善。寒凉药物暂时有去火之效,但其易伤脾阳。脾阳一损,则后患无穷,百病因而丛生,正如余淙所说"孤阳无阴,强服参、芪者立危,孤阴无阳,误服寒凉者立毙"。余淙将"火症"分为八种,每种详别其病因病理之不同,并列前贤之屡效方剂于后。"有虚火者,东垣曰:饮食所伤,劳倦所损,或气高而喘,身热而烦,或脉洪大而头痛。或口渴而身热,症象白虎,但脉虚而不长也。若以实火治,死矣!惟当用甘温补其中,兼甘寒泻其火则愈。故立补中益气汤以补之,调中益气汤以调之,当归补血汤以养之"。凡此等气弱血虚,阳浮外越,肌热面赤,烦渴欲饮。脉洪大而虚之虚火证。若误以为是实火,予以苦寒直折,则犯"虚虚"之戒,轻则使病情加重,重则危及生命。而"火有实者,如心火燔灼,胃火助之,而元气未损,真精未亏……所谓'祛热不远寒'者是也……当审经而选用,中病则止,毋过剂以损真阳"。凡体质强实之人,由实火而致各种疾病当苦寒直折,由于清泻实火之剂,苦寒伤脾,损其真阳。故当中病即止,不可过剂。

五、九蒸九晒豨莶草

豨莶草作为药用由来已久,首载于唐代《新修本草》,历代医家多通过煎煮、生品捣汁、散丸剂等手段用于治疗因风、寒、湿成痹、疟疾、疔疮肿毒,本品生用性寒宜于风湿热痹;酒制后寓补肝肾之功常用于风湿筋骨无力或中风半身不遂。另辛能散风,生用苦寒能清热解毒化湿热,治风疹湿疮,可以配白蒺藜、地肤子、白鲜皮等。治疮痈肿毒红肿热痛者,可配清热解毒之药。关于豨莶草的功效《新修本草》载:"主金疮,止痛,断血,生肉,除诸恶疾,消浮肿……"豨莶草九蒸九晒的记载始见于宋代《本草图经》:"采叶……入甑中,层层洒洒与蜜,蒸之又曝,如此九过则已。"明代张介宾《本草正》又云:"生者酒煎,逐破伤风危急,散撒麻疔,恶毒恶疮,浮肿,虎伤狗咬,蜘蛛虫毒,或捣烂封之,或煎汤,或散敷并良。其扫荡功力若此,似于元气虚者非利。"明代缪希雍《神农本草经疏》补充其为"祛风除湿,兼活血之要药"。至此对豨莶草功效的认识已较全面。

我国传统中药炮制工艺九蒸九晒常用于纠正药物的偏性。九蒸九晒法炮制中药材,所用蒸、晒、焖、润时间较长,可使药材中所含成分之间充分反应,使其增效减毒效果达到最佳。传统理论认为豨莶草炮制后"苦寒之性转为甘温,于祛风逐湿之中,有补益肝肾之功矣"。自宋代起,从事炮制的中医均言其"九蒸九晒"以治中风,关于九蒸九晒豨莶草,明代李时珍《本草纲目》言豨莶:"生捣汁服,则令人吐,故云有小毒;九蒸九暴,则补人去痹,故云无毒。生则性寒,熟则性温,云热者,非也。"从中可以得知豨莶草经过九蒸九晒后极大增强了其补益作用,同时能够去除肢体麻木疼痛,说明了蒸晒过的豨莶草与生草相比,其性由寒转温润,更善益血通络。现行的《中华人民共和国药典》保留了豨莶草酒蒸的炮制品种,但辅料只选用黄酒,且蒸制次数仅为一次。这种改变无起源可考证,可能是为了简便炮制方法而简化。用黄酒蒸制一次的豨莶草制成的制剂豨莶丸一直收载在药典延续至今,有肯定的疗效,临床一直在使用。

余淙在《诸证析疑》中记载其对豨莶草的炮制过程"五月五日、六月六日采叶洗净,不拘多寡,九蒸九晒,每蒸用酒、蜜洒之,蒸一饭顷,晒干为末,炼蜜丸如梧子大。每服百丸,空心温酒送下"。余淙借鉴喻昌的理论"豨者猪也,其畜属亥,乃风木所生之始,故取用者叶以治风",叶其位在上,轻清则无窍不入,所以临床选用豨莶草之叶。

余淙认为豨莶草治中风口眼斜,时吐涎沫,语言謇涩,手足缓弱疗效显著,他指出中风是由于肝肾之阴下虚,肝阳易于上亢,复加饮食起居不当,劳累过度,又因情志刺激或气候骤变,肝风夹痰,横窜经络,气血上冲于脑,脑脉痹阻或血溢脑脉之外,神窍闭阻,气血不能养机体,不通则痛则见中经络,表现为半身不遂,口眼斜等,治疗主以通利,而豨莶草味辛苦而寒,以九蒸九晒者,则苦寒之浊味皆去而气自轻清矣,轻可去实,盖轻清则无窍不入,故能透骨祛风,劲健骨节。同时酒蒸制九次矫臭矫味,气味香美,转寒为温,活血祛风之性未改,而温养之力更加,其益元气,祛风逐湿之中,有补益肝肾之功,可以长服久服。

具体而言,豨莶草炮制虽有生用捣汁服,有单蒸,有酒蒸,有酒蜜蒸等,但生豨莶草"气臭如猪",味辛、苦,唯有九蒸之后苦寒之阴浊可尽去,而清香之美味见矣。有研究显示,蒸制九次后消除令人呕吐的副作用。呕吐的原因一为气味臭辛引起,另一个可能是其截疟之功的表现。同时,豨莶草专入肝,味苦而辛,性寒不温,蒸制九次后,性寒转温,故称"生寒熟温",因其酒蜜蒸晒后寒性转温,长于强健筋骨,能增强祛风除湿的作用,可以治疗腰腿无力、四肢麻痹。据相关临床证实,豨莶草经"九蒸九晒"后,其疗效优良,而七蒸七晒疗效则降低,改为五蒸五晒疗效更差,改成两蒸两晒基本没有疗效。此外,蒸制九次后能达到"生泻熟补"的目的,《本草纲目》记载"生捣汁服则令人吐,故云有小毒。九蒸九暴则补人去痹,故云无毒。生则性寒,熟则性温"。《本草求真》:"味苦而辛,性寒不湿。故书载须蒸晒至九(数穷于九)。"作者黄宫绣还特意提出,"九"为"数穷于九"的意思。《本草述》:"……若内因属肝肾两虚,阴血不足者,九制用,不宜生。"在修治部分提到"……采之者多以夏,皆取其畅气活血,乃可蒸曝九次,脾其合宜耳。"认为豨莶经九蒸九晒加工之后对肝肾也有一定的补益之功。清代张秉成《本草便读》中也记载:"一经制炼,则转为甘温,于祛风逐湿之中,有补益肝肾之功矣"。对于此处的"生泻熟补",明代李中梓《本草通玄》认为是"邪风去,则正气昌,非谓其本性能补耳"。

综上所述,可以反映余淙对豨莶草认识之深刻,使用之灵活。即认为豨莶草酒蒸九次后可以矫臭矫味,转寒为温,活血祛风之性未改,而温养之性更佳,甚益元气,在祛风除湿之中有了补益肝肾之功矣。适用于肝肾虚而又犯风邪湿气者。至于肝肾不虚而感受风湿者则完全可用生品。如治疗破伤风、风疹湿疮,虫咬等,取其强大的祛风湿作用而达到止痒止痛的目的。

罗周彦

　　罗周彦,生卒年代不详,字德甫,一字慕斋,又作慕庵,号赤诚,安徽歙县人,明代医学家。幼而善病,弱不胜衣,遍求名医调剂,日日促膝相对讨论岐黄之术,居数年而有所起色,而稍知医道之径矣,遂弃儒学医,有味乎文正之言:达则良相,穷则良医,其造命同也。自此博览伏羲、神农,检方究医理,日复一日,始验于自身,继而倾其资施药施人,凡属诊视者,无不立瘥,后挟技游天下,南至吴楚,北涉淮泗,侨居良安十余载,与诸名医家及荐绅学士讨论研究,广搜方药群书,自此见闻日博,医术益精,声名远播。历时十余年,集张仲景、王熙、刘完素、李杲、朱震亨、罗天益等名医言论而成《医宗粹言》十四卷。首论总论,分述阴阳、脏腑、病机、伤寒、运气、摄生等内容,后列各科之证治,为综合性医书。

　　《医宗粹言》全书编大要崇圣经而参以先贤奥旨,敬纂可法之精言,而征以成效之良方。分别记述了"元气论""脉语""药性论""用药准绳""四时方论""四科备药"等六个方面的内容,"元气论"主诉先后天元阴元阳之辨,参以六淫七情、随类引方。罗周彦"元阴元阳说"系统地深化、升华和完善了固本培元治法体系,其以元气亏虚为切入点,深度剖析了元气损伤的病机特点及其与各具体病症之间的关系,划分元阴、元阳,细分出4类内涵明确的辨证概念,并针对性地分类提出具体可辨的证候特征、实用可行的治法方药,提高了临床诊疗的可操作性,深化和提高了元气的临床实用价值,形成了从元气辨治疾病的完整学术体系。从此,补元气不再仅仅局限于养生治未病,而是拓展到更多疾病的辨治之中。"脉语"辑录吴崑脉学论著及王熙《脉诀》《脉赋》等。"药性论"将本草古赋纂成短篇便于读览,亦不失其本来面目。于药性之厚薄良毒及丸散膏汤之所宜皆有论达。"用药准绳"详论诸症用药之法,并载丹溪活套于后。"四时方论"因时令而纂集出某病当用某药,亦人与天地相参、与日月相应之意。"四科备录"则仅采妇、儿、外及针灸诸科凿凿经效之方,非泛泛者可比。

　　对于中药炮制,罗周彦有自己的理解和创新,故本节基于罗周彦《医宗粹言》中部分反映其思想的药论药话,从炮制理论"五脏炮制""净制"及药物炮制方法,如"淡豆豉""秋石"具体分析罗周彦中药炮制方面的特色。

一、五脏炮制

中药由于性味归经之不同常具有影响多个脏腑、经络的特点,然而部分患者的病情并非各个部位均有病变,因此在运用这些药物时,可能出现药物作用分散、疗效减弱的情况,甚至可能在未患病部位产生不良反应,加重患者痛苦。而在临床实践中,患者的病情往往并非各个部位都存在病变,为了使药物能够集中在病变部位发挥疗效,常常需要加入辅料进行炮制,以增强其对病变部位的作用,或减弱对非病变部位的影响,从而更好地凸显方剂在治疗病变脏腑方面的疗效。

五脏炮制指的是通过特定辅料炮制使药物更好地作用于特定脏腑,对于五脏炮制,罗周彦在《医宗粹言》言:"凡药入肺蜜制,入脾姜制,入肾用盐,入肝用醋,入心用童便。"此说继承于明代医家李梴《医学入门》,在五味中,《素问·五藏生成》载:"故心欲苦,肺欲辛,肝欲酸,脾欲甘,肾欲咸,此五味之合五脏之气也。"将二者进行对比,可以看出罗周彦的五脏炮制有其独特的观点,罗周彦认为入肺蜜制、入脾姜制,入心用童便,与传统辛入肺、甘入脾、苦入心有很大差别,《医宗粹言》载:"有'甘以缓之'之缓方,如糖、蜜、大枣、甘草,取其甜能恋膈也。""去膈上病加蜜煎",由此可知,罗周彦认为蜜制甘缓,作用于上焦,"蜜以润燥"点明蜜制增强了润肺止咳的作用,故罗周彦认为入肺蜜制。"益火复真汤……干姜、白术、炙甘草之甘补胃气而转益肺经,勿令中气虚而肺气绝"。由此看出,罗周彦亦接受《黄帝内经》甘入脾的观点,《医宗粹言》载:"黄芪北地如箭干者佳,削皮劈开用蜜水涂之,慢火炙过,用补中益气如是。若实腠理以固表,须酒炒。"书中补中益气汤、治喜伤后天元阳的龙眼参芪汤、参苓白术丸等补助脾胃的方中黄芪皆蜜制。"益元冲和汤……夫后天元气之阳不足则肺气先绝……炙甘草以固胃气而助参芪之力",方中甘草蜜制补脾胃之气,此外,蜜入肺,从五行生克来看,脾属土,肺属金,土生金,脾土为母,肺金为子,甘入脾,虚则补其母,正如《医宗粹言》言:"炙甘草之甘补胃气而转益肺经,勿令中气虚而肺气绝"。罗周彦云:"去湿加姜煎""开痰结以生姜汁",脾为太阴湿土之脏,喜燥恶湿,脾主运化水液,脾虚不运则生湿,湿重困脾,《素问·至真要大论》云:"诸湿肿满,皆属于脾",湿邪最易侵袭脾胃,生姜辛温,《药性论》载生姜:"主痰水气满,下气",故罗周彦入脾姜制有其临床意义。唐代苏敬《唐本草》载:"治打伤瘀血攻心者,人尿煎服一升,日一服",唐代孟诜《必效方》云:"治骨蒸发热:三岁童便五升,煎取一升,以蜜三匙和之,每服二碗,半日更服",《医宗粹言》载:"童便疗虚劳血热,损伤产后并宜。"点明童便具有滋阴降火、止血散瘀的功效,适用于虚劳咯血、骨蒸发热、产后血晕、跌打损伤、血瘀作痛等证。童便,乃健康人的小便,去头尾,用中间一段,一般为10岁以下健康儿童小便为佳,性味咸、凉,善滋阴降火、止血消瘀。心主血脉,无论是瘀血还是血热,均为血液状态异常,《素问·五藏生成》谓"诸血者,皆属于心",故入心用童便。

蜜,古称石蜜、岩蜜,性平,味甘,生则性凉,熟则性温,《医宗粹言》云:"蜜以润燥""石蜜安五脏而益气血""去膈上病加蜜煎",故药物经蜜制后,具有滋阴润燥、补虚润肺、调和诸药的作用。"桑白皮甘寒治咳嗽,肺实蜜炒相宜",桑白皮甘寒,具有泻肺平喘、利水消肿的功效,生品性寒,泻肺行水力强,易伤肺泄气,蜜制后性寒偏润,能缓和寒泻之性,并可润肺止咳,适用于肺虚咳喘。"罂粟壳用热水泡软,擘去筋膜,切成丝用。蜜水微炒,晒干用",罂粟壳性味酸、涩、平,有毒,具有涩肠止泻、敛肺止咳、止痛的功能,生品止痛、收敛的作用强,多用于脘腹、筋骨部疼痛,及久泻久痢,久咳,蜜制后增强其润肺止咳作用,常用于肺虚久咳。此外,此品生用能引起人呕吐。"东垣补中益气汤……其升麻、柴胡俱用蜜水制炒,以杀其升发勇悍之性,欲其引参芪至肌表,及加附子",升麻生品升散作用较强,以解表透疹、清热解毒之力胜,蜜制后辛散作用减弱,以升脾阳为主,并减少对胃的刺激性,此外,蜜制后升麻略带甘补之性,适用于中气亏虚、中气下陷等证。故罗周彦对于蜜制的使用主要体现在两个方面,一在入肺,增强药物润肺补肺气,二在入脾,补益中气。

姜汁,味辛,微温,具有解表散寒、温中止呕、化痰止咳、解毒作用,《医宗粹言》言:"去湿加姜煎""开痰结以生姜汁""入脾姜制",故罗周彦认为姜制的作用主要体现在三个方面,分别是祛湿、开痰结、入脾。"柴胡青黛汤治怒气伤肝,泻肝火……栀子(八分,姜汁炒黑)",栀子性味苦寒,生品以泻火除湿、凉血解毒力强,苦寒之性易伤脾胃中气,且对胃有一定的刺激性,脾胃虚弱者易致恶心,姜制可缓和其苦寒之性,避免过寒伤脾。"生地黄……胃弱者用姜汁炒""黄连……姜汁炒去痰火胃火不伤脾胃。去实火,三黄解毒汤中用,不必制,只要去毛净""黄芩治头目疾须酒炒。去肺火生用。去虚痰火姜汁炒",生地黄、黄连、黄芩用姜汁炒的目的与栀子一致,抑制寒性。"故有一方,名东方实、西方虚、泻南方、补北方:汤用黄连(淡姜汁炒四两)泻心火,宽痞满,止呕吐",黄连苦寒之性颇盛,具有清热燥湿、泻火解毒的功效,姜制不仅能缓和其苦寒之性,亦增强其祛湿止呕、入脾的功效,明代李时珍《本草纲目》记载:"黄连入手少阴心经,为治火之主药:治本脏之火,则生用之……治中焦之火,则以姜汁炒"。《医宗粹言》中参苓白术丸、妙香散中山药皆姜汁制,山药具有生津益肺、补脾养胃、补肾涩精的功效,姜汁入脾,增强山药补脾养胃的功效。《医宗粹言》云:"半夏姜制,和中止呕,善医痰厥头痛""香砂六君子汤……半夏姜制",半夏辛温,有毒,具有燥湿化痰、降逆止呕的功效,半夏经姜制后,降低毒性,消除副作用,善于温中化痰止呕,故姜制尚能起到解毒的作用。

盐,味咸,性寒。具有入肾、软坚散结、强筋骨、解毒、防腐等功效。《医宗粹言》云:"入肾用盐""杜仲治腰疼同茴香,盐炒方佳""煨肾丸,治肾虚腰痛。杜仲三钱,盐酒制炒,去丝用"。杜仲性味甘温,具有补肝肾、强筋骨的作用,盐制后可直走下焦,增强补益肝肾、强筋骨的作用。"知母治嗽酒炒,入肾盐水炒,去毛皮净""下焦火伏,可用盐炒栀柏",知母、黄柏、栀子盐制的目的同杜仲一样,皆取盐入肾之意。"苍术去皮,用米泔水浸一宿,切片,曝干,淡盐水微炒黄色,再曝干贮之。久而不吐霜汁,可羡盐水,制过其慓燥之烈,性颇纯不伤真液",苍术辛、苦、温,具有燥湿健脾、祛风散寒的功效,生品温燥而辛烈,盐苍术入肾,盐制缓和其躁烈之性,减低辛烈温燥的副作用,避免损伤肾中阴液。"辰砂既济丸治元阳虚惫,精气不固,夜梦遗精,身出盗汗。此药大补元气,涩精固阳,神效。黄芪(盐水炒)……破故纸(盐水炒,一两二钱)",黄芪盐制入肾补肾气,补骨脂生品辛热走窜,久服患者易出现口干、舌燥、咽痛等阴伤征象,盐制可避免这点。但本书未见盐制软坚散结的记载。

醋,性酸苦、味温,具有散瘀止痛、行水消肿、矫味矫臭的作用,《医宗粹言》载:"入肝用醋""米醋益血,治咽疮、黄疸,疔肿尤宜",疾病黄疸、疔肿与肝关系密切,肝经循行经过咽部,《黄帝内经》云:"酸入肝",故罗周彦支持醋入肝的观点。《医宗粹言》记载:"醋浸、姜制、酥炙者,行经活血也。"醋与药物相许配伍炮制,可以引药入肝经,入血分,增强散瘀止痛、疏肝行气的功效。"香附子春去毛,用净米、童便浸一宿,取起,用净水洗过,炒干用,妇科以醋复燥之""香附止血用醋炒,能治妇人诸血气结痛",香附具有行气解郁、调经止痛的功效,被明代医家李时珍称为:"气病之总司,妇科之主帅。"醋制后能专入肝经,增强疏肝理气、止痛的功效。"一方治白带,因七情内伤,而脉数者……香附醋炒"。又"生姜五苓汤治大饮冷水伤脾,过饮酒伤气……若重而水蓄,积为胀满者。本方去甘草加大戟(长流水煮三次,去皮净,晒干,七分)、芫花(醋浸,炒干)……"芫花,辛苦温,有毒,生品峻泻逐水力猛,较少内服,醋制后,能降低毒性,缓和泻下之力,增强利水作用。故《医宗粹言》记载:"芫花本利水,无醋不能通""诸石火煅红,入醋能为末""牡蛎火煅,淬醋盘中,又煅又淬,五七次为佳",针对一些贝壳、矿物类药,如牡蛎,醋能使药物中所含的游离生物碱等成分结合成盐,增加溶解度而易于煎出有效成分,提高疗效。"赤石脂止痢涩崩,法当醋炒",醋味酸,性收涩,故赤石脂醋制后止痢,收敛大肠,正如明代医家张介宾所说:"醋炒甚固大肠,久痢滑泻必用。"

童便,味咸,性寒,具有滋阴降火、凉血散瘀的功效,《医宗粹言》曰"入心用童便""此则正是神思间之火动而真水不足故也。当救肾水,其火自降。《内经》言:寒之不寒,是无水也,正此之类。治则先以玄参甘草汤兼童便清其神中之火",可见童便能清神中之火,入心。罗周彦又言"童便降阴火""清离滋坎汤,治虚火动,咳嗽发热,盗汗痰喘,心慌,肾虚脾弱等症。……如热,加童便一盏入,同服""龟板二两,童便浸三日,酥炙黄。能补肾去骨蒸,健腰膝"。由此可见,童便善于滋阴降火。此外,《医宗粹言》还指出:"治吐血不止,用干姜炒令黑色,为末,童便调服。此从治之法也。"而益火复真汤、益水复真汤等补元阴元阳之方中附子亦使用童便制,《医宗粹言》曰:"生附子、天雄之类,久收必用石灰同罐,不腐。制熟须用童便,一时去皮脐,顺切片,复入黄连、甘草各钱许,同煮数沸,晒干收则久留不坏。"点明附子以童便为辅料的炮制方法,童便制附子能减低附子的毒性,清神中之火,清阴火。

罗周彦的五脏炮制方法在传承的基础上进行创新,为后世提供新思路、新角度,具有一定的临床意义,但内容较为精简,未成体系,仍留有很多空白待后人挖掘。

二、善用净制

净制是中药炮制的第一道程序,如除去泥沙杂质和非药用部位等,几乎所有的中药材都要经过净选加工,方可应用于临床。汉代医药学家张仲景在医疗实践中重视药用部位、药物品质和修治,他在《金匮玉函经》中指出药物"或须皮去肉,或去皮须肉,或须根去茎,又须花须实,依方拣采,治削,极令净洁"。目前,净制主要包括三个环节,分别是清除杂质、分离和除去非药用部位、其他加工。在实际操作中,这三个环节往往是互相联系、互相渗透的,有的药物在清除杂质的过程中也除去非药用部分,净制使得药物除去非药用部位、不同的药用部位分开、大小分档、除去泥沙杂质。罗周彦重视分离和清除非药用部位,全书善用此法来提高临床疗效,分离和清除非药用部位主要包括去根、去皮壳、去毛、去心、去芦、去核等。《医宗粹言》记载:"远志、巴戟、门冬、莲子、乌药之类,如不去心,令人烦躁。猪苓、茯苓、厚朴、桑白皮之类,如不去皮,耗人元气。柏子、火麻、益智、草果之类,如不去皮,令人心痞。当归、地黄、苁蓉,酒洗去土,生津活血,无令满闷。桃仁、杏仁,双仁有毒伤人,用去皮尖,不生疔疖。苍术,半夏、陈皮用汤泡洗,去其燥性。麻黄泡去斗汁,庶不烦心。人参、桔梗、常山去苗芦,庶不呕。"由此可见,罗周彦对净制的重视。

去根,一般指除去主根、支根、须根等非药用部位,如制旱莲椹子膏时,旱莲草茎叶入药，"先采旱莲草不拘多少，用大者去根，茎叶洗净，晒干"。此外，去根亦与同一植株，根、叶作用各不相同有关，正如罗周彦所说："身半上病根宜食。凡药根在土中者，中半已上，气脉上行，以生苗者为根；中半已下，气脉下行，以入上者为梢。病在中焦用身，上焦用根，下焦用梢。经云：根升梢降。"如麻黄根茎均可入药，但因二者作用不同，茎辛温，能发汗解表，适用于风寒表证，根敛，能止汗，故《医宗粹言》谓"麻黄发表寒，逐肺邪，止汗用根""冬月咳嗽，加不去根节麻黄，秋凉亦加之""六神通解散治春末夏初伤寒，并时行热病，发表甚捷……麻黄去根节"。瓜蒌，性味甘寒，主清热化痰，宽胸散结，润燥滑肠，其根名天花粉，以清热生津化痰见长，故《医宗粹言》载："瓜蒌实甘能补肺、润能降气，故治痰嗽，利胸膈之中，用者多矣。其根名天花粉，痰嗽者用之。"此外，瓜蒌皮、瓜蒌子、全瓜蒌、天花粉功效各异，故南北朝雷敩《雷公炮炙论》曰："栝蒌凡使，皮、子、茎、根，效各别。"当归根、梢亦如此，当归血中主药，身养血，而头止、梢通。"和血须用当归，如血刺痛，分上下根梢用之"。

去皮壳，是某些药物的表皮、果皮或种皮属于非药用部位，或有效成分含量甚微，或果皮与种子两者作用不同，均需除去或分离，以便纯净药物或分别药用。去皮壳类药物分为三类，分别是树皮类、根和根茎类、果实种子类，去皮壳的方法各异，可用刀刮去栓皮、苔藓及其他不洁之物，如《医宗粹言》曰："仙茅糯米泔水浸三宿，用竹刀刮去皮，木砧上切片，阴干用。""何首乌干者，米泔水浸透，竹刀刮去皮、切片"。亦可煇法去皮，如桃仁、苦杏仁、郁李仁，同时可以减毒，如"桃仁泡去皮尖及双仁者，云双仁能杀人，纵不杀人必有毒""茯苓无制，惟拣云南结实而雪白者为佳。去皮净。若消浮肿、水肿、肿病不必去皮，五皮散单用茯苓皮是也"茯苓甘淡平，既能淡渗利水，又能健脾益气以扶正，利水而不伤正气，为利水消肿之要药，茯苓皮亦善利水消肿，但其长于行皮肤水湿，多用于治疗皮肤水肿，故罗周彦云肿病不用去皮。"参苓白术丸治病后元气虚弱，此药补助脾胃，进美饮食，壮健身体，充实四肢……莲子肉（去皮心，各二两）"，莲子甘涩平，甘可补益。涩可固涩，具有补脾止泻、止带、益肾涩精的功效，去皮则专主补脾，不去皮莲子有固涩之功。

去心，心一般指根类、皮类药材的木质部或种子的胚芽而言。早在汉代《金匮玉函经》就有花椒、巴豆、麦冬、天冬去心的记载。罗周彦云："麦门冬热水泡一时，透去心用，如不去心服，反令人烦躁闷塞。"但现代在医疗实践中，发现临床麦冬不去心，并不使人感觉烦闷。"巴戟天热水泡透，以木槌打碎，擘去心""巴戟去心，善理阴疝白浊"，现代研究表明巴戟天"木心"有毒的铅含量较高，故去心有其临床意义。"治白带方……莲子去心"，莲子心和莲子肉的功效不同，莲子心，苦寒，能清心肾之火，莲子肉，养脾胃，故须分别用药。由此看来,去心的作用主要表现在两个方面,一是除去非药用部位,《医宗粹言》中牡丹皮、远志、连翘、百合的木质心不入药用,故除去;二是除烦,"远志、巴戟、门冬、莲子、乌药之类,如不去心,令人烦躁"。清代张叡《修事指南》总结谓:"去心者免烦",从个别药物的副作用归纳为一般规律,尚缺乏客观的佐证,有待考证;三是分离药用部位,如莲子肉和莲子心。目前莲子去心的方法为,将莲子趁鲜在产地加工时,用竹签插出莲子心,晒或烘干,莲子肉仍保持整粒出售。对多数药物的去心主要是为了除去非药用部位,如皮类药材。

去核多应用于果实类药物,对于果实类药物,多使用果肉而非核,《医宗粹言》中去核多应用在山茱萸、乌梅、山楂、川楝子等药物上,应用并不广泛,但去核仍具有其临床意义。"山茱萸热汤泡软、剥去核""滋阴脏连丸治大便下血,去多心虚,四肢无力,面色痿黄……山茱萸酒蒸,去核",山茱萸性味酸涩,微温,具有补益肝肾、涩精固脱的功效,且山茱萸肉薄,果核分量较重,果核治疗作用微小。且古人认为核能滑精,故须除去。据罗周彦记载去核法可洗净润软或蒸后将核剥去,晒干。"半夏神曲汤治过食寒冷硬物,及生瓜果致伤太阴、厥阴,或呕吐痞闷肠澼,或腹痛恶食,此治伤之轻者……山楂去核",山楂,核占整个药材重量的40%左右,故去核有利于提高药品质量。

净制除了去根、去皮壳、去心、去核,还有去芦、去毛、去头尾足翅等等,去芦多应用于人参,《医宗粹言》曰:"人参去芦,其芦能上涌,吐痰无制。"清代张叡《修事指南》总结为去芦头者免吐。去毛是去除药物表面或者内部的绒毛,避免服用后刺激咽喉引起咳嗽或其他副反应,如"泽泻削去毛,热水浸半时,切片""温脑脐内滚水泡去毛净,切片""枇杷叶治咳嗽,去毛不净,反令人嗽"。去头尾足翅多应用于动物药,目的是去除部分有毒或非药用部分,如"蜈蚣慢火炙,去头足,研末入汤""治便毒方……蜈蚣(三条,去头足)……全蝎(四个,去头尾足)"。由此可见,罗周彦于临床医疗实践中熟练运用药物净制之法。

三、造淡豆豉法

关于中药炮制方法,罗周彦对此颇有见解,其在《医宗粹言》中详细记载了五十多味药物的炮制方法,如造乌梅法、制附子法、制黄精法、制菟丝子法、制玄明粉法等等。由此看出,罗周彦深谙药物的炮制方法,重视药物炮制理论,从中有不少巧思,故从中挑出淡豆豉、秋石阴阳二炼之法来详细说明。

罗周彦对于淡豆豉的炮制犹有心得,在书中介绍了两种制淡豆豉法,分别是造淡豆豉法、江西淡豉法。《医宗粹言》曰:"大黑豆不拘多少,甑蒸,香熟为度,取出摊置菜篮中,乘温热放在无风处,四围上下用黄荆叶或青蘘紧护之。数日取开，豆上生黄衣已遍，取出晒一日，次日温走洗过，或用紫苏叶切碎和之，烈日曝十分干，磁器收贮密封。""江西淡豉法：六月六日用黑豆，水浸一宿，蒸熟摊席上，以箕扁盖之三日，一看黄衣遍，晒干簸去其黄衣。再用水拌得所，入瓶内筑实，桑叶塞口、泥封。日中晒七日，开曝一时，又以水拌入瓶内，如此七次，再蒸眼去火气，仍入瓶筑实泥封，则成矣。桑白皮二寸半，土瓜根三寸，大枣七枚，同研为细膏，早起化汤洗面及手，大去皱纹。又法以黑豆煮烂，捞起铺楼板上，三寸厚，干草密盖，二七盦干尽起黄衣，揭去草，取豆晒干七日，然后用。六月六日五更时，用河水洗去黄衣，乘温入木桶内盦之，盦五日，取出晒极干，再以净器贮之任用"。

淡豆豉为豆科植物大豆的成熟种子发酵加工品，性味辛、甘、微苦、寒，具有解表、除烦的功能，《医宗粹言》载："豆豉治伤寒，胸中懊憹。"淡豆豉质轻辛散，能疏散表邪，故适用于伤风感冒。本品辛散苦泻，性寒清热，还可用于胸中懊恼，如《伤寒论》治疗胸膈虚烦的栀子豉汤，即栀子与豆豉二味的配伍。对比两种制豆豉法，一法对于制豆豉的时间没有说明，一方点明六月六日，结合北魏贾思勰《齐民要术》"作豉法"记载："作豉法，常夏五月至八月。"明代李时珍《本草纲目》云："造淡豉法：用黑大豆二三斗，六月内淘净。"可见制作豆豉的时间多为夏季，这与豆豉发酵有关。发酵对于温度、湿度有一定的要求，古代没有控温、调湿仪器，故对于豆豉发酵的时间尤为重要，发酵过程需要一定的温度，且温度变化幅度不能太大。秋冬季温度太低，夏季温度炎热，温差变化不大，正好适宜发酵。两种制豆豉法原料皆选择黑豆，对于黑豆的前期处理，《医宗粹言》记载："大黑豆不拘多少，甑蒸，香熟为度""江西淡豉法，六月六日用黑豆，水浸一宿，蒸熟摊席上"，对比发现江西法黑豆需水浸一宿，另一种则不需要，关于黑豆前期是否需要水浸这一问题，查阅文献，没有明确的答案，但现代部分科研人员实践过后发现不经浸泡的黑豆，直接蒸者，在后续发酵过程中容易腐败。黑豆前期处理后蒸熟，熟制后晾凉，就进入初次发酵，初次发酵覆盖物的选择有所不同，"四围上下用黄荆叶或青蘘紧护之""江西淡豆豉法：以箕扁盖之三日，又法干草密盖"，可见，覆盖物可为黄荆叶、青蘘或干草，箕扁亦可，目的仅是为了保温，避免风吹降温。发酵完成的标准为"黄衣已遍"，即初次发酵完成，黑豆表面出现黄衣，黄衣出现后，可以选择晒干法或水洗的方法去除黄衣。其中晒干法需簸去黄衣，再用水湿润，增加其湿润度，而水洗法则无需此步骤。紧接着将紫苏叶切碎与黑豆混合，置于烈日下暴晒至干燥。再用瓷器储存并密封即可。江西制豆豉法，湿的黑豆将进入第二次发酵，此时，水分多少对于发酵至关重要，水分多发酵过程容易腐烂，水分少则发酵不充分。《齐民要术》云："以手抟，令汁出指间，以此为度。"即此时黑豆水分标准为以手攥紧,使其中的水分能够刚刚好从指缝中溢出。二次发酵法有二:一是将黑豆入瓶内筑实,桑叶塞口、泥封,晒七日,开曝一时,又以水拌入瓶皮,如此七次,再蒸过,摊去火气,仍入瓶筑实泥封,则成矣。法二是将黑豆入木桶内,木桶内五日取出,晒极干,以净器贮之。总而言之,淡豆豉的制作过程主要包括黑豆浸泡、蒸、覆以干草、晒干、簸净清洗、黑豆装容器中、覆以桑叶、封口、十余日后取出晒干。淡豆豉的制作过程中进行了二次发酵。

四、秋石阴阳二炼法

秋石目前主要分为淡秋石、咸秋石,淡秋石是以人尿为原料,其多为灰白色或淡红色小方块,表面不甚光滑,无光泽,质硬而脆,味淡;咸秋石是以食盐或人尿为原料,其盆状或馒头状结晶块,洁白或淡黄色,有光泽,质硬,味咸。清代始细分咸、淡秋石,阴炼咸味减少故谓淡秋石,阳炼咸味依旧故谓咸秋石,因炮制不同,咸秋石、淡秋石功效亦各不相同,罗周彦继承前贤秋石阴、阳炼法,《医宗粹言》详细地记载了秋石阴、阳炼法,并据此提出了自己的看法,《医宗粹言》记载:"阴炼之法,用童便不拘多少,每一石用缸一只盛之,掺入清水一石和之,用皂荚煎汤一盏加入,以竹杖搅之数百回为止,候其澄静片时,倾出上面清的一石。又加净水一石,如前搅之澄倾之法。一次、一次,其澄下者渐浓,必至十次之后,如澄样凝结成霜雪,乃已。去水,以布帛上加纸灰食干,收起秋石,曝干再研。"此秋石阴炼制法,阴炼之法,为水制,一般不经过火炼,以童便为原料,小便加辅料搅拌,静之,上清液弃之,沉淀再加水(或加辅料)搅拌,洗涤反复多次,上清液弃之,如此重复十余次,以洁白无臭味为度,收集沉淀物,晒干。此外,罗周彦指出秋石阴炼之法,去除咸味,滋阴降火效减,味淡质轻,补益之功显。正如《医宗粹言》记载:"阴炼以水涤体,其味淡,其质轻,益养之功纯,集其淡味轻体,而有还精补脑,助气调肾之绩,则如《药性》所用茯神、琥珀一理也。"此外,秋石还可乳制,乳制补益之效更显,制成散或丸剂,服之一年,有益于延长寿命。关于秋石阴炼之法,经考证,历史上还有一种炮制之法,名为结晶法,即在尿中放入物体,以此为介质,使尿中成分结晶于上,取出干燥后,刷下结晶。

秋石阳炼之法,童便要求色白,色赤有火邪,弃之。与阴制不同的是,秋石阳炼为火制,先用火将童便蒸干,以硬度如铁如石为度,再置于土釜中,火煅,以无黑烟秽浊之气为度,此时得到的是粗秋石,需加水煮化后过滤,再置于银锅内升炼,以晶体色白如雪为度,此时得到的结晶较为纯净,秋石成。详细过程正如罗周彦所言:"惟清白者取之,积有十石,移置僻处,用大锅煮,炼十则加添,必尽十石俱完,干枯为度,收处。如铁如石,谓之胚胎,将此胚胎入土釜,明炉火煅、黑烟秽气去尽为度,谓之退阴符。取出用小银锅将新汲泉水煮之。无银锅,铜锅可。溶化无形、滤过,滴下净药,如净泉,复入银锅,熬干则成白雪,洁滢无埃。"秋石阳炼味咸,质重,功擅滋阴降火、化痰,正如罗周彦曰:"阳炼用火存形,其味咸,其质重,除病之效速,集其咸味重体,而有化痰降火,滋肾生水之功,则如《药性》所用海石、青盐一理也。"

秋石阴阳二炼之法,关于阳炼、阴炼的优劣,罗周彦认为不可以优劣加之。欲存其味者,必阳炼。欲去其味者,必阴炼。结合淡秋石、咸秋石的功效,可以看出秋石具有滋阴降火、助肾补脑的功效,诚如明代医家陈嘉谟《本草蒙筌》总结秋石而云:"滋肾水返本还元,养丹田归根复命。安和五脏,润泽三焦。消咳逆稠痰,退骨蒸邪热。积块软坚堪用,鼓胀代盐可尝。明目清心,延年益寿。"滋阴降火,故能消痰咳、退骨蒸、明目清心;助肾补脑,故能归根复命,安五脏,润三焦。

程履新

　　程履新，生卒年代不详，字德基，徽州休宁（今安徽省黄山市休宁县）人，明末清初著名新安医家。程氏年少体弱多病，业医以来，曾从明末祁门名医李之材（字素庵）为师，尽得其真传，游历多地悬壶济世，后主要行医于吴中（今江苏省苏州市）一带，医术精湛，医德高尚，经其诊治之人无不称赞。程氏一生淡泊名利，漫学遨游浪迹四方五十余年，戴笠携瓢，随意所适，崇尚田园山水隐逸生活，其同里弟孙清言："先生少游京师，以刀圭之神，见重于王侯公卿。一时车骑盈门，指挥如意，而先生不屑留也……一琴一鹤，娱老烟霞，是先生志在山水。"程履新博极群书，精明医理，深研岐黄，重视中医养生、却病、延年之道，强调"明医"治病取神效不在用药奇异，而在运意深远，主张天地所生之物必有其用，至贱居常易取之品往往能建非常之效，痛心探奇索隐者以海上异人之方和外国遐方之药欺骗急于求愈之病家，批评时医"徒知议药之功，而不知议病之实，徒知治病之末，而未常究致病之本"的混乱医疗现象，遂将其养生保健和本草方药等医学思想汇集，著成《程氏易简方论》六卷（1693年）和《山居本草》六卷（1696年）。

　　《程氏易简方论》又名《程氏医方简编》或《易简方论》，分科、分门、分证记述内外妇儿兼及五官各科病证的方剂。

　　据《程氏易简方论》引例载"余已另见《山居本草》中"可知，《山居本草》书稿撰写完成时间应在《程氏易简方论》之前，镇台高大人赞扬程子之隐德大矣，遂出资用于雕版印书，本书初刊于清康熙三十五年（1696年），也是现存唯一版本，称为清康熙三十五年丙子高氏刻本，首次记载于清道光三年（1823年）《休宁县志》中，因其在理论和实践上有独特见解，学术价值较高，又是中医药珍贵孤本，故被收录于1995年出版的《中国古籍孤本大全》中，《山居本草》是一部集养生和用药于一体的综合性本草著作，程氏在书中对本草炮制、性味功效主治等论述颇具发明。程氏虽已登长桑之堂，作为过来中人，身形已老，仍"遍历艰辛，痛定思痛，将心医心，不辞苦口，不避俚俗，只为中乘说法"，将人一身之内、一家之中，以及山林园圃陂泽之物，均予以汇集，并逐一探讨，集成《山居本草》一书,帮助后学详细分别所用药物,体会中医养生为上、预防为主、却病为要的理念。书名中"山居"和"本草"皆蕴以物明志之意,正如《山居本草》序言中所云:"今以'山居'名篇,犹之马季长好音而赋《长笛》,扬子云乐道而草《太玄》,此物此志也。言'山居'而城市庙堂同之矣,言'本草'而丹砂皮角概之矣。其为物也,浅而易得,其奏效也,速而且神,则先生利济之功,不更出长沙、玄晏上哉。"

《山居本草》共收载药物1 333种,是将明代李时珍《本草纲目》16部中除禽兽虫鱼部的药物,分别选取并入身、谷、菜、果、竹树花卉和水火土金石6部之中。正文前有引文,是程氏对本书编著思路和学术观点的主要介绍,分析了汉代《神农本草经》至明代《本草纲目》38部历代本草类文献的源流关系,简述其主要内容并给予评价,如"昔在神农辟《本草》四卷,药分三品,计三百六十五种,以应周天之数。察寒热温平,分君臣佐使,救生民之夭枉,实医药之鼻祖也""楚蕲李时珍,搜罗百代,采访四方,岁历三十稔,书考八百余家,著成《本草纲目》五十二卷……部各分类,类凡六十,标名为纲,列事为目,诚集大成者也"。正文共六卷,即按身、谷、菜、果、竹树花卉、水火土金石6部分详述诸药,每药均记其正名、别名、鉴别、炮制、性味、功能主治、用法、宜忌、附方等内容,所辑药物只是日用寻常之品,却蕴藏养生保健之道,并可治寻常易识之病,且能互相代用。卷一部分为上下两卷,前半卷先集《大学》《中庸》《内经》《养生大要》等圣贤经传,述古今格言,取古贤之唾余,以明尊身之道,作时人之冰鉴,后附坐功却病之法,悉照明代高濂《遵生八笺》原本,载"立春正月节坐功图""雨水正月中坐功图"等二十四节气坐功图和八段锦导引法,以"顺四时坐功之法,调八段修炼之术",每图上栏细述运气经络、坐功导引、吐纳漱咽方法以及主治疾病,又录起居饮食之节,列有少时、壮年和老年的起居饮食之宜,并节录"苍龙养珠万寿紫灵丹""九转长生神鼎玉液膏"等《遵生八笺》中养老延年之方;后半卷记载人身须发、乳汁、月水、胎盘、便溺等21种可供入药者的性味、主治、用法和附方,说明"至于须发以及便溺,皆可用为治疗,法圣人近取诸身之义。聊述数种,以见世间无弃物焉"。在凡例中,程氏指出"但古今所附古方,铢两制度与今不同",遂取南朝齐梁时期陶弘景《名医别录》合药分剂法则于后,以便参考。卷二谷部,辑居恒日用之品163种,程氏言:"五方之气,九州之产,百谷各异其性。"终日食之,不可不知其气味损益,后附造酿之类,亦是"不经见者,不敢辑也"。卷三菜部,收录338种,菜者可以充佐谷食,以资口腹,程氏认为:"美既可茹,又可疗疾,不比肥甘炮炙伤生害物,徒役口舌而增瘥病,此菜之有益于人者非浅也。"菜与谷并称足贵,不可忽视,并将明代李时珍《本草纲目》果部中秦椒、胡椒等移入菜部。卷四果部,收录 357 种,果"熟则可食,干则可脯。丰俭可以济时,疾苦可以备药。辅助粒食,以养民生",若常食可助延年轻身,程氏强调四方风土厚薄不同,人事栽培浓淡各异,则果瓜性味良毒有所差异,不可纵情嗜欲而不知其物理,如"橘过淮为枳,粤人以槟榔为佳果,以苦瓜为常蔬。询之别处,又多不然",又指出"菜之中,有可作果,果之中,有时作菜",即菜、果二部,可互相为用。卷五竹树花卉部,收录 317 种,皆是菊花、艾叶、枸杞、黄精等眼前易得之物,不敢索隐探奇,并借物以抒发情怀:"至于松、柏、菊、艾之类,处处皆生,家家可种,不以华堂而争茂盛,不以茅居而自萎枯。有势利之人情,无势利之竹树。如江上之清风,山间之明月,取之无禁,用之不竭。"卷六水火土金石部,收录 148 种,亦为寻常日用之物,程氏言:"水为万化之源,土为万物之母""若夫金银,虽山居罕有,然铜青铁锈,亦可治病""且金本土生,石亦同类",并将《本草纲目》石部中食盐移入水部之中。卷六之后附有总论,总集考订前贤论药之说以定为规范,认为药物命名俱有意义,"或以体,或以色,或以味,或以形,或以性,或以能,或以地,或以时",并列有"辨药八法",附有从明代贾所学《药品化义》节引的"用药十八法"。本书对于研究程履新医学思想、新安医学本草方药、新安医学养生保健和食养食治等,具有重要的学术与文献价值。镇台高大人评价此书:"此书一成,则田间牧竖与山野耕夫皆得取其眼前自有之物,以救一切危难之症。"

本节基于《山居本草》对养生和本草的精辟认识,从炮制理论"灵心酌用生熟之品""辅料运用灵活,炮制不繁""选火择水,校剂量正剂型,药取奇功"和用药理论"集寻常日用之物,达养生却病之效""制方治疗需辨药""诸药自本至末,罔不有功"具体分析程履新中药炮制及其相关理论的特色。

一、灵心酌用生熟之品

中药生熟异用是指同一味中药生用与熟用的性质和所发挥的功效不同,该理论源远流长,最早起源于古人对食物炮炙前后作用不同的观察,后在历代医家的探索挖掘下不断发展完善,是古代医家集体智慧的结晶。秦汉时期是该理论的萌芽阶段,如汉代《五十二病方》载有"煮""炮""炙"等药物熟制方法;汉代《神农本草经》明确指出:"药有酸咸甘苦辛五味,又有寒热温凉四气,及有毒无毒,阴干暴干,采造时月,生熟,土地所出,真伪陈新,并各有法。"魏晋至隋唐时期,医家零散总结了药物生熟品性味、归经、升降浮沉、功效等变化规律,如陶弘景《名医别录》中有"半夏,生微寒、熟温""艾,生寒熟温""巴豆,生温熟寒"等药物生熟异性的记载,书中还可见"生升熟降"、熟制减毒等论述。宋金元时期,医家十分注重总结药物炮制前后性味、归经、功效等变化规律,并开始探究产生机制,这一时期的辅料炮制也得到了空前发展,极大丰富了中药生熟异用理论的体系与内容,如元代王好古《汤液本草》载:"大黄……入手足阳明经。酒浸,入太阳经;酒洗,入阳明经。余经不用酒。"指出辅料的加入可使药物的归经发生变化;金代张元素《医学启源》言:"黄连、黄芩、知母、黄柏,治病在头面及手梢皮肤者,须酒炒之,借酒力上升也。咽之下,脐之上者,须酒洗之;在下者,生用。凡熟升生降也。"揭示药物在生用与熟用时的作用趋向不同。明清时期,医家通过生熟异性、生熟异经、生熟异效等不同内容较为系统地总结了中药生熟异用规律,如明代新安医家陈嘉谟《本草蒙筌》云:"姜,干辛专窜而不收,堪治表,解散风寒湿痹,鼻塞头疼,发热狂邪;炮苦能止而不移,可温中,调理痼冷沉寒,霍乱腹痛,吐泻之疾。"指出干姜生辛熟苦特点。根据文献记载,生熟品的功效差异主要表现在三方面:其一,生治多睡,熟治不眠,酸枣仁是最具代表性的药物,如宋代苏颂《图经本草》称:"(酸枣仁)《本经》主烦心不得眠,今医家两用之,睡多生使,不得睡炒熟,生熟便尔顿异。"其二,生熟与补泻,如明代傅仁宇《审视瑶函》言:"药之生熟,补泻在焉……盖生者性悍而味重,其攻也急,其性也刚,主乎泻。熟者性淳而味轻,其攻也缓,其性也柔,主乎补。"提出药物"生泻熟补"的观点,再如明代缪希雍《神农本草经疏》言:"韭,生则辛而行血,熟则甘而补中、益肝、散滞、导瘀,是其性也。"其三,生熟与行止,即某些药物生用时往往具有行血散瘀和发散之功,熟用时又可发挥收敛止血作用,如明代贾所学《药品化义》言荆芥:"若生用,解散风邪……若炒黑用,须炒极黑存性,治肠红下血,女经崩漏,产后血晕,取其凉血及血遇黑则止之义也。"

　　程履新亦重视中药生熟异用理论,根据病症特点灵活谨慎择用生熟之品,其《山居本草》在详述具体药物过程中随处体现辨明生熟之品的重要性。如韭菜"韭可生可熟、可腌可久,为五辛之一,正月宜食""生辛涩,熟甘酸""生则辛而散血,熟则甘而补中"。山药"生者性凉,熟则化凉为温",生姜"要热则去皮,要凉则连皮""生用发散,熟用和中"。葱"生辛散,熟甘温",小蒜"生食增恚,熟食发淫"。萝卜"根、叶皆可生可熟,可菹可酱,可豉可醋,可糖可腊,可饭,乃蔬中之最有利益者。生食升气,熟食下气"。莱菔子"生能升,熟能降。升则吐风痰,散风寒,发疮疹;降则定痰喘咳嗽,调下痢后重,止内痛"。蒲黄"破血消肿者,生用之;补血止血者,须炒用,以三重纸包,焙令色黄,蒸半日,再焙干,用之炒""生则能行,熟则能止"。牛膝"生用则宣,主治癃闭管涩,白浊茎痛,瘀血阻滞,癥瘕凝结,女人经闭,产后恶阻,取其活血下行之功也。酒制熟则补,主治四肢拘挛,腰膝腿冷,骨节流痛,疟疾燥渴,湿热痿痹,老年失溺,取其补血滋阴之功也"。粘糊菜"凡用,须以蜜、酒拌,九蒸九晒。生用无益"。土瓜子"生用润心肺,治黄病。炒用治肺痿吐血,肠风泻血,赤白痢"。甘草"生用凉而泻火,主散表邪,消痈肿,和咽痛,解百药,除胃积热,去尿管痛,此甘凉除热之力也。炙则温而补中,主脾虚滑泻,胃虚口渴,寒热咳嗽,气短困倦,劳役虚损,此甘温助脾之功也""生用泻火热,熟则散表寒""稍,生用治胸中积热,去茎中痛;加酒煮玄胡索、苦楝子尤妙。头,生用能行足厥阴、阳明二经污浊之血,消肿导毒"。栗"生食则发气,熟食则滞气",酸枣"生用治胆热好眠,蒸熟用治胆虚不得眠、烦热虚汗之症"。白果"生食引疳化痰,消毒解酒,杀虫。熟食益人,温肺益气,定喘嗽,缩小便,止白浊"。菱"生则性冷,熟则性平",菊"生熟并可食。久服,利血气,轻身耐老延年"。艾叶"凡用,须陈久者,治令细软,谓之熟艾。若生艾灸火,则伤人肌脉"。金丝荷叶"生用,吐利人。熟用,则止吐利"。芍药"根,性生寒、炒凉""伐肝用生,补肝行经。避中寒者酒炒,入脾肺炒用,女人血药以醋炒""本非脾经药,炒用制去其性,脾气散能收之,胃气热能敛之,主平热呕,止泄泻,除脾虚腹痛,肠胃湿热,以此泻肝之邪,而缓中焦脾气,《难经》所谓损其肝者缓其中"。金"生者有毒,熟者无毒""必须烹炼煅屑,或为箔,方可用"。石膏"略煅带生用,多煅则性敛体腻矣"。矾石"凡用,煅干汁,谓之枯矾,不煅者,为生矾"。程氏对某些药物记载多种炮制熟制方法以备他用,如香附"因气香燥,用童便制之,横行胸臆间,解散痞闷,凡气郁客热,藉以降下而舒畅也。因味辛散,乃用醋炒,佐入肝经,以理两胁及小腹痛,凡血瘀经滞,藉以行气而快滞也。若炒黑,用治淋沥及崩漏,盖因气郁,以此疏之,顺其气而血自止也"。同时指出香附的使用宜忌:"由血随气,行血药中多用之,但气实而血不大虚者为宜。若气虚甚者,用之愈损其气、燥其血矣,故血虚崩漏者,又不可用。"虎杖渍酒服,主暴瘕;煮酒服之,用于风在骨节间及血瘀;研末酒服主血痛及坠扑昏闷;虎杖烧灰用贴诸恶疮;焙研炼蜜为丸,陈米饮服用于肠痔下血。

二、辅料运用灵活,炮制不繁

辅料作为药品的关键组成部分,对药品的质量优良与否起着至关重要的作用。中药辅料包括中药炮制用辅料和中药传统制剂辅料,比现代制剂用辅料更为复杂。辅料炮制可谓是我国传统制药技术的点睛之笔,圣贤重视辅料炮制的运用,善于总结规律,在实践中不断完善炮制辅料的使用方法。汉代《五十二病方》中有"取商牢置醯中"的论述,是中药炮制用辅料的最早文字记载。汉代张仲景《伤寒论》中也有"酒渍大黄""醋渍泡乌梅"等辅料运用相关论述。我国三大炮制学专著,南北朝时期雷敩的《雷公炮炙论》、明代缪希雍的《炮炙大法》和清代张叡的《修事指南》中提及的辅料种类丰富,均重视辅料炮制所发挥的作用。《雷公炮炙论》中记载的辅料名称大多为道教炼丹时所使用的隐语,如紫背天葵、五方草、山须草、和阳草等,历代本草方书文献中并不常见,雷氏对辅料的使用着重于七情配伍,如牡丹皮炮滑石、枸杞子汤炮巴戟天等,其使用辅料大多为提高药性、减弱毒性。《炮炙大法》是缪氏实践经验的总结之作,其对中药炮制、制剂、贮藏等方面均作了较为全面的论述,如缪氏记载酒蜜蒸炒大黄的炮制方法,以减少副作用,缓和泻下作用,扩大大黄临床使用范围。《修事指南》提出辅料炮制作用论,张氏言:"吴茱萸汁制抑苦寒而扶胃气,猪胆汁制泻胆火而达木郁,牛胆汁制去燥烈而清润,秋石制抑阳而养阴,枸杞汤制抑阴而养阳,麸皮制去燥性而和胃……蒲草蒸制归水脏而易坎宫,芭蕉水制益阴而缩膀胱。"明代新安医家陈嘉谟亦非常注重辅料炮制,其结合前人论述和个人临床经验,总结归纳出辅料炮制的运用原则,引申出"以药制药"的辅料炮制配伍理论。历代医药学家对辅料认识的不断完善促进了辅料炮制的发展。

程履新重视中药炮制,灵活运用辅料,主要体现在以下几个方面。首先,程氏记载使用的辅料种类多。卷二谷部造酿类辑"淡豆豉""豆黄""豆腐""陈仓米""神麹""红麹""饴糖""酱""醋""酒"等常见的固体液体辅料,并详述其性味功效和辅料炮制功能。

如淡豆豉性寒,味苦、甘、涩,具有除烦解毒,治时疾热病发汗之功,"得葱发汗,得盐则吐,得酒治风,得薤治痢,得蒜止血,炒熟又能止汗""豉和白术浸酒,常服之",可辟除瘟疫;"用葱白一虎口,豉一升,绵裹,水三升,煮一升,顿服取汗。更作加葛根三两;再不汗,加黄麻三两",用于伤寒发汗。

豆黄"用黑豆一斗蒸熟,铺席上,以蒿覆之,如盦酱法,待上黄,取出晒干,研末收用",其性温,味甘,具有壮气力,补虚损功效,"生嚼涂阴痒汗出""大豆黄二升,大麻子三升熬香,为末。每服一合,饮下,四五服,任意",用治脾弱不食;"大豆黄为末,水和涂之",用治打击青肿。

豆腐性寒,味甘、微咸,能宽中益气,和脾胃,消胀满,下大肠浊气,清热散血,"白豆腐,醋煎食之",治疗休息久痢;"心头热者。用热豆腐细切片,遍身贴之,贴冷即换之,苏省乃止",治疗烧酒醉死。

陈仓米性凉,味咸、酸,能够补五脏,调肠胃,利小便,"暖脾调胃,止泄,宜作粥食。炊饭食,止痢,补中益气,坚筋骨,通血脉。以醋同捣,封毒肿恶疮。研末服,去卒心痛""陈仓米二升,麦芽四两,黄连四两切,同蒸熟,焙研为末,水丸梧子大。每服百丸,白汤送下",用治暑月吐泻;"以陈仓米三升,水一斗,煮汁澄清饮",用治霍乱大渴。

饴糖是麦芽同诸色米熬煎而成,只有糯米可入药,粟米次之,其余米不能使用,其性大温,味甘,具有健脾胃,补虚冷,消痰润肺,理嗽之功,"于蔓菁、薤汁中煮一沸,顿服之",治疗伤寒大毒嗽;"寒食大麦一升,水七升,煎五升,入饴糖二合,渴即饮之",治疗老人烦渴。

醋性温,味酸,发挥敛津、下气除烦、消痈肿、散水气、杀邪毒、破结气、除癥块坚积之功效,临床应用范围广,"醋磨青木香,止卒心痛、血气痛。浸黄柏含之,治口疮。调大黄末,涂肿毒。煎生大黄服,治痃癖,散瘀血,去黄疸、黄汗""以故绵浸醋中,甑蒸熟裹之,冷即易,勿停,取瘥止",用治足上转筋;"以礶盛醋,烧热石投之二次,温浸。冷则更烧石投之,不过三次即愈",用治乳痈坚硬。

酒性大热,味苦、甘、辛,具有通血脉,厚肠胃,助药势,杀百邪,消忧郁,御寒气等功效,过度饮酒,或炮制不当,或服用时间不宜等,均可引起中毒,"过饮腐肠烂胃,愦髓蒸筋,伤神损寿……醉卧当风,则成癫风。醉浴冷水,则成痛痹。服丹砂人尤忌过饮。凡酒忌诸甜味……夜气收敛,酒以发之,乱其清明,令人昏愦。"程氏记载众多治病酿酒方,如五加皮酒"用五加皮洗刮去骨煎汁,和麴、米酿成,饮之。或切碎袋盛,浸酒煮饮。或加当归、牛膝、地榆诸药",有壮筋骨,填精髓之功,治疗一切风湿痿痹;白杨皮酒"以白杨皮切片,浸酒起饮",治风毒脚气,腹中痰癖如石;薏苡仁酒"用绝好薏苡仁粉,同麴、米酿酒,或袋盛煮酒饮",强筋骨,健脾胃以去风湿。

其次,程氏记载众多同种药物采用不同的辅料炮制从而产生不同疗效的本草,体现辅料运用的多样性。如卷三菜部荆芥"炒黑用,须炒极黑存性,治肠红下血,女科崩漏,产后血晕,取其凉血及血遇黑则止之义也。肝喜疏散,以此入血分,善搜肝中结滞之气""以豉汁煎服,治暴伤寒,能发汗""捣烂醋和,傅丁肿之毒";茄"醋磨,傅肿毒。老裂者烧灰,治乳裂";卷五竹木花卉部黄柏"用盐水制,使盐以入肾,以救肾水。用蜜汤拌炒,取其恋膈而不骤下,治五心烦热、日痛口疮诸症。单炒褐色,治肠红痔漏,遗精白浊,湿热黄疸,及膀胱热脐腹内痛"。

最后,药辅合一,药食同源也是程氏运用辅料的一大特色,书中记载的辅料或其原料大多是药材,也是日常生活中非常常用的食品、调味料,经过简单的制备后可作为炮制用辅料使用。如卷三菜部生姜,不仅是制备炮制用辅料姜汁的原料,也是常见的中药材和厨房必备品。程氏言:"以其通神明、去秽恶,可常食也。不多食,以多食则热,辛能偏散,且能损目耗心气也。凡有痔病,多食兼酒,立发甚速;患疮,多食则生恶肉,俱宜忌之……秋令主收,亦不宜食。"指出食用生姜的宜忌;其言"生姜,性温,味辛",又谓"合黑枣,和脾健胃。佐灯心,通窍利肺气。同脾胃药,止泄泻。同半夏,主心下急痛。同杏仁,主气实急痛,心胸拥隔冷热气……解菌蕈诸物毒、食野菌中毒",论述生姜的功效和主治病证。姜汁是中药炮制中的常用辅料之一,程氏重视其临床运用,如"用姜汁半杯,生地黄汁少许,蜜一匙,水二合,和服之",用治胃虚风热不能食;"生姜四两,捣自然汁一酒杯,露一宿。待于发日五更面北立,饮即止。未止再服",用治疟疾寒热;"生姜汁半合,蜜一匙,煎温,呷三服愈",用治久患咳噫;"生姜二斤捣汁,蜜五合,煎匀。每服一合,日五服",用治喉痹毒气;还可见"姜汁制则不腻膈""如有痰,用姜汁拌蒸"等论述。卷四果部蜜糖,既是药食同源的一味药材,也是常见的炮制用辅料。程氏言:"生凉,熟温,不冷不燥,得中和之气,故十二脏腑之病,罔不宜之。但多食动风,生湿热虫,小儿尤忌。七月勿食生蜜,令人暴下霍乱。青赤酸者,食之心烦。不可与生葱、莴苣同食,令人下利。食蜜饱后,不可食鲊,令人暴亡",揭示食用蜜糖的禁忌;其言:"性平,味甘。主治:补中,清热……久服强志,轻身延年……同生地汁各一匙服,治心腹血刺痛及赤白痢……同葱作煎如枣,纳肛门,能导大便结燥。"指出蜜糖功效和辅料应用情况。程氏特别单列蜜饯地黄和蜜饯砂仁。蜜饯地黄是将正九月采收的地黄洗净,用竹刀切去外皮,将生品浸于蜜糖之中,以"甜脆为佳果",用于清热凉血,滋阴养血;蜜饯砂仁是将嫩砂仁浸入蜜糖中作果,香甘可食,具有和中行气,止痛安胎,补肺醒脾,养胃益肾之功。

三、选火择水,校剂量正剂型,药取奇功

药证对应,药质优良,剂量准确,剂型适宜,炮制如法,是药物屡建奇功的关键所在。明代李时珍云:"凡服汤药,虽品物专精,修治如法,而煎药者卤莽造次,水火不良,火候失度,则药亦无功。""今之小小汤剂,每一两用水二瓯为准,多则加,少则减之。如剂多水少,则药味不出;剂少水多,又煎耗药力也……其水须新汲味甘者,流水、井水、沸汤等,各依方……若发汗药,必用紧火,热服。攻下药,亦用紧火煎熟,下消黄再煎,温服。补中药,宜慢火,温服。阴寒急病,亦宜紧火急煎服之",指出煎药时正确选择水火用量和类型的重要性。宋代寇宗奭《本草衍义》曰:"今人使理中汤、丸,仓卒之间多不效者,何也?是不知仲景之意,为必效药,盖用药之人有差殊耳。如治胸痹,心中痞坚……人参、术、干姜、甘草四物……或作丸,须鸡子黄大,皆奇效。今人以一丸如杨梅许,服之病既不去,乃曰药不神。非药之罪,用药者之罪也。"指出时医不能正确掌握古方剂量剂型而疗效不佳的现象。程履新亦认识到水之性味不同,火之功效各异,须择用之;古今甚远,铢两制度有所差异,需变换校正。

程氏在卷六水火土金石部中详述水火应用。程氏指出:"第水有雨、露、霜、雪、河、海、井、泉。流止寒温,气之所钟既异;甘淡咸苦,味之所入不同。"故"尤慎疾卫生者"需依据证候方药差异选择对应性味之水用于炮制。如流

水,包括千里水、东流水、甘烂水和逆流水,其特点为"外动而性静,质柔而气刚,与湖泽陂塘之止水不同",常用于煮粥烹茶,用此水煮药"禁神最验"。井泉水分为井华水和新汲水,"平旦第一汲"便是井华水,质量最佳,能疗病利人,人饮之无疾,令人多寿,程氏言:"夫一井之水,而功用不同,岂可烹煮之间,将行药势,独不择夫水哉?"井华水性平,味甘,适宜煎煮补阴药以及一切痰火血气药;新汲水适用于单饮,常外洗疮疡以解毒。节气水之气味随节气变化而变迁,"此乃天地之气候相感,又非疆域之限也"。其中立春、清明二节气水,谓之神水,"宜浸造诸风脾胃虚损,诸丹丸散及药酒,久留不坏"。寒露、冬至、小寒、大寒此四节气水及腊日水,"宜浸造滋补五脏及痰火积聚虫毒诸丹丸,并煮酿药酒,与雪水同功"。井华水,男女老幼各饮一杯,能却疟痢百病。重午日之午时水,"宜造疟痢、疮疡、金疮、百虫蛊毒诸丸"。程氏特别指出小满、芒种、白露三节气水有毒且易败坏,不宜单饮或用于酿造炮制,否则易生脾胃疾病。对于火的运用,程氏亦列举数种,不乏论述。如阳火、阴火,阳火遇草则焫,得木而燔,可以湿伏,可以火灭;阴火不焚草木而流金石,得湿愈焰,遇水益炽。炭火包括两类,烁炭火取其力紧,"宜锻炼一切金石药";煿炭火取其力慢,"宜烹煎焙炙百药丸散"。芦火、竹火皆可用于煎一切滋补药,程氏善用陈芦、枯竹取火,"取其不强,不损药力"。桑柴火,是煎炼膏药时所必用,取其能助药力。

程氏于凡例中针对古今铢两制度不同问题,引《名医别录》合药分剂法则以校正剂量剂型。对于丸药大小标准问题,程氏总结归纳为:"凡丸药云如细麻者,即胡麻也,不必扁扁,略相称尔。黍、粟亦然。云如大麻子者,准三细麻也。如胡豆者,即今青斑豆也,以二大麻准之……如梧子者,以二大豆准之。如弹丸及鸡子黄者,以四十梧子准之"。对于方用"若干枚"言药物用量问题,程氏进行说明:"凡方云巴豆若干枚者,粒有大小,当去心皮秤之,以一分准十六枚。附子、乌头若干枚者,去皮毕,以半两准一枚……枣大小三枚,准一两。干姜一累者,以一两为正。"对于丸散药制备问题,程氏明确捣筛方法以及赋形剂运用原则:"凡丸散药,亦先切细,曝燥乃捣之。有各捣者,有合捣者,并随方。其润湿药如天门冬、地黄辈,先增分两切曝,独捣碎,更曝。若逢阴雨,微火烘之,既燥,停冷捣之。"程氏赞同前人之论:"修合丸药,用蜜只用蜜,用饧只用饧,用糖只用糖。"即赋形剂不能交杂使用,如丸药用蜡是取其固护药之气味势力功效,不能再投蜜糖。对于煎煮汤药过程中水量加入多少问题,程氏认为:"其水依方,大略二十两药,用水一斗,煮取四升,以此为准。"然而也有例外,如发挥攻下作用的汤药,水量加入宜少而多取药汁;发挥补益作用的汤药,水量加入宜多而少取药汁。

四、集寻常日用之物，达养生却病之效

程履新对养生之道认识独具一格，发明颇多，所辑众多寻常日用之品，都有轻身延年益寿之功。程氏于卷一身部前半卷论述少时、壮年和老年的起居饮食之节，对于指导养生保健确有意义。少时之人，哺乳之际，不可早予谷食，难于消化，"如乳少，万不得已，只宜以小米煮薄粥，徐徐哺之"。另外，一切咸味食物、肉食、生冷果品、煎炒面食、糯米黏滞难化之物，亦不得轻喂，恐发哮喘、疳积、癥瘕痞块之疾，坏脾伤胃。壮年之人，易于动气，当戒酒之狂药，"多饮令人心高胆泼"。另外，"一切五辛厚味，皆助刚气，血气方刚时，正不宜益助其刚"。老年之人，"先饥而食，先渴而饮，先寒而衣，先热而解。勿令汗多，不欲多唾，唾不令远。勿令卧熟扑扇，勿食生冷过多。勿多奔走，勿露卧空阶，而冒大寒、大热、大风、大雾"，盖酸多伤脾，苦多伤肺，辛多伤肝，咸多伤心，甘多伤肾，故老年之人饮食尤当加意，勿伤五味。食后当步行百步，并用手摩腹以消食畅气。程氏言："夫常见人，有自少至老康健安宁、从无疾病、终身不知药为何物者，又何藉尚于本草也耶？正如尧舜成康之世，雍雍熙熙击壤而歌，民不知兵甲为何用者，又何尚于孙吴韬略也哉？"程氏以太平盛世百姓不知兵甲是何物为例，认为人们只有"尊养此身"，才能做到终生不为疾病所困，强调养生预防的重要性。人之身躯，至重之物，乃父母生之，天地成之，其作用颇多，"位天地，育万物，为圣为贤，成仙成佛"，无不是此身为之，不可不慎重。然而程氏发觉世人不知自重其身，往往"以酒为浆，以妄为常，骄奢淫欲，贪嗔痴狂，日夜攻伐，自取灭亡"，以致常受七情之伤，感六淫之害，却"甘为下愚，甘为夭折，醉生梦死，不知愧悔"，直至躯体受到损伤，阴阳平衡状态打破，苦于病痛折磨，才开始四处寻求药方，草木之品治之不验者便寻觅诸金石之药，再不应者遂尝遍诸异丹，程氏指出："是皆不求其本之过也。"即世人不明尊身之道，不谙养生之理，妄以草木金石之品代治之。程氏主张"与其病后能服药，不如病前能自防；与其病前能自防，不如无病能自养也"。如伤于饮酒过度者，断酒疾病便瘥；终日纵情淫荡者，戒欲遂安；情志不舒，郁郁寡欢者，潇洒疾病方起；五脏不相平者，一脏不平，以所胜平之，即忧伤脾，喜胜忧之类，此皆"原其情而求其本""无烦草木金石矣"。正如程氏在引文中所言："故病有以药治者，有不以药治者，有以治治之者，有不以治而治之者。"程氏的养生预防观念贯穿全书始终。

程氏云："此集只以日用寻常之物，足以养生却病，并可以治寻常易识之病耳。"程氏细心观察家园之中易取易得之品，发现只要收采得时，取贮有法，炮制得当，便可助人益寿延年，其言："殊不知至贱之中，常建非常之效者；往往珍

异之品,反有误服而致疾者,不可不察也。"程氏感慨世人多厌常喜新,舍近图远以寻珍贵药石,时医又多治以怪异草木,偶尔一中,便诩诩矜夸。其认为人之精气神,是为身中三宝也,若人能自宝其三宝,则百病不侵,一生安乐,况且"谷菜果子、竹木花卉、水火土金,已足治病,更能清心寡欲,自臻上寿",不必再探奇索隐,以图珍异。如枸杞子,需拣去枝梗,酒润一夜,蒸熟,美如葡萄,可作果食。其性平,味甘,体润滋阴,入肾补血;味甘助阳,入肾补气;色紫类肝,更能益肝。可用于诸真阴不足之症,起男子阴痿、女人血枯,体味浓厚有力,为峻补之剂。常与人参相须为用,盖人参固气,令精不遗;枸杞滋阴,使火不泄,久服可明目安神,令人长寿。桑甚,乃桑之精英,将其曝干为末,蜜丸长服,是为仙方,具有利五脏,养血气,除关节痛之功效。单食,可止消渴;捣汁饮,可解酒毒;酿酒服,可利水气,消肿;久服,使人不饥,安魂镇神,令人聪明,变白不老。黄精,乃服食要药,仙家以为芝草之类,以其得坤土之精粹,故称,其性平,味甘,可补五劳七伤,助筋骨,耐寒暑,益脾胃,润心肺。单服,需九蒸九曝;入蜜饯充果食之,可驻颜断谷;久服,可轻身,延年不饥。常与枸杞子配伍使用,两者各等分,捣作饼,日干为末,炼蜜丸如梧子大,每汤下五十丸,具有补虚精气之功;与蔓菁配伍使用,以黄精二斤,蔓菁一升,淘同和,九蒸九晒,为末,空心每米饮下二钱,日二服,可补肝明目,延年益寿。薏苡米性平,味甘,具有健脾益胃,补肺清热,祛风胜湿,舒筋下气功效,久服轻身。露水,是阴气之液,"夜气着物而施润泽也",于秋令季节以盘收取,煎如饴服,令人延年不饥。

五、制方治疗需辨药

医家用药,如良将用兵。主将练兵之时,必先分别武艺,区别队伍,方可破敌立功;医家用药之时,每用一味,都需详细辨明分别,方能效如桴鼓。程履新认为辨药之前需先明药物命名之意义,"则药之义理,思过半矣"。药物命名方式众多,"或以体,或以色,或以味,或以形,或以性,或以能,或以地,或以时"。如松杨,其材如松,其身如杨,故名;冬青,以冬月青翠,故名;密蒙花,以花繁密如锦,故名;当归,有各归气血于经络之功,故名;菖蒲,以用此开发孔窍,使神气昌,故名;半边莲,以秋开小花淡红紫色,止有半边,如莲花状,故名。后程氏于总论中列"辨药八法",强调凡药物使用之前都须先辨体、色、气、味、形、性、能、力。其言:"每药,一品须分八款,更有次序"。体:燥,润,轻,重,滑,腻,干;色:青,红,黄,白,黑,紫,苍;气:膻,臊,香,腥,臭,雄,和;味:酸,苦,甘,辛,咸,淡,涩。此四者,"乃天地产物生成之法象,必先辨明,以备参考"。形:阴,阳,水,火,木,金,土;性:寒,热,温,凉,清,浊,平;能:升,降,浮,沉,定,走,破;力:宣,通,补,泻,渗,敛,散。此四者,"藉明哲格物推测之义,而后区别以印生成"。医家诊疗疾病,制方选药时,应先验其体,观其色,嗅其气,嚼其味,若有不能嗅其气,嚼其味者,须煎汁尝之;而后推其形,察其性,原其能,定其力。按此八法,交相详辨,则诸药之厚薄、清浊、缓急、躁静、平和、酷锐之性以及走经主治之义,都可了然于心,而不会混淆药理,被古今诸书所误。

程氏于"辨药八法"之后,又附有从明代贾所学《药品化义》节引的"用药十八法",分别为:"体质所主""五色所主""五气所入""五气所能""五味所入""五味所走""五味所养""五味所主""五味所能""五味所宜""五味所禁""药之阴阳,属形款内""药性清浊""药性所养""药性所主""药性所用"和"药力所主"。程履新体会古人之义,临床用药谨遵其法,往往类推药色、性、味等以入脏走腑,确定攻邪补益之法。如山药"其色纯白,专入肺部""因其味甘气香,用之助脾""土旺生金,金盛生水,功效相仍,故六味丸中用治肾虚腰痛";百合"色白性平,专入肺部";韭菜"入足厥阴经,乃肝之菜也";葱"外实中空,肺之菜也";紫菀"色紫体润,恰合肺经血分""因其色紫类肝,用入肝经""因其体润,善能滋肾";甘草"色黄,味甘属土,土居中央,兼乎五行,专入脾经";枸杞子"又因色紫类肝,更能益肝";山茱萸肉"色紫微酸,体盾濡润,专入肝胆,滋阴益血";桑白皮"体轻色白,专入肺经";山楂"味酸属甲,带甘属乙,甲乙化土,以此入脾助其运化";白术"取其辛燥湿苦润脾"等。

六、诸药自本至末,罔不有功

病有常有变,知常达变以指导用药对医者来说至关重要。程履新认为,从病之常论之,汉代《神农本草经》载三百六十五品已不为少;从病之变论之,明代李时珍《本草纲目》载一千八百九十二种尚有所不足焉。程氏又以《内典》中"文殊令善财采药"为例,提出"夫天地不虚生一物,生一物必有一物之用。故有是病必有是药,病千万变药亦千万变,病无穷药亦无穷也"的观点。即人身之须发、便溺,百谷菜果,家园中诸竹数花卉,山居中众多水火土金石等天地所生之物皆可作用于人体。程氏在总论中载"体质所主",论述诸药之根、梢、头等部位功效,说明每药自本至末都能发挥相应疗效。其具体内容为:根,主升,与苗同;梢,主降,与尾同;头,主补中守,与身同;茎,主通;叶,属阳,发生,主散,性锐;花,属阴,成实,主补;子,主降,兼补,能生长;仁,主补,能生润利;蒂,主宣;皮,能降火,主散表;肉,主补;汁,主润利;大,性宽缓;中,性猛;小,性锐;细,性锐;尖,性锐;通,能行气;薄轻,能升;厚重,能降;干燥,能湿;湿润,能去燥,主补;滑腻,能利窍;油,能润燥。

程氏于《山居本草》各部辑录的众多药物都有"独一物而全备"的特点。如当归,具有"根升、梢降、中守"的特点,即当归头补血上行,当归身养血中守,当归梢破血下行,全当归活血运行周身。若治血虚不足,纵欲耗精,阴虚劳怯,去血过多,痈毒溃后等血脱证,用归头以补血;治精神困倦,腰痛腿酸,女人血沥,目疼牙痛,疟病久虚,纯血痢疾等血虚证,用归身以养血;治诸肿毒,跌扑金疮,皮肤涩痒,湿痹瘕癖,经闭瘀蓄等血聚证,用归尾以破血。再如菊,程氏云:"其苗可蔬,叶可啜,花可饵,根可药,囊之可枕,酿之可饮。"程氏记载于书中的每一味药物,基本上都详述其根、叶、子、花、梢、仁、皮等各部性味、功效、主治及用法,对后学选方择药大有裨益。

洪正立

洪正立,生卒年不详,字参岐,明末清初徽州歙县人,行医于河南一带,与诗人阮汉闻书信往来甚密,其子洪绍岐继承家学坚守岐黄之道。洪正立留有《医学入门万病衡要》一书,该书由王雷臣协助刊刻出版,书中上官鉝序的落款年份"顺治乙未(顺治十二年)",可推知洪正立行医年代。据洪芳度《新安历代医家名录》记载,洪正立为新安医家吴崐的门人。日本丹波元胤所著《医籍考》中载引《赖古堂藏弃集》有关洪正立生平的介绍:"周亮工曰:歙人洪参岐以医名吾梁。著有《医衡》,王雷臣为复刻之。"另一条则批注"其子绍岐亦世其业",而该书中尚存一封阮汉闻写给洪正立的一封书信。以上就是尚存的洪正立全部生平资料。

《医学入门万病衡要》一书又名《医学入门衡要》《洪参岐医衡》《万病医衡》,书名应是受明代李梴的《医学入门》与龚廷贤的《万病回春》影响,由书名"入门"即可知该书是洪正立为初入岐黄之道的后学者而编撰的理法方药具备的教学书籍,乃医学启蒙之作。"衡"者,标准也,准则也,《荀子·王制》自言:"公平者,职之衡也,中和者,听之绳也。"又有考虑、比较之意,明末清初著名思想家顾炎武《郡县论七》:"今则一切归于其县,量其冲僻,衡其繁简"即此意。"要"者,要点也,纲要也,《韩非子》有"事在四方,要在中央"言,《商君书》也有"故其治国也,察要而已矣"之记载。因此,"万病衡要"既有记载治疗多种疾病之标准的含义,也有将不同的病证、治法、遣方用药等内容进行比较之意。是书有清顺治十二年(1655年)序刻本、日本延宝五年(1677年)唐本屋喜右卫门刻本、日本天和三年(1683年)伊藤五郎兵卫刻本等三个版本。据陆翔、张若亭等人考证,洪正立为该书实际作者,清顺治十二年乙未(1655年)序刻本为后来诸多版本的祖本,而日本的版本误传为龚廷贤原辑,又因医学启蒙类书籍在日本种类较少且龚廷贤在日本影响较大,也就出现了日本翻刻2次的现象。该书共分为6卷,理论内容大部分取自于明代医家虞抟的《苍生司命》,但在"伤寒"一类上洪正立另有看法并另择附方。全书以病证分类,共计77种温病、伤寒、内伤杂病、五官、妇产等常见病证,每类先述医理,后附方药,在《中国中医药学术语集成·中医文献·上》所谓"论温暑则纂辑河间之论,伤寒则汇集陶节庵之说,内伤杂病则选录东垣、丹溪等名家之法,女科以陈自明之良方为主"的基础上又有"谨按"参之己意,如"水陆二仙丹"下附:"金樱膏濡润而味涩,故能滋少阴而固其滑泄,芡实粉枯涩而味甘,故能固精浊而防其滑泄,金樱生于陆,芡实生于水,故曰水陆二仙。"这些内容对于读者深入理解方剂配伍和用药原则都有极大帮助。

本节基于《医学入门万病衡要》中附方、医理与精妙谨按,从"辅料炮制,以药制药""以'七'为周期"的炮制理论,"采药、用药结合气候""善用引经报使理论"的药性理论,"玄参散浮火""凡治酸,必少加吴茱萸""白芍不惟治血虚"的单味药药性等具体分析洪正立中药炮制及其相关理论的特色。

一、辅料炮制,以药制药

辅料炮制是指在中药炮制过程中添加物料,辅助主药达到炮制目的的炮制方法。炮制辅料常具有增强主药疗效、降低毒性、减轻副作用或影响主药理化性质等作用。其中,以药制药可以增强疗效的理论,最早可见于汉代张仲景《金匮要略方论》中通过蒲黄炒制使得阿胶的治疗吐血效果增强的记录;降低毒性的理论则见于该书"以蜜二升煎取一升"来减轻川乌的毒性这一记载;减轻副作用的理论则可见于南北朝时期雷敩《雷公炮炙论》中甘草炮制远志来缓和药性的记载;影响主药理化性质和性味归经则可见于明代新安医家陈嘉谟的《本草蒙筌》,其中提纲挈领归纳了辅料制后中药作用趋势、归经、功效以及毒副作用等方面的改变,使得中药炮制形成了相对完善的系统。

酒味甘、苦、辛,性热,可以通血脉,行药势,矫臭矫味,防止腐坏。自唐宋起,入药的酒基本为米酒,明代陈嘉谟《本草蒙筌》记载:"惟糯米面曲者为良,能引经行药势最捷。"既提出了"酒行百药"的功效,也引出了"酒制升提"的观点。洪正立在治疗中风的"八味顺气散"下标注"以酒化"的服用方法;在治疗中风,口眼㖞斜,时吐涎沫,言语謇涩,手足缓弱的"豨莶丸"下标注"每蒸用酒蜜水洒之"的制作方法和"空心温酒、米饮任下"的服用方法;在治疗肠胃积热诸病,三十六般风七十二般气的"搜风顺气丸"中药物菟丝子和牛膝后分别附"酒浸""酒浸二宿"的炮制方法,并标注"茶、酒、米饮任下"的服用方法;在清头目,凉膈,化痰利气的"清气化痰丸"中药物黄芩后附"酒浸,炒"的炮制方法;在"王隐君滚痰丸"的药物大黄和黄芩后分别附"酒蒸""酒洗净"的炮制方法;在治疗癫痫痉诸疾,惊悸,神不守舍的"归神丸"中药物颗块朱砂后附"猪心内酒蒸"的炮制方法,并标注"酒煮糊为丸"的制作方法;在治疗白浊,梦泄遗精及滑出而不收的"珍珠粉丸"下标注"空心温酒送下"的服用方法；在治疗思虑伤心，小便赤浊的"瑞连丸"中药物当归后附"酒浸"的炮制方法，并标注"空心温酒、枣汤任下"的服用方法；在治疗遗精恍惚惊悸的"妙香散"下标注"温酒调服"的服用方法；在治疗妇人女子经候不调的"四制醋附丸"中药物香附子后附"好酒浸七日"的炮制方法，并标注"空心食前盐酒送下""空心温酒下"的服用方法；在治疗妇人月经当绝不绝或过多不止的"芩心丸"下标注"空心温酒下""酒冷淡调下三钱"的服用方法；在治疗五种肠风下血，痔漏脱肛的"槐角丸"中药物当归后附"酒浸一宿"的炮制方法，并标注"酒糊丸"的制作方法；在治疗肠风下血不止的"加减四物汤"中药物当归后附"酒浸"的炮制方法等。

生姜味辛，性微温，可散寒解表，温中止呕，降低毒性。其作为炮制辅料常取生姜汁，晋代《刘涓子鬼遗方》首次提出生姜汁炮制半夏以降低毒性。明代李梴《医学入门》中提出了"入脾姜制"的观点，陈嘉谟则提出"姜制发散"的看法，二人分别指出其温中之效和散寒之能。洪正立在治男子、妇人一切风气攻注四肢，骨节疼痛，肢体顽麻，手足瘫痪，言语謇塞的"乌药顺气散"下标注"姜水煎服"的服用方法；在治疗热极生风，大便秘结的"防风通圣散"下标注"生姜三片"的煎煮方法；在治疗中风血虚导致左瘫的"四物汤"和治疗中风气虚导致右痪的"四君子汤"中加入姜汁；在"小柴胡汤"下标注"姜枣同煎"的煎煮方法和"辛甘发散为阳，是以用姜枣合辛甘，发散半表之邪"的谨按；在"大柴胡汤"下标注"生姜、枣子同煎至半盏"的煎煮方法和"用生姜、甘草、大枣发散表邪"的谨按；在"大承气汤"中药物厚朴后附"姜制"的炮制方法；在消痰利气，扶脾胃，进饮食的"加减保和丸"下标注"姜汁面糊为丸"的制作方法；在"参苓白术散"中药物白扁豆后附"姜汁炒"的炮制方法；在"六和汤"的药物白扁豆和厚朴后分别附"姜汁略炒""姜汁制"的炮制方法，并标注"生姜三片"的煎煮方法；在清暑气，和脾胃的"十味香薷饮"中药物厚朴后附"姜汁炒黑色"的炮制方法；在"清气化痰丸"中药物半夏后附"姜泡七次"的炮制方法，并标注"姜汁煎"的制作方法；在治疗诸风痫暗风的"追风祛痰丸"中药物半夏后附"用生姜汁作曲"的炮制方法，并标注"姜汁糊为丸"的制作方法和"用淡姜汤下"的服用方法等。

食盐味咸，性寒，不仅可以在治疗肝肾不足时引药下行、增加疗效，又能在发挥化痰降火等功效的药品中起到缓和药物辛燥之性、增强滋阴降火功效的能力，还能软坚散结。洪正立在治腰痛方中的"肾着丸""青娥丸"等药物下均标注"盐汤下"的服用方法；在治梦遗精滑方的"丹溪九龙丹""定志真蛤粉丸"等药物下均标注"盐汤下"的服用方法；在治疗妇人女子经候不调的"四制醋附丸"的药物香附子后附"盐水浸七日"的炮制方法，标注"空心食前盐酒送下"等。

醋味酸、苦，性温，可活血行气、散瘀解毒、开胃养肝、增强止痛、引药入肝、矫臭矫味，现代研究又发现醋还可杀菌防腐、改变质地和有利有效成分煎出。洪正立在"香连丸"下标注"醋糊丸"的制作方法；在治妇人女子经候不调和一切瘀血为痛的"四制醋附丸"中药物香附子后附"米醋浸八日""醋煮"的炮制方法，并标注"醋糊丸"的制作方法；在治疗妇人月经当绝不绝或过多不止的"芩心丸"中药物黄芩后附"以米醋浸七日，炙干，又浸又炙，如此七次"的炮制方法，并标注"醋糊丸"的制作方法；在"生料五积散"下标注"妇人调经则入艾醋"的药物加减规则等。

童便味咸，性寒，可滋阴降火，凉血止血，活血化瘀。明代新安医家陈嘉谟《本草蒙筌》载有"童便制，除劣性降下"，此看法点明了童便炮制药品可增强疗效，减弱毒性，引药下行等作用。洪正立在治妇人女子经候不调的"四制醋附丸"中药物香附子后附"童便浸七日"的炮制方法等。

米泔味甘，性寒，可止烦渴，利小便，清热凉血，其用作炮制辅料时则可降低药物辛辣之性，达到补脾和中的效果。洪正立在"生料五积散"中药物苍术后附"米泔水浸去粗皮"的炮制方法；在"平胃散"中药物苍术后附"泔浸"的炮制方法；在治痞，消食强胃的"枳术丸"中药物白术后附"米泔水浸"的炮制方法等。

蜜味甘，性平，可养阴润燥，调和诸药，其用作炮制辅料则能调和脾胃，补中益气，缓和药物对脾胃的刺激作用。洪正立炮制时大多使用蜜来制作丸剂与煎煮，如"搜风顺气丸"下标注"炼蜜丸"的制作方法和"连翘饮子"下标注"蜜少许"的煎煮方法等。

陈壁土味甘、苦、平，性温，可燥湿补脾、温中和胃、止呕止泻，用作炮制辅料时能够补益中焦脾胃，降低药物对脾胃的刺激性。洪正立在治痞，消食强胃的"枳术丸"中药物白术后附"陈壁土炒"的炮制方法，是以增强白术健脾和中的功效，这也符合现代总结出的"土制补中"的理论。

麦麸性味甘、淡，有和中益脾之功效，其炮制药物能缓和药物燥性，除去药物不良的气味，缓和药物对胃肠道的刺激，增强和中益脾的功能。洪正立在"搜风顺气丸""槐角丸""枳术丸""橘皮枳术丸"等药品中药物枳实后附"麸炒"的炮制方法，是以缓和药性之用，也对应了陈嘉谟所谓"抑酷性勿伤上膈"的观点。

除上述炮制辅料，洪正立还记载了其他诸如面、白矾、皂角、乳汁、韭汁、竹沥、薄荷汤、吴茱萸、甘草汤等作为辅料进行炮制。由于《医学入门万病衡要》并非炮制方面专科书籍，因此其中尚有未记载的辅料炮制知识，但也能看出洪正立在辅料炮制上已有相对完善的理论体系。

二、以"七"为周期

"七"在中华传统文化中并非仅仅一个数字那么简单,其蕴含着深厚的文化内涵。《周易·复卦》中有爻辞:"复。亨。出入无疾,朋来无咎;反复其道,七日来复。利有攸往。"这是"七"首次出现。而正是这一句对卦辞的分析,引出了后世如《象辞》中"反复其道,七日来复,天行也"的注解;明朝郎瑛"天之道为七"的结论;赵翼"大抵阴阳往来,多以七日为候"的看法;孔颖达"天之阳气绝灭之后,不过七日阳气复生,此乃天之自然之理,故曰天行也"的释义。《周易》中以七为少阳,是"四象"之一,六为老阴,九为老阳,而少阳之数,尚有阴存在,《说文解字》有记载:"七,阳之正也,从一,微阴从中斜出也。"因此阳数盛于七而终于九,在七的位置上,阴阳可以达到调和,因此有人死后"祭七"直至七七四十九天的习俗。节气中"七月流火""于七月之中有西流者,是火之星也,知是将寒之渐"的说法表现出"七"被认作事物发展变化的临界点,《尚书孔传参正》中的"七者,天地四时人之始也"和《周易》中的"六二,震来厉,亿丧贝,跻于九陵,勿逐,七日得""六二,妇丧其茀,勿逐,七日得"也佐证了这一观点。

中国古代常用根据日、月与木、火、土、金、水五大行星运行规律构建的"七曜历";天文学中存在"北斗七星"与"二十八宿";文学上有"建安七子""竹林七贤""吴中七子""岭南七子""古文七家""毗陵七子";军政上有"舜之七友""黄帝七辅""汤七佐";宗教中有"但纪七佛""全真七子",如此等等都为"七"这个数字增添了更多神秘色彩。

在中医学中"七"被使用的频率也极高。《五十二病方》多次出现"男子七,女子二七"等与"七"或"七"之倍数相关的记载;《黄帝内经》中有"七星""七窍""七疝""七诊"等术语,并有如"女子七岁肾气盛……二七而天癸至……"此类将机体规律与"七"关联的记载;《伤寒论》中有如"太阳病,头痛至七日以上而自愈者,以行其经尽故也"的七日节律;《难经》中有"七情""七冲门"等术语;《神农本草经》中有药物配伍的七情之论。后世方书中与"七"或"七"之倍数相关的记载亦不胜枚举。

洪正立在《医学入门万病衡要》中有相当一部分与"七"相关的记载。洪正立在《医学入门万病衡要·产后诸证》的医理部分记载:"新产后七日内,禁用白芍";在"六君子汤""清气化痰丸""追风祛痰丸""小柴胡汤""大柴胡汤""柴苓汤""参苏饮""六和汤""清脾饮""济生竹茹汤""秦艽扶羸汤"等药品中药物半夏后或附"泡七次",或附"洗七次"的炮制方法;在"瑞连丸"

中药物紫石英后附"水浸七次"的炮制方法;在"芩心丸"中药物黄芩后附"以米醋浸七日,炙干,又浸又炙,如此七次"的炮制方法;在"四制醋附丸"中药物香附子后附"一分好酒浸七日,一分童便浸七日,一分盐水浸七日,一分米醋浸七日"的炮制方法;在"茵陈汤""栀子豆豉汤"等药品中药物大栀子后均附"七个"的用量规则;在"达生散"下标注"黄杨脑七个"的制作方法;在"二神丸"下标注"大肥枣四十九个"的制作方法,四十九为七七之数;在煎煮药物时常加入"生姜七片""竹叶七片"等,如此种种。书中在"荷叶散"下标注"荷叶有仰盂之形,得震卦之象",可知洪正立在一定程度上受到《周易》的影响,其以"七"为限或是取调和阴阳之意,改变药物性味,增强药物疗效,最终达到天人合一的境界。

三、采药、用药结合气候

《千金翼方》有言:"夫药采取不知时节……虽有药名,终无药实。故不依时采取,与朽木不殊"。民谚里也有"当季是药,过季是草"的说法。由此可见中药的采收时节对于该药物的药效影响极大。全草类药物通常在植株充分成长、茎叶茂盛的花前盛叶期或花期采收,因为此时是植株生长的旺盛期,也是有效含量最高的时期,洪正立在采集豨莶草时在"五月五日、六月六日收采",采摘益母草时在"六月间连根采",正是符合药物采摘规律的做法。

《素问·六元正纪大论》中记载:"热无犯热,寒无犯寒,从者和,逆者病"。即用热性药品不要触犯主时之热,用寒性药品不要触犯主时之寒,符合这个原则就会相安无事,违背这一原则就可能导致疾病,指的就是根据大自然的四季气候变化来指导临床用药规律。

洪正立在《医学入门万病衡要·郁症》的医理部分记载:"诸郁药,春加防风,夏加苦参,秋冬加吴茱萸。"《素问·阴阳应象大论》记载:"东方生风,风生木,木生酸,酸生肝,肝生筋,筋生心,肝主目。"可知春季多风邪受病,防风性温,味甘、辛,归膀胱、肝、脾经,可发表、祛风、除湿,清代张德裕《本草正义》认为"防风通治一切风邪",故"春加防风"。《素问·阴阳应象大论》记载:"南方生热,热生火,火生苦,苦生心,心生血,血生脾,心主舌。"苦参性味苦寒,归心、肝、胃、大肠、膀胱经,可清热燥湿,杀虫,利尿,夏季使用苦参可清暑热,化暑湿,故"夏加苦参"。吴茱萸味辛、苦,性热,归肝、脾、胃、肾经,有散寒止痛,降逆止呕,助阳止泻的功效,秋冬之际天气寒凉,加吴茱萸可取其散寒温中之效,扶助阳气。

洪正立在妊娠八月安胎的"束胎散"中药物炒黄芩后附"夏一两,春秋七钱半,冬五钱"的药物用量规则;在治疗眉棱骨痛的"选奇方"中药物酒黄芩后附"冬月不用,有热者用"的药物用量规则。这是因为黄芩性味苦寒,虽炒制、酒制后性味有所改变,但冬季使用应注意不可用量过多而损伤阳气,春秋季和夏季则可根据外界气候变化适量增加其用量,以维持机体内外的阴阳寒热平衡。

洪正立在"选奇方"中药物甘草后附"夏月生,冬炒"的组方规则。生甘草味甘,性凉,其采摘至组方使用不经过炮制工序,所以先天之性强,外为赤色,内里为黄色,从《周易》的卦象来看其对应离卦与坤卦,离为火,中虚,坤为土,老阴,可知生甘草得土中阴气,从而可以清热,又因甘草甘缓之功,夏季使用既有清热之效又可调和清热药物,防止药力迅猛;炒甘草经过炮制后得火热之气,去其凉而得其燥,因此阳明燥金得用,甘缓之功又存,冬季使用可加强以温补中焦的效果,固护脾胃之气。

洪正立在"补中益气汤"下标注"一方有白芍药半钱,秋冬不用"的组方规则。这是因白芍性微寒,味苦、酸,洪正立称其"收阴寒以救血",秋冬使用会损伤机体阳气。

洪正立在治疗肌热烦热,面赤食少,喘咳痰盛的"东垣泻阴火升阳汤"中药物石膏后附"秋深不用"的组方规则。石膏味辛、甘,性大寒,清代姚球《本草经解要》中有言:"得地西方燥金之味,入手太阴肺经、足阳明燥金胃、手阳明燥金大肠经。"清代陈念祖《神农本草经读》也称其"得阳明燥金之味",可知石膏可泻阳明实火,清太阴肺金。清代黄玉璐《四圣心源》称:"阳明以燥金主令。"《素问·阴阳应象大论》记载:"西方生燥,燥生金,金生辛,辛生肺,肺生皮毛,皮毛生肾,肺主鼻。"《素问·藏气法时论》则记载:"肺主秋,手太阴阳明主治。"据此可知手足阳明、手太阴与金属性密不可分,而秋季正是金当令的季节,深秋使用石膏不仅因其寒凉的属性损伤机体阳气,也会因为其与秋、金、手足阳明、手太阴肺紧密的关系而造成触犯主时的问题。

洪正立在《医学入门万病衡要·瘟疫症》的医理部分记载:"初得病一二日有表证,自冬至至春分前,宜九味羌活汤、去人参败毒散;自春分至夏至,天气已变温热,宜升麻葛根汤、柴胡解肌汤、小柴胡汤去参";在《医学入门万病衡要·伤寒》的医理部分记载:"脉浮紧有力,无汗,为伤寒,冬月用麻黄汤。脉浮缓无力,自汗,为伤风,冬月用桂枝汤,春夏秋用羌活冲和汤。""在表宜汗,冬月以桂枝、麻黄二汤加减。春夏秋以九味羌活汤加减";在《医学入门万病衡要·咳嗽症》的医理部分记载:"夏月嗽而发寒热者,谓之热嗽,小柴胡汤加石膏、知母;冬月嗽而发寒热者,谓之寒嗽,小青龙加杏仁。凡嗽,春是春升之气,夏是火炎于上,秋是湿热伤肺,冬是风寒外束。"这些均是根据外界气候合理使用药物的记载。

气候对中药药效的影响极大,洪正立在采摘药物和使用药物时密切关注时令气候,确保药物使用得当,避免过量或不适当使用,使药品能够更大限度发挥疗效。

四、善用引经报使理论

引经报使,即某些药物能引导其他药物的药力到达病变部位或某一经脉,起到"向导"的作用。引经报使理论萌芽于秦汉时期,首见于《素问·宣明五气论》中的"五味所入,酸入肝,苦入心,甘入脾,辛入肺,咸入肾";形成于金元时期,其中张元素系统整理并创立了"引经报使"理论,明确了十二经引经专药的组成及应用,李杲、王好古、罗天益则继承并创新了该理论,扩充了引经药的种类;完善于明清时期,李时珍不仅增补了引经药,还将性味归经与脏腑辨证相结合,这一时期的各种方书将引经药进一步细化,设立了专科专属引经药,并进一步拓展引经报使中"经"的概念,使引经报使理论趋于完善。

洪正立在《医学入门万病衡要·头痛症 附眉棱骨痛》的医理部分记载:"太阳头痛,恶风寒,脉浮紧,痛在巅顶两额角,宜川芎、羌独活、麻黄、藁本主之;阳明头痛,发热自汗,脉浮长大,痛连目眦齿颊,升麻、葛根、石膏、白芷主之;少阳头痛,往来寒热,脉弦,痛连耳根,宜小柴胡主之;太阴头痛,有痰,体重腹痛,脉沉头重,苍术、半夏、南星主之;少阴头痛,三阴三阳经不流行而足寒气逆,脉沉细,宜麻黄附子细辛主之;厥阴头痛,吐痰沫,厥冷,脉浮缓,痛引目系,吴茱萸汤主之。""头痛须用川芎,如不愈,各用引经药""太阳川芎,阳明白芷,少阳柴胡,太阴苍术,少阴细辛,厥阴吴茱萸,巅顶痛宜藁本、防风、酒炒柴胡、升麻"如此等等,可知洪正立对于引经药的使用十分重视且有一定的研究。

五、玄参散浮火

洪正立在治疗伤寒失下,热毒在胃,发癍,或汗吐下后余毒不散,表虚里实,发于外,甚则烦躁谵妄的"玄参升麻汤"下标注"玄参散浮火"的谨按。玄参,味甘、苦、咸,性微寒,具有清热凉血、滋阴降火、除烦、解毒的功效。浮火,即无根之火。无根之火的概念首见于王好古《阴证略例·论阴证咳逆》:"夫逆病咳逆,火炎上,使阴气不内也……阴气先绝,阳气后亦将竭,火独炎上,逆出阴气而为咳逆也。阴证者,内已伏阴,阴气太甚,肾水擅权,肝气不生,胃火已病,丁火又消,所有游行相火,寒邪迫而萃集于胸中,亦欲尽也。故令人发躁,大渴引饮,并去盖覆,病患独觉热,他人按执之,身体肌肉骨髓血脉皆寒。此火即无根之火也,故用丁香、干姜之类热药温胃,其火自下,咳逆方止。"王好古还通过"阴气内充,阳气外游于皮肤之间,是无根之火也"。来进一步解释了何为无根之火,即阴证中虚阳外浮的一种现象。明代张介宾在《景岳全书·论虚火》中将虚火的外证分为四种,其一就是无根之火,即"则一曰阳戴于上而见于头面咽喉之间者,此其上虽热而下则寒,所谓无根之火也"。明代新安医家孙文胤在《丹台玉案》中概括出"无根之火"在内的七类火,并提出"浮游之火入气分,无根之火入血分"的观点。清代喻昌认为"肾水受伤,真阴失守,无根之火为阴虚之病"。俞肇源则提出了"无根之阴火,乃阴盛于内,逼阳于外"和"无根之阴火,乃阴竭于下,阳越于上"两种看法。

针对此种症状,首创"无根之火"概念的王好古本人提出的治疗药物中其中一味就是玄参,即元代王好古《汤液本草》中"治空中氤氲之气,无根之火,以玄参为圣药"的记载。洪正立"玄参散浮火"之论与之相应。明代张介宾《景岳全书·本草正》中提出:"能退无根浮游之火"的观点。明代贾所学《药品化义》提出:"以此滋阴抑火……皆无根浮游之火为患,此有清上彻下之功。"清代沈金鳌在《杂病源流犀烛》中记载:"无根之火,游行作热(宜元参、麦冬)。"清代陈士铎《本草新编》有言:"肾火沸腾,乃龙雷之火也,其势尤烈……而玄参气微寒,最擅长散无根浮游之火。"清代黄宫绣《本草求真》中在玄参的用法下标注了"真阴失守,孤阳无根,发为火病"的情况,虽未点明,但可知这是无根之火的症状。明代刘文泰《本草品汇精要》中介绍玄参:"消咽喉之肿,泻无根之火。"以上种种,无拘"浮火""无根之火""浮游之火"等名词的不同,也无拘"无根之火"起病原因,均认可玄参作为治疗无根之火之圣药的地位。洪正立之论在一定程度上佐证了"玄参治疗无根之火"方法的正确性,也为临床和相关理论的发展提供了指导。

六、凡治酸,必少加吴茱萸

吴茱萸,性味辛、苦、热,有小毒,归肝、胃、脾、大肠、肾经,可散寒止痛,疏肝下气,温中燥湿。北宋寇宗奭《本草衍义》称其"下气最速";明代李时珍《本草纲目》记载其"治吞酸,厥阴痰涎头痛";宋代《太平圣惠方》中记载吴茱萸和干姜治疗食已吞酸,胃气虚冷者的复方;《兵部手祭方》记载吴茱萸"治醋心,每醋气上攻如酽醋";清代张秉成《本草便读》称其为"肝之主药",提出了"乃为呕吐吞酸胸满诸病,均可治之"的观点等。

洪正立在《医学入门万病衡要·吞吐酸症》的医理部分先以"大抵酸者,俱肝木之气"为"酸"相关症状定下基本论调,在治疗吞酸的寒包热症时"治法遵河间解表之义……少加吴茱萸为向导",治疗吐酸时"治法当宗丹溪……亦少加吴茱萸引经"。最后提出了"凡治酸,必少加吴茱萸,盖因其性而折之也"的观点。即认为可以通过吴茱萸疏肝下气的特点和作为肝经引经药的特点,使得治疗肝所致吞吐酸症的药效得以发挥,《素问·藏气法时论》"肝欲散,急食辛以散之,用辛补之,酸泻之"的治疗方法和《医学传心录》中"厥阴吴茱用无错"的记载可佐证其观点。

七、白芍不惟治血虚

白芍,性味苦、酸,微寒,归肝、脾经,可平肝止痛,养血调经,敛阴止汗。汉代《神农本草经》最早记载了芍药"主邪气腹痛,除血痹"的功效;汉代《伤寒杂病论》治疗疼痛的方剂中共有18首含白芍;明代兰茂《滇南本草》记载其"泻脾热,止腹痛";金代张元素《医学启源》记载其"安脾经,治腹痛";明代缪希雍《神农本草经疏》有"芍药疏通经脉,则邪气在腹而痛者可治也"的记载,并且认为白芍为手足太阴经的引经药;清代张山雷提出了"芍能助脾土而克肝木,故为腹痛之主药"的观点,《医学传心录》中"脾升白芍应"的记述也进一步佐证了此观点;清代汪讱庵《本草易读》称其"解腹痛而平肝"等。

虽然历代均认可白芍可用于治疗腹痛,但白芍能治疗何种腹痛,不同医家则有不同的看法。明代新安医家陈嘉谟《本草蒙筌》认为白芍"白和血脉缓中,固腠理止泻痢,为血虚腹痛捷方",即用于血虚腹痛最佳;元代朱震亨也有"止能治血虚腹痛,余并不治"的看法。这一类观点肯定了白芍可治疗血虚腹痛的作用,从白芍性味归经来看,酸者,能收涩阴血,归肝脾经,可入肝脾血分,因此清代张山雷《本草正义》提出了白芍能够"补血益肝脾真阴,而收摄脾气之散乱"的观点。然而唐代甄权《药性论》则记载白芍可"治心腹坚胀",若血虚则腹痛隐隐,此症状可知非血虚腹痛;元代王好古亦认为白芍可用于治疗"带脉病苦腹痛满",其"满"字可推知并非血虚致病;北宋寇宗奭《本草衍义》更是直接指出"血虚寒人,禁此一物"。这一类观点认为白芍可治疗其他腹痛,《本草衍义》之观点疑为偏重血寒导致的腹痛,血虚而生寒,且有形之血不能速生,白芍本就微寒,极虚之人应当补气生血而非用此寒凉药物敛阴,故有此观点,与上述其余论调并无冲突。

洪正立则在《医学入门万病衡要·腹痛症》的医理部分提出:"白芍不惟治血虚,而能大行气,腹痛者荣气不从,逆于肉里,经得白芍行其荣气,而又以生甘草之缓和其逆气,此不治之治,乃所以深治之也。"荣气即营气,《灵枢·营卫生会》有言:"血之与气,异名同类焉。"营血与营气乃一体两面,此处取白芍行气血,和营卫之功效。洪正立的说法与虞抟的看法一致,均认为白芍在治疗腹痛时,可以通过组方或药对的形式治疗营气不顺着经脉而被阻滞于肌肉所造成的腹痛,所谓的"不治之治",就是《黄帝内经》所重视的求本之理。洪正立也引用了成无己"脉洪者黄芩芍药汤……小便利者宜川芎、白芍……"的论述,并后附"河间芍药甘草汤""黄芩芍药汤"等药物,意在说明使用白芍治疗腹痛时应当不拘是否血虚腹痛,而是辨证论治,根据实际情况找到根本病因,合理使用药物即可。张仲景使用芍药时亦重视配伍,《伤寒杂病论》中治疗多种腹痛均用白芍:桂枝汤中芍药"通畅营气",四逆散中芍药"通调肝气"、麻子仁丸中芍药"通便泄下"、真武汤中芍药"通利水道"、当归四逆散中芍药"通络行滞"等,可知张仲景多从"通"字诀上使用芍药,无拘其补泄,且辨证寒热虚实后方才投入使用。朱震亨"酸寒伐生发之气"的观点或因古人在对芍药的使用上有过教训,故此记录以提醒后人用药时当用则用,不可滥用乱用。

除上述内容外,洪正立还在《医学入门万病衡要》中使用洗、泡、浸、浆、澄、焙、炮、炒、炙、煨、煅、烧、蒸、煎、煮、晒、暴、制、捣、研、碾、擂、切、锉、阴干、去芦、去叶、去壳、去皮、去土、去毛、去心、去白、去穰、去苗、去油、去茎、去根节、去皮尖、去粗皮、去芦头等炮制方法;标注了不见火的炮制禁忌;运用多种炮制辅料和送服水剂,对症制作丸类、膏类、汤剂、酒类等不同形式的药品;还通过"杏仁去皮尖""五灵脂半生半炒""大黄半生半熟"等对药物炮制前后功效进行了比对,形成了一套相对完善的中药炮制系统,蕴含了丰厚的中医药知识。

程应旄

程应旄,生卒年不详,字郊倩,明末清初新安休宁县雷溪人,程衍道侄孙,程林族兄。程应旄少年学儒,虽极早就以第一名的成绩考取秀才,但迟迟不中举,后前往吴地行医,其间著作颇丰,条辨医理,句测医籍。其门人王式钰在《伤寒论后条辨·跋》中记载了程应旄的生平:"大医必本于大儒,先生为海阳名硕,髫年辄以冠军补博士弟子员。生平著述甚富,虽屡战棘闱不售,顾驰声艺苑者垂三十年,经明行修,从而问字者踵相接也。遭值申酉,避地来吴,乃去儒而医,遂为大医。"海阳即安徽省休宁县之别称,而王式钰《东皋草堂医案》中程应旄所撰写的序文下署"雷溪程郊倩先生鉴,古吴王式钰仲坚著(旧字翔千),同学朱元度月思校",据此可进一步推知程应旄为当时的休宁雷溪人,也就是如今的安徽省黄山市屯溪区屯光镇人。

程应旄于康熙八年己酉(1669年)开始撰写《伤寒论后条辨》、补辑并作序汪机的《医读》。程应旄在《医读·序》中提到"余今岁读书吴门,方有事于仲景之《伤寒论》而条辨之"和"今余所注仲景《伤寒论后条辨》,业已垂成",可知其在康熙八年己酉(1669年)已经前往吴地行医并著述,且同年就近乎完成了一生的代表之作《伤寒论后条辨》。程应旄还为门人王式钰的《东皋草堂医案》和其族弟程林校订的《玉函经》作序,现存主要著作有《医径句测》二卷,《伤寒论后条辨》十五卷,《读伤寒论赘余》一卷。其中《读伤寒论赘余》记载于日本人丹波元胤所撰的《医籍考》,安徽中医药大学所藏式好堂本《伤寒论后条辨》末册有《读伤寒论赘余》一卷(不分卷),可惜并非全本。北京故宫博物院所藏的《名医类编》一书原题程应旄类编,该书是否为曹禾《医学读书志》所载程应旄的"药方二卷"尚未明确;中国中医科学院中国医史文献研究所藏有《伤寒秘解》两卷,原题亦作程应旄编;《孝慈堂书目》记载有程应旄《痘疹参同》一卷,但原本内容目前未寻得,应已亡佚。

《医读》一书本为四卷,由明代新安医家汪机所著,经过清代程应旄补辑并于康熙八年己酉(1669年)作序后共七卷。经程应旄补辑后的七卷本内容分为程氏自序;凡例;药性一卷,记载了151种药物的药性;脉候一卷,记载了

28 种脉象;病机三卷,记载了 95 种病机;方括两卷,收方 282 首。补辑本与原本相比较内容和体例上均有一定的出入,程应旄修订了汪机《医读》原本中凡例、药性、脉候、病机的内容,新增了自序、外科病症 3 种、儿科病症 14 种、汤药方 282 首、丸药方 114 首。其中药性一卷,汪机原本分为健脾等 11 类,收录常用药约 200 种,而程应旄补辑本分为补气健脾等 11 类,收录常用药 151 种,并增补方括包括药方、炮制方法、剂量、七言方歌、主治、制作、服用方法等内容,如"钩藤饮"后附方歌:"钩藤饮者白茯苓,防风羌独大黄青,蝉退朱砂甘草十,解利风热此得名";又如"安肾丸"后附药方、炮制方法、剂量等:"巴戟(去心)、肉苁蓉、山药、茯苓、破故纸(酒炒)、石斛、萆薢、白术(炒)、桃仁(炒)、白蒺藜(各五两)、肉桂、川乌(各一两半)。"同时后附主治:"治肾虚,不能纳气归元"和制作、服用方法:"上为末,炼蜜丸梧桐子大,每服,空心盐汤、酒任下。"全文观之,该书经程应旄补辑后内容更为翔实,是一本极佳的临证综合类中医著作。

本节基于程应旄补辑本《医读》部分精要的药性、方括等内容,从程应旄"盐制药物""酒制药物""姜制药物""醋制药物"等辅料炮制和丹类、丸类、膏类、酒类等方剂的制作、服用方法具体分析程应旄中药炮制及相关理论。

一、入肾用盐制

盐作为药品首见于汉代《神农本草经》,即书中所谓"戎盐";作为炮制辅料首见于南北朝时期雷敩《雷公炮炙论》,即书中所谓"茱萸……凡修事十两,用盐二两"。盐制法作为单独的炮制方式则首见于宋代,南宋陈自明《外科精要》中有记载盐水炒制黄芪,该方法与现行的盐制方法基本一致。古代作为药品的盐和炮制辅料的盐没有进行明确的区分,明代李时珍《本草纲目》记载食盐(别名大盐)、戎盐(别名胡盐、羌盐、青盐、秃登盐、阴土盐、赤盐等)、光明盐(别名石盐、圣石、水晶盐、白盐等)三大类。直至新中国成立后,《中华人民共和国药典》才明确规定盐作为炮制辅料时一般使用食盐,而戎盐等用作药品。历代对于盐的性味认识基本一致,均认为盐性寒味咸,仅唐代《新修本草》认为其性温。有关盐的功效记载可以追溯到先秦两汉时期,《素问·至真要大论》曰"夫五味入胃,各归所喜,故酸先入肝,苦先入心,甘先入脾,辛先入肺,咸先入肾"。后唐代孙思邈提出了"补肾引至下部"的看法,为后世总结"咸入肾经"观点提供了理论基础,明代李时珍和陈嘉谟分别总结了盐制药物可以"引药下行"和"软坚散结"的作用。此外,历史上盐用作辅料的炮制法共有 40 余种,总体可归纳为:研捣、洗、腌、润、焙、炙、炒、蒸、煮、水飞、煅、淬、煨等方式方法,现如今炮制药物主要采用盐炙、盐蒸二法。新安地区部分医家如黟县民医阁腰椎诊疗法传承人在给患者服药时一般建议淡盐水服用。

程应旄重视"入肾用盐"的说法,为了便于药物作用的发挥,其处方常以淡盐水送服或盐制药品。程应旄在治疗脾胃虚弱、泄泻不已的"二神丸"下标注"空心盐汤下"的服用方法;在治疗肾积的"奔豚丸"下标注"用淡盐汤下"的服用方法;在治疗痰食填闷,痞满停滞的"五膈宽中散"下标注"姜盐汤调服二钱"的服用方法;在治疗食积、黄肿、黄疸日久不愈的"大温中丸"和"小温中丸"下标注"食前淡盐汤下"的服用方法;在治疗肾虚腰痛的"补阴丸"下标注"空心淡盐汤或酒任下"的服用方法;在补肾壮腰膝的"虎潜丸"的药物菟丝子后附"盐酒炒"的炮制方法,并标注"空心淡盐汤或酒任下"的服用方法;在治疗血气虚弱,两足痿软,不能行动,久卧床之证的"鹿角胶丸"下标注"空心盐姜汤下"的服用方法;在壮水之主,以制阳光的"益阴肾气丸"下标注"淡盐汤下"的服用方法;在治疗肾虚不足,精元久惫,腰膝酸疼,夜多旋溺的"滋阴大补丸"后标注"淡盐水或酒任下"的服用方法;在治疗肾虚,不能纳气归元的"安肾丸"下标注"空心盐汤、酒任下"的服用方法;在治疗梦遗的"锁精丸"下标注"空心淡盐汤下"的服用方法;在治疗肝肾虚,两目不明昏暗的"育神夜光丸"下标注"空心盐汤"的服用方法;在治疗暴伤食,胸膈痞塞欲吐,或膨胀作痛的"姜盐汤"下标注"将盐同炒泡成汤"的方歌和制作方法;在治疗小肠疝气,日久不愈的"猪脬丸"的药物苍术后附"盐炒"的炮制方法,并使用药物青盐;在开郁降火,清润肺金,消凝结之痰的"清金化痰丸"的药物香附子后附"盐水拌炒"的炮制方法;在化痰降火的"加味润下丸"的药物橘红后附"半斤,好盐五钱拌匀,水煮干,为末"的炮制方法;在健脾化痰的"健脾枳术丸"的药物陈皮后附"盐水煮"的炮制方法;在治疗疝气阴核肿大作痛的"荔枝散子"中使用青盐、食盐;在治疗小腹疼痛,及妇人白带癥瘕大寒证的"酒煮当归丸"中使用炒黄盐,如此等等。

程应旄盐制药物或以盐水送服药物的方法均基于中医基础理论,中医认为盐类不仅可以在治疗肝肾不足时引药下行、增加疗效,还能缓和药物辛燥之性、增强滋阴降火功效。从现代研究的角度来看,盐水制的药物中大量的有效成分伴随着 Na^+ 的重吸收而被肾脏吸收,这也进一步佐证了"入肾用盐"的理论。

二、重视"酒行百药""酒制升提"理论

酒作为药品首见于《周礼》,其中就有医酒的记载。《五十二病方》所载283首方内含有酒疗方40首,既可见酒作为药物,也可见其作为炮制辅料出现在药方当中。有关酒的种类,唐代《新修本草》云:"酒,有蒲桃、秫、黍、粳、粟、曲、蜜等,作酒醴以曲为,而蒲桃、蜜等,独不用曲……惟米酒入药。"而常说的"无灰酒"应当是以糯米为原料、用白曲所酿的糯米酒。历史上不同年代的造酒工艺有一定差距,历代医家有关何种酒入药使用的观点上虽有出入,但自唐宋起,大多都认可糯米为原料,用白曲所酿的糯米酒。明代新安医家陈嘉谟《本草蒙筌》记载:"惟糯米面曲者为良,能引经行药势最捷。"则在确定酒的种类的同时提出了"酒行百药"的功效,并引出了陈嘉谟"酒制升提"的另一观点。而酒作为炮制辅料,其被使用的方法又包括酒洗、酒浸、酒制、酒炒、酒蒸、酒淬、酒磨、酒化、酒拌、酒淋、酒渍、酒腌、酒炙、酒熬、酒焙、酒洒等,其中最常用的为酒洗、酒浸、酒制、酒炒四种。

程应旄重视"酒行百药"和"酒制升提"的理论,在方药中大量采用酒类来炮制,或使用酒类服用药物。程应旄在治疗不渴小便闭,热在下焦血分的"滋肾丸"中于药物知母后附"酒炒"的炮制方法;在治疟发二三日的"常山饮"和"七宝饮"后附"酒水共煎"的炮制方法;在治久疟不愈体虚的"鳖甲乌梅丸"的药物常山、知母后均附有"酒炒"的炮制方法,并标注"酒糊丸梧桐子大"的制作方法;在治疗痢后小便清,腹中虚,痛不可忍的"越桃散"后标注"米汤或酒服之良"的方歌和服用方法;在治疗噎膈胸中不利,大便结燥,咳嗽喘满,脾胃壅滞,推陈致新的"人参利隔丸"的药物大黄后附"酒炒"的炮制方法;在治疗噎膈日久,诸药不纳的"三白酒"中使用药物火酒,并标注"上用梨、卜捣汁,并糖入酒坛内包固三日"的制作方法;在治疗噎膈日久,诸药不纳的"延真膏"的药物生、熟地黄,麦、天门冬后附"各六两,俱酒浸一宿"的炮制方法;在治疗小腹疼痛及妇人白带癥疝大寒证的"酒煮当归丸"下标注"用无灰酒一碗半煮干"和"酒糊丸"的制作方法;在治疗肾虚腰痛的"补阴丸"的药物黄柏后附"酒炒"的炮制方法并标注"空心盐汤或酒任下"的服用方法;在治疗疝气阴核肿大作痛的"荔枝散子"下标注"为末空心酒一杯"的方歌和服用方法;在治疗膝中无力,屈伸不得,腰背腿脚沉重,行步艰难的"健步丸"的药物瓜蒌根、汉防己、苦参后分别附"酒洗""酒洗""酒浸"的炮制方法,并标注"酒糊丸如梧桐子大"的制作方法;在补肾壮腰膝的"虎潜丸"的药物芍药、菟丝子、破故纸、牛膝后分别附"酒炒""盐酒炒""盐

酒炒""酒洗"的炮制方法,并标注"空心淡盐汤或酒任下"方服用方法;在治疗肝肾两虚,热淫于内,致筋骨痿弱,不能胜持的"加味四斤丸"的药物肉苁蓉、牛膝、菟丝子、五味子后分别附"酒浸""酒浸""酒浸软""酒浸"的炮制方法,并标注"温酒或米饮食前服"的服用方法;在治疗血气虚弱,两足痿软,不能行动,久卧床之证的"鹿角胶丸"的药物牛膝、菟丝子后分别附"酒洗""酒浸"的炮制方法,并标注"上为末,鹿角胶用酒炖化,加炼蜜丸"的制作方法;在治疗风寒湿合而成痹的"续断丸"下标注"酒下"的服用方法;在治疗肾虚不足,精元久惫,腰膝酸疼,夜多旋溺的"滋阴大补丸"的药物牛膝、肉苁蓉后分别附"酒浸""酒浸"的炮制方法,并标注"淡盐水或酒任下"的服用方法;在治疗痨虫的獭肝散下标注"并宜酒服病须安"的方歌和服用方法;在治疗劳证久嗽,肺痿肺痈的"太平丸"的药物当归后附"酒洗"的炮制方法;在治疗一切久怯,弱极虚惫,咳嗽吐痰,咳血发热的"白凤膏"使用了陈煮酒作为其中一味药物,并标注"量患人饮酒多少,随量以酒荡温,将鸭顶割开,滴血入酒搅匀饮之"和"瓦罐中前酒作三次添入,煮干为度"的制作方法;在治疗久劳虚败,髓干精竭,血枯气少的"补髓丹"下标注"用净肉将酒一大碗入砂罐内"的制作方法;在治疗火载血上,错经妄行,吐血呕血的"三黄凉血汤"下标注"大黄酒炒量加之"的方歌和炮制方法;在快脾宽肠,下积理气的"木香槟榔丸"的药物大黄后附"酒浸"的炮制方法;在治疗肾虚不能纳气归元的"安肾丸"的药物破故纸后附"酒炒"的炮制方法,并标注"空心盐汤、酒任下"的服用方法;在开郁降火,清润肺金,消凝结之痰的"清金化痰丸"的药物黄芩后附"酒炒"的炮制方法;在清头目,凉咽膈,化痰利气的"清气化痰丸"的药物黄芩后附"酒浸,炒"的炮制方法,并标注"肠胃燥实,加酒浸大黄一两"的制作方法;在治疗痰火壅盛,病久气虚的"竹沥达痰丸"的药物黄芩、大黄后分别附"酒炒""酒浸透,蒸熟,日干"的炮制方法;在治疗血虚盗汗的"朱砂安神丸"的药物黄连后附"酒洗"的炮制方法;在治疗梦遗的"锁精丸"下标注"酒糊丸"的制作方法;在治疗心血虚,神不归舍,语言不正的"妙香散"下标注"酒调末子效之真"的制作方法;在治疗痰涎壅盛牙关紧急,心神昏迷,目睛上视,五种痫证,时作抽搐的"碧霞丹"下标注"更以酒半合温服之"的服用方法;在治疗五种痫证的"五痫丸"的药物乌梢蛇后附"酒浸,去骨,焙干"的炮制方法;在治疗肝肾虚,两目不明昏暗的"育神夜光丸"的药物当归、牛膝、生地黄、菟丝子后分别附"酒洗""酒浸""并酒煮""酒煮,捣烂成饼,日干,和药内"的炮制方法,并标注"食后用酒"的服用方法;在治疗心火炎上,肾水不升,致水火不相济,膀胱小肠积热,或癃闭不通,或白浊,或淋或如栀子水,或如砂石、米粒、粉糊之类的"郁金黄连丸"的药物大黄后附"酒浸"的炮制方法;在治疗下焦虚冷,或睡中遗尿的"韭子丸"的药物牛膝、覆盆子、鹿茸、桑螵蛸、肉苁蓉后分别附"酒洗""酒浸""酒蒸,炒""酒炙""酒浸"的炮制方法;在治疗产后血气上攻作痛的"聚宝丹"下标注"或用酒糊,印成锭子,酒磨下,或用童便加酒用亦可"的制作方法;在治疗妇人胎前产后一十九证的"益母救阴丹"下标注"用童便和酒化下"的服用方法等。

程应旄运用酒类入药,基于中医基础理论来看是因为酒性甘、苦、辛、温,可以起到改变药性、宣行药势、引药上行、增强药物功效、矫味矫臭、防腐的作用。从现代研究角度来看,酒类是有机溶剂,有利于有效成分的溶解,这也在一定程度上佐证了"酒行百药"的观点。

三、喜用姜制

姜类首见于汉代《神农本草经》,历代典籍记载的姜类炮制品基本分为生姜和干姜,而现代炮制分为生姜、干姜和姜炭三种。生姜常用于祛表寒,干姜则偏于祛里寒,炮姜可温经止血,煨姜擅长和中止呕,姜炭长于止血,生姜汁可以化痰止呕。若作为辅料,历代常选用生姜或生姜汁。晋代刘涓子《刘涓子鬼遗方》首次提出生姜汁用作炮制辅料,即"半夏:汤洗七遍,生姜浸一宿,熬过"。而到程应旄时期仍然会使用此方法来解药物的毒性。程应旄在组方制剂时不仅使用姜类作为辅料炮制,也会使用姜汤送服中药,这源于姜类具有发散、解毒、止呕等多重功效。此外,依据《医学入门》中所提出的"入脾姜制"理论,进一步彰显了姜类在中药制剂中的重要地位。

程应旄在治疟二三发后的"七宝饮"下标注"姜煎截去我为能"的方歌和制作方法;在治疗食积痰饮,疟发寒热,心腹不舒的"清脾饮"下标注"大枣加姜温服下"的方歌和服用方法;在治疗久疟不愈人虚的"鳖甲乌梅丸"下标注"姜汤下"的服用方法;在治疗痢后小便清,腹中虚,痛不可忍的"越桃散"下标注"大栀子与高良姜"的方歌和药物组成;在治疗一切痢疾赤白,后重里急腹痛的"黄占丸"下标注"白痢生姜汤下,赤白痢甘草、生姜汤下"的服用方法;在治疗伏暑引饮过多,肚腹膨胀,霍乱泄泻的"桂苓甘露饮"后附"白汤调服,新汲水、姜汤皆可"的服用方法;在治疗泄泻不已的"实肠散"下标注"诃蔻姜砂九品停"的方歌和药物组成;在治疗脾胃虚弱,泄泻不已的"二神丸"下标注"生姜四两切碎,水煮熟,去姜"的制作方法;在治疗暴伤食,胸膈痞塞欲吐,或膨胀作痛的"姜盐汤"下标注"姜盐汤即用生姜"的方歌和药物组成;

在治疗积聚坚硬,大如覆盆,作痛呕胀的"阿魏丸"下标注"淡姜汤下"的服用方法;在治疗肺积的"息贲丸"下标注"用淡姜汤下"的服用方法;在治疗痰食填闷,痞满停滞的"五膈宽中散"下标注"姜盐汤调服二钱"的服用方法、"五膈宽中厚朴姜"的方歌和药物组成、"汤用姜盐点服良"的方歌和服用方法;在治疗噎膈的"枳术二陈汤"下标注"黄连姜制砂蒌蕈"的方歌、药物组成和炮制方法;在治疗气胀腹胀的"木香消胀丸"下标注"生姜汤下"的服用方法;在治疗脾胃吐逆多痰,眼黑头旋,目不敢开,及痰厥头痛头风之类的"白术半夏天麻汤"下标注"陈皮曲蘖炒生姜"的方歌和药物组成;在治疗诸般心痛的"落盏汤"下标注"良姜白蔻玄胡索"的方歌和药物组成;在治疗脾胃虚冷,气滞不行,攻刺心腹,痛连两胁的"蟠葱散"下标注"蟠葱散内桂干姜"的方歌和药物组成;在治痰饮攻注作痛的"控涎丹"下标注"食后临卧淡姜汤下五七丸至十丸"的服用方法;在补肾的"虎潜丸"和"滋阴大补丸"的药物杜仲后均附"姜汁炒,去丝"的炮制方法;在治痰盛的"沉香消化丸"下标注"姜汁浸"的制作方法;在治疗脾胃伤于寒凉,血不归元的"甘草干姜汤"下标注"姜炮草炙等之是"的方歌、药物组成和炮制方法;在治疗七情不足之气的"七气汤"下标注"都来八味枣姜和"的方歌和药物组成;在快脾宽肠,下积利气的"木香槟榔丸"下标注"姜汤下"的服用方法;在开郁降火,清润肺金,消凝结之痰的"清金化痰丸"下标注"淡姜汤下"的服用方法;在健脾化痰的"健脾枳术丸"的药物半夏和黄连后分别附"用生姜、白矾、皂角各一两,水煮过""姜炒"的炮制方法,并标注"白水、姜汤任下"的服用方法;在清头目,凉咽膈,化痰利气的"清气化痰丸"下标注"姜汁煎水,打糊丸"的制作方法;在治疗痰火壅盛,病久气虚的"竹沥达痰丸"下标注"用竹沥一大碗、生姜汁二种和匀,熬一刻许""仍以竹沥、姜汁如前法熬""仍用竹沥、姜汁和丸"的制作方法;在治疗哮喘遇厚味即发的"青金丸"下标注"姜汁浸"的制作方法;在治疗肠胃燥结,大便秘结的"脾约丸"的药物厚朴后附"姜制"的炮制方法;在治疗五种痫证的"五痫丸"下标注"姜汁煮面糊丸梧桐子大,姜汤下"的服用方法;在治疗产后瘀血入脾,呕恶作吐的"抵圣汤"下标注"五件加姜呕吐功"的方歌和药物组成及功效等。

此外,程应旄还在"补脾丸""备急丸""肥气丸""伏梁丸""痞气丸""息贲丸""黄连消痞丸""中满分消丸""加味枳术丸""酒煮当归丸""猪脏丸""理中化痰丸""脾积丸"中分别使用煨干姜、干姜、炮干姜、干姜、炮干姜、炮干姜、干生姜、干生姜、干生姜、良姜、良姜、炮干姜、醋良姜等。

四、醋制药物或醋汤送服

醋味酸、苦,性温,可活血行气、散瘀解毒、开胃养肝、增强止痛、引药入肝、矫臭矫味,现代研究又发现醋还可杀菌防腐、改变质地和有利有效成分煎出。汉代张仲景《伤寒论》记载醋为"苦酒",程应旄在书中的"千金硝石丸"下亦沿用此名。唐代《新修本草》首先以官方药典的形式标注炮制用辅料醋应当为米醋,而非果醋或酒精醋,因米醋可"得温热之气",而其他的醋"味过于酸,入肝不能收敛,及走筋而缩涩"。《五十二病方》首次记载醋制药物,即"取商牢渍醯中,以熨其肿处。"宋代《太平惠民和剂局方》中首次记载醋蒸、醋炒、醋炙和醋淬等醋制相关工艺。纵观历代典籍,醋制方法包括醋浸、醋炙、醋煮、醋淬、醋蒸、醋燀、醋磨、醋调等,沿用至今。

程应旄在治疗久疟不愈人虚者的"鳖甲乌梅丸"中药物鳖甲后附"醋炙"的炮制方法;在治疗冷热不调,赤白痢疾的"香连丸"下标注"醋糊丸"的制作方法;在治疗一切毒痢及蛊注利,血下如鸡肝,及心烦腹痛的"茜根丸"下标注"醋煮"的制作方法;在治疗积聚坚硬,大如覆盆,作痛呕胀的"阿魏丸"下标注"醋、阿魏打糊丸"的制作方法;在治疗停积腹胀的"鼓腹遇仙丹"中药物莪术后附"醋煮"的炮制方法;在治疗食积、黄肿、黄疸日久不愈的"大温中丸"和"小温中丸"中药物针砂后附"炒红,醋淬七次,再炒"的炮制方法,并标注"醋糊丸梧桐子大"的制作方法,在"大温中丸"中药物蓬术后还附"并醋煮"的炮制方法;在治疗清痰食积酒积茶积肉积在胃脘,当心而痛,及痞闷恶心嘈杂嗳气的"加味枳术丸"中药物香附子后附"醋炒"的炮制方法;在治疗虫积腹痛的"剪红丸"下标注"醋丸绿豆大"的制作方法;在治疗小腹疼痛,妇人白带癥疝大寒证的"酒煮当归丸"下标注"空心淡醋汤下"的服用方法;在治疗积块作痛的"千金硝石丸"后标注"以三年苦酒三升,置器中"的制作方法;在治疗小肠疝气日久不愈的"猪脬丸"下标注"淡醋煮极烂"的制作方法和"淡醋汤下"的服用方法;在快脾宽肠,下积利气的"木香槟榔丸"中药物莪术和香附子后均附"醋炒"的炮制方法;在清头目,凉咽膈,化痰利气的"清气化痰丸"中药物香附子后附"醋浸,炒"的炮制方法;在治疗食积腹痛的"快膈消食丸"中药物陈皮、三棱和莪术后均附"醋炒"的炮制方法;在治疗小儿中脘宿食不消,或成积块,腹痛作泻的"脾积丸"中药物莪术、三棱、青皮、木香、丁香、良姜后均附"醋煮"的炮制方法;在贴积块的"三圣膏"下标注"入米醋熬成膏"的制作方法等。

五、用药结合气候

《素问·六元正纪大论》中记载："热无犯热，寒无犯寒，从者和，逆者病"。即用热性药品不要触犯主时之热，用寒性药品不要触犯主时之寒，符合这个原则就会相安无事，违背这一原则就可能导致疾病，指的就是根据大自然的四季气候变化来指导临床用药规律。程应旄在治疗中满热胀，鼓胀气胀，水肿的"中满分消丸"中药物黄芩后附"冬减半"的药物用量规则，是因黄芩性味苦寒，冬季使用应注意不可用量过多而损伤阳气；在治疗食积黄肿黄疸，日久不愈的小温中丸中药物苦参和吴茱萸后分别附"夏加冬减""冬加夏减"的药物用量规则，是因苦参性味苦寒，久病患者冬天使用过多恐损伤阳气，但夏季气候炎热，加量苦参可以有效调节机体阴阳平衡，而吴茱萸性味辛、苦，性热，夏季机体腠理疏松，过用辛散之物可能会伤津化燥，但冬季气候寒冷，加量吴茱萸可以调节机体内外寒热阴阳平衡；在健脾化痰的"健脾枳术丸"下标注"冬月加砂仁五钱"的药物用量规则，因砂仁性味辛温，归脾、胃、肾经，《素问·四气调神大论》有言："冬气之应，养藏之道也。逆之则伤肾。"加入砂仁既可以固护脾胃阳气，又能照顾到冬季肾虚导致气不归元的情况。

程应旄在补辑本《医读》中使用晒、制、锉、净、槌、研、捣、烧、炒、炙、煅、煨、炮、洗、水飞、泡、润、浸、焙、蒸、淬、阴干、去油、去芦、去心、去皮、去白、去毒、去核、去骨、去壳、去头足、去筋膜、去皮尖、去丝嘴、去皮弦子等炮制方法，并运用多种炮制辅料和送服水剂，对症制作丸类、膏类、汤剂、酒类等不同形式的药品，形成了一套相对完善的中药炮制系统。除上述盐类、酒类、姜类、醋类炮制辅料与送服水剂外，程应旄还使用蜜、面、吴茱萸、麸、米泔、硝石、甘草、陈米、莲肉粉、白蜜、米粉、大蒜、神曲、陈壁土、麝香、金箔、湿纸、瓦、饴糖、竹沥、大枣、童便、猪胆汁等作为辅料进行药品炮制；使用百沸汤、米饮、甘草汤、白汤、温水、清汤、白滚汤、黄连汤、枳实汤、萝卜子炒煎汤、灯心汤、人参汤、愈风汤、薄荷汤、枣子汤、茶清、饴糖、津咽、莲子去心煲汤、井花水、生地黄汁、陈皮煎汤等辅助药物服用。以上列举中，程应旄在脾胃相关病症的治疗药物中常使用麸、蜜、姜类、饴糖、神曲、大枣、陈壁土、米汤、甘草汁等炮制辅料和送服水剂，取其和中之效，正符合其在《医径句测》中"故言胃气，内已赅括及脾气"的时时固护脾胃的观点；在女子经、产等相关病症的治疗药物中，程应旄常使用饴糖、酒类、人参汤等炮制辅料和送服水剂，取其补虚之效，正符合其"经水适来为虚"的观点；在虚寒、实寒等本虚或寒邪入侵机体等相关病症的治疗药物中,程应旄常加入酒类、盐类等炮制辅料和送服水剂,取其扶阳、入肾之功效,这与其在《伤寒论后条辨》中"观其以伤寒名论,一起手便撇去伤寒,归之阴病、阳病及勘到生死,却贬去阴脉,归重于阳之一字,则知此书(指《伤寒论》)为仲景一部扶阳书矣……读一回增一回警惕,自读一回增一回神识,于扶阳抑阴之旨,领略在敬小慎微"和认为桂枝汤"总以扶阳为主"的重视阳气的思想交相辉映。

汪 昂

汪昂，字讱庵，安徽休宁人。生于明万历四十三年（1615），从其年八十撰《增补本草备要叙》来看，卒年当在清康熙三十三年（1694）之后。早年业儒，研习经史百家，为邑之秀才，长于文学，以"古今文辞知名乡里"，后为"一方辞学宗工"，著有《讱庵诗文集》。壮年弃儒，集中精力于医学，尤热衷将浩繁渊博的医理、方药典籍去粗取精，由博返约，除《本草备要》以外，撰有《医方集解》《素问灵枢类纂约注》《汤头歌诀》等著作，无一不脍炙人口，以上四种被后世合称为"汪氏四书"，皆简明扼要、便于记诵，言浅义深、切于实用，成为清代以来中医入门成才的必读之书。

汪昂在编写《本草备要》之前，系统调研了数百家本草书，其中不乏卷帙浩繁，难携难查之著，又或是药性歌诀，过于简单，无法提供临床用药参考。于是他萃取历代本草精华、精选常用实用之药，筛滤切实有效的功能主治，又配合药效对比、常用配伍、临床用药案例、穿插相关典故等，采用醒目的编排方式，著成文约旨博、好读实用的《本草备要》一书。

《本草备要》首论药性总义，再分上下两卷，按药物自然属性分为八部，共收药402味（1694年增订再版时，将药物增加到479味）。其中上卷为草部，收药177味（原书目录误为176）；下卷分为七部，收药225味，含：木部68味，果部25味，谷菜部29味，金石水土部46味，禽兽部19味，鱼虫部31味，人部7味，附图400余幅，图文相合为参，文字翔实流畅，书中不仅精选良药，而且突出良效，一改前人本草著书平铺直叙，主次不分之弊端，明确突出药物重点，首先，在格式上有所创新，将药物最突出的功效标注在书眉批栏处，并用大字表示筛选出来的实用功效，令读者一目了然，此外，他多采谚语、警句论述，如紫菀"血痨圣药"、丹参"功兼四物，为女科要药""一味丹参散，功同四物汤"等，精辟概括，便于理解，同时在药物论述中穿插了诸多单味药取效的医案，如车前子一味治愈北宋欧阳修暴泻等等，以便更加深刻剖析药物功效。汪氏还善于运用总结共性、区分个性等方法，多方突出药物特性。前者如："凡仁皆润""凡肉皆补""凡石药冷热皆有毒"等；后者如："热多用竹沥，寒多用荆沥""虚痰用竹沥,实痰用荆沥"等。或者在共性中求个性,如"热药多秘,惟硫黄暖而能通;寒药多泄,惟黄连肥肠而止泻"等。汪氏对于药物个性的详细论述,大大改善了"诸家(本草)析言者少,统言者多"的不足。汪昂认为以往本草"未尝阐发其理"故而味同嚼蜡,使人知其然不知其所以然。而要阐药之理,"当先注病证。不然,病之未明,药于何有?"因此汪氏特别注意因药推原病因,因病辨析药性。《本草备要》在许多药物功效之下,分列了疾病鉴别诊断法,使读者在学习药性功治的同时,也就熟悉了疾病的辨证要点。例如连翘"消肿排脓"功效下注有:"凡肿而痛者为实邪,肿而不痛为虚邪,肿而赤者为结热,肿而不赤为留气停痰。"进而指出连翘散结、清火,"为十二经疮家圣药"。此外,汪氏还在论病之余,附带介绍了许多治疗大法、用药技巧等名言,以便临床灵活用药,如人参条:"脱血者先益其气,盖血不自生,须得生阳气之药乃生,阳生则阴长之义也。若单用补血药,血无由而生矣。凡虚劳吐血,能受补者易治,不能受补者难治。"

　　汪昂《本草备要》对药物的认识全面且独到,除药物功治以外,药物配伍、药物炮制、方剂妙用及用方之理等皆要言不烦,支而不蔓,故而《本草备要》不仅是一本药物专著,也是学习中医辨证论治、立法处方的佳作。本节主要从"论中药蒸法""论黄连制用""上下内外,各以类从""药物十剂,充实修改""论半夏制用"六个方面整理总结《本草备要》中的中药炮制方法和相关理论。

一、论中药蒸法

　　传统中药炮制的蒸法是将净制或切制后的药物加液体辅料或不加辅料置蒸制容器内,隔水加热至一定程度的方法。通过将生品蒸制后,达到软化药材,改变药性,扩大用药范围,增强疗效,减少毒副作用等目的。南北朝时期雷敩《雷公炮炙论》中记载了蜜蒸、酒蒸、甘草拌蒸等,极大地发展了辅料蒸法炮制方法,唐代又增加了黑豆蒸和米蒸制,经过宋金元时期的不断发展与挖掘,明清时期辅料蒸制种类达到高峰,新增砂仁拌酒蒸、猪肝蒸、矿物药雄黄蒸法等等。在蒸制的发展过程中,经历了清蒸、辅料蒸制,单次蒸、多次蒸(九蒸九晒),单辅料蒸、多辅料蒸,直接蒸法、间接蒸法(瓦罐中隔水蒸)等不同蒸制工艺。汪昂善于使用蒸法炮制药物,其《本草备要》中有诸多蒸制药物的记载,通过以不同的辅料、不同的蒸制工艺进行蒸制而达到不同的药用目的。

　　对于蒸前准备工艺,《本草备要》中有拌蒸和浸蒸之别,拌蒸是将辅料与药物拌匀后,置蒸制容器内共同用水蒸气加热至所需程度的蒸制方法,是临床普遍的蒸制方法。而浸蒸法在制酒工艺中较常使用,在用大米酿白酒过程中,需先将大米进行浸泡,然后蒸制。汪昂对药材浸蒸方法进行了记载,药材浸蒸法与白酒酿制过程同理,乃是将药材浸泡在辅料中一定的时间,而后蒸制的方法,无论是拌蒸还是浸蒸,其目的都是使辅料润透药物,相对于拌蒸法,浸蒸法更有利于吸收辅料,从而保证炮制目的,实乃发前人之所未发。

对于辅料蒸法,蒸制的作用主要体现在辅料的功用上,在辅料的选取中,汪昂最善应用酒。中医认为黄酒性味甘、辛,大热,主行药势,对于某些苦寒清热药,通过酒蒸可改变药性,引药上行,如"酒蒸"天冬,一可缓和天冬苦寒而滑之性,而利脾胃;二借酒升提之力引药上行,利于上焦疾病的治疗;"酒蒸"大黄,《中华人民共和国药典》记载酒蒸可制约大黄"寒性",缓解腹痛、腹泻等副作用;苦楝子"酒蒸,寒因热用"。对于某些补益类药,经酒蒸后可缓和其酸涩性,使其味转厚,增强温补肝肾的作用,如牛膝"入滋补药酒浸蒸";"酒蒸"女贞子,现代药理学认为,女贞子经酒蒸后多酚类物质含量升高,可有效提高其滋补肝肾之功;肉苁蓉"酒蒸半日"可增强其补肾阳,益精血,强筋骨的功效;车前草"酒蒸捣饼,入滋补药",可"强阴益精";破故纸"酒浸蒸用"可"坚固元阳"。对于某些补血药和祛风药,经酒蒸后能助其活血通络的作用,如苍耳子、刺蒺藜"酒拌蒸",蔓荆子"酒蒸炒用",均可增强其轻浮升散之性,祛风除湿之功;牡丹皮"酒拌蒸用"可使其活血祛瘀通经之功效更加明显。此外,还有天南星"酒浸一宿,蒸,竹刀切开,至不麻乃止"以降低其毒性,诃子"酒蒸一伏时,去核取肉用"以除去非药用部位等诸多酒蒸功效。正如《本草备要·酒》所言:"辛者能散,苦者能降,甘者居中而缓,厚者热而毒,淡者利小便。用为向导,可以通行一身之表,引药至极高之分。"

此外,用到的辅料还包括蜜、黑豆、乳等,对于蜜蒸法,如五味子"入滋补药蜜浸蒸",可见蜜蒸可有效提高五味子补益肺肾之功,现代药理学指出五味子经蜜蒸后有机酸的含量降低,正符合"入补药熟用,入嗽药生用"之用药原则。关于黑豆蒸法,唐代蔺道人《仙授理伤续断秘方》便有"何首乌(十斤黑豆半升同蒸熟)"的记载,可见黑豆蒸法历史悠久。黑豆性味甘平,能活血、利水祛风、解毒,滋补肝肾。药物经黑豆汁制后能增强药物滋补肝肾的疗效,《本草备要》中有"凡使赤白各半泔浸,竹刀刮皮切片,用黑豆与首乌拌匀,铺柳甑,入砂锅,九蒸九晒用",对何首乌黑豆蒸的炮制原料、容器、过程进行了详细记载,何首乌经黑豆拌蒸后,便可明显增强其补肝肾、强筋骨之效,九蒸九晒反复蒸晒后味甘性温,不仅能够改善其药性,进一步增强滋补功能,还可充分消除毒性;而商陆"黑豆汤浸蒸用"则取其降低药物毒性之用。对于茯苓一味,汪昂强调了"乳拌蒸"的炮制方法,金代张从正《儒门事亲》中有"去皮,同上糯米一处蒸熟为用",明代方贤《奇效良方》中有"蒸过,去黑皮,研为末"等茯苓蒸法的记载,人乳乃阴血所化,乳制的炮制作用主要是滋润回枯,助生阴血,茯苓甘温益脾助阳,淡渗利窍除湿,经"乳拌蒸"可表现其滋阴养血之功而发挥其"退热安胎"之用,清代严洁、施雯、洪炜同纂《得配本草》云白茯苓:"去皮。补阴,人乳拌蒸。利水,生用。补脾,炒用。"明确表明了茯苓乳蒸具有补阴之功用。

对于蒸制次数,《本草备要》亦有所阐发。九蒸九晒又称"九蒸九曝",最早南朝齐梁时期陶弘景《本草经集注》中就有关于胡麻九蒸九晒炮制法的记录,即"服食家当九蒸、九曝、熬、捣,饵之断谷,长生,充饥",该法将蒸晒结合并反复运用,使药材最大限度发挥疗效并减轻其毒副作用。除何首乌外,《本草备要》中记载九蒸九晒炮制的药物还有熟地黄、黄精等,熟地黄"以好酒拌砂仁末,浸蒸晒九次用",汪昂指出"地黄性寒,得酒与火与日则温。性泥,得砂仁则和气,且能引入丹田",以酒和砂仁辅料相配,加之长时间的反复蒸晒,直至"色黑如漆,味甘如饴",可改变生地黄性寒凉血的特点,使其药性温和,发挥补血滋阴、益精填髓的功效。黄精生品服用时会产生口舌麻木、咽喉不适等症状,唐代孟诜《食疗本草》记载:"蒸之,若生则刺人咽喉,曝使干,不尔朽坏。"经九蒸九晒后药性发生改变,可滋肾阴、补气血,不仅可有效去除生品服用时的麻舌感,还增强了其补益之功。

二、论黄连制用

黄连的炮制首载于南北朝时期雷敩《雷公炮炙论》:"凡使,以布拭上肉毛,然后用浆水浸二伏时,漉出,于柳木火中焙干用",可以看出古人对于黄连的净制、炮制的火力、火候都有了初步的探究。随着炮制工艺的发展,衍生出了多种多样的黄连炮制方法。历史上有关黄连的炮制方法有20余种,包括炒焦、制炭、酒炒、酒蒸、姜炒、吴茱萸制、土炒、童便制、醋制、盐制、胆汁制等,其中诸多辅料炮制方法如酒制、姜制、吴茱萸制等一直沿用至今。《素问·至真要大论》中论述:"所谓寒热温凉,反从其病也。"黄连辅料炮制最根本的目的是将黄连与不同药性和药效的辅料进行相互融合互相影响,改变黄连的有效成分,从而使黄连药性出现不同程度和方向的改变,以更加适应和贴合疾病的病因病机。明代李时珍《本草纲目》中记载黄连:"治本脏之火,则生用之;治肝胆之实火,则以猪胆汁浸炒;治肝胆之虚火,则以醋浸炒;治上焦之火,则以酒炒;治中焦之火,则以姜汁炒……"汪昂《本草备要》在此基础上,对黄连的炮制方法进行了补充,扩大了疾病的适应范围。

《本草备要》言黄连"大苦,大寒。入心泻火",生品大黄苦寒之性较强,泻本经本脏火之力最强,故"治心火生用",此心火必乃阳热亢盛之实火,明代张介宾《本草正》言："黄连善泻心脾实火,虚热妄用,必致格阳。"虚火多因脏腑气血阴阳之亏损所致,体内阴阳平衡被打破,阴不制阳,水不制火,原本维持生命正常运转的"火"失去约束,而出现虚火外浮,虚阳上越的表现,黄连苦寒,重用伤阴,乃犯虚虚之弊,故虚热慎用,汪昂以醋炒黄连治虚火,乃取醋制入肝而收敛之意,以"酸生肝"之功,增强养肝之效,以"酸收"之义,直入厥阴敛肝散邪,肝阴得盛自能固阳而不外越化火,乃是以补肝之意取泻肝之用,故汪昂所言虚火多指肝胆之虚火。对于肝胆实火,汪昂主张用猪胆汁炒黄连,明代缪希雍《神农本草经疏》言："凡胆,皆极苦寒而能走肝胆二经,泻有余之热,盖以类相从也",猪胆汁味苦,性寒,具有清热除烦、清肝明目、利胆解毒等作用,用猪胆汁炮制黄连乃为"从制",取"寒者制寒"之意,极大增强了黄连的苦寒之性,扩展了黄连清泻肝胆实火的功效,正如明代新安医家陈嘉谟《本草蒙筌》所言："肝胆火盛欲驱,必求猪胆汁炒。"

　　除实火虚火外,黄连亦能清三焦之火,治气分、血分之火,泻湿热、食积之火,汪昂通过黄连不同的炮制方法,加强其三焦、气血分治之功用,对不同病理因素所致的邪火亦有所专。酒性辛热,可缓和黄连生品的苦寒之性,取"以热制寒"之功,同时借酒升提之性,引药上行,清头目之火,故"上焦火酒炒",多用于目赤肿痛、口舌生疮等症;姜味辛,性温,取"反制"之意降低黄连生品苦寒败胃之偏性,同时生姜被誉为"呕家圣药",以生姜炒制可以增强其清胃止呕之功,故"中焦火姜汁炒",元代朱震亨《丹溪心法》中有"胃中有热,恶心者,以二陈加生姜汁炒黄连、黄芩各一钱,最妙"等论述,明代李时珍用姜连丸、姜黄散,取姜与黄连配伍治疗痢疾,汉代张仲景《伤寒论》干姜黄连黄芩人参汤、半夏泻心汤亦是取干姜与黄连配伍治疗心下痞满、呕吐下利等症,因此对于中焦热盛,胃气上逆所致的恶心呕吐;中焦湿热凝滞而致的泄泻痢疾,寒热错杂;阻滞中焦,升降失司而致的痞满等症,姜黄连尤为合适。盐与童便皆属味咸性寒,汉代《素问·阴阳应象大论》曰"咸生肾",盐者,能滋肾水,肾水得充,水能济火,明代新安医家陈嘉谟《本草蒙筌》言："草蒿……入童便熬膏,退骨蒸劳热",明代张介宾《景岳全书》言香附:"童便炒欲其下行",皆取童便滋阴降火下行之功,盐炒黄连与童便炒黄连炮制目的相同,引药下行走肾经,不仅增强其清热凉血之功,且能发挥滋阴降火之用,故"下焦火盐水或童便炒"。清代陈念祖《神农本草经读》言："黄连气寒,秉天冬寒之水气,入足少阴肾经;味苦无毒,得地南方之火味,入手少阴心经,气水而味水,一物同俱,故能除水火相乱,而为湿热之病,"认为黄连能除一切湿热为病,痢疾乃是湿热之邪,损及脾胃,邪气客于大肠,与气血搏结,传导失司而致,因此汪昂称黄连为"治痢要药",若白多赤少,则湿多热少,伤在气分;若赤多白少,则热多湿少,伤在血分,除姜黄连外,汪昂分别以吴茱萸汤和干漆水炒黄连来更加贴切地治疗此等湿热伤于气血分见症,吴茱萸味辛、苦,性热,黄连经吴茱萸汁拌炒后,二药参合,一止一清,一热一寒,相互制约,相互为用,以达寒而不滞、消不伤正、清气分湿热、散肝胆郁火之功,主要用于积滞内阻、胸膈痞闷、胁肋胀满、下痢脓血等气分湿热证;干漆性温,味辛,归肝经、脾经,脾为生血之源,肝为藏血之室,故干漆主血,以干漆水炒黄连可引导黄连入血分,清血分湿热。《本草再新》谓黄土有"开胃健脾,消食利湿,补中益气"之功,黄入脾,脾属土,黄土乃补脾运脾之妙药,食积乃是中州脾胃运化不健所致,积滞日久便会化火,以黄土炒制黄连,使黄连在清火的同时助运脾胃,从根源上清除邪火之病因。

三、上下内外,各以类从

不同的药物或是同种药物的上下内外不同部位可引导其药性通达人体上下内外不同脏腑经络之处,临床上应根据疾病所在的不同部位、所属的不同脏腑来选择适合的药物种类或是某种药物不同的部位以更加贴合地指导疾病治疗。汪昂以"此上下内外,各以其类相从"对药物的性质进行了高度概括,其中包含两层含义,一则药物根梢身皮之部位、轻重枯润之质地不同,所主疾病所在之部位亦不相同;二则药物之色性气味不同,其归经亦不同,故而所主疾病所属之脏腑亦有所差异,如此两者最终所呈现的主治与疗效固然不同。

汪昂在《本草备要》中提出"上焦用根,下焦用梢。半身以上用头,中焦用身,半身以下用梢",强调了疾病病位偏上、中、下三部不同时,应分别选用药物的根和头、身、梢来分别治疗以达更好的疗效,他赞同朱震亨之当归头止血而上行,身养血而中守,尾破血而下流的说法,常用甘草之梢治疗下焦肾脏为病之淋浊症,并指出根升梢降的功效差异,如在柴胡药论中言"内伤升气,酒炒用根,中及下降用梢",药物酒制具有升提药力,引药上行之功,加之酒制其根,更加促进了药性之升发上行。虽一药而根梢各别,用之或差,服亦罔效。同时提出"药之为枝者达四肢",如桑枝能够祛风寒湿痹,利关节;"为皮者达皮肤",如茯苓皮"专能行水",治疗各种水肿腹胀;"为心、为干者内行脏腑",如沉香为含有树脂的心材部分,能入脾脏,"理诸气而调中";"质之轻者上入心肺,重者下入肝肾",如桂之枝上嫩皮者为桂枝,能"入肺上行而解表",桂之色紫肉厚者为肉桂,能"下行而补肾";"中空者发表,内实者攻里",如芦根中空,能入心肺,发表兼清上焦热。由此可见,药物的不同部位和质地差异对其作用部位和药效起到了重要作用。

汪昂亦重视药物归经理论,他提出"凡药色青、味酸、气臊、性属木者,皆入足厥阴肝、足少阳胆经;色赤、味苦、气焦、性属火者,皆入手少阴心、手太阳小肠经；色黄、味甘、气香、性属土者，皆入足太阴脾、足阳明胃经；色白、味辛、气腥、性属金者，皆入手太阴肺、手阳明大肠经；色黑、味咸、气腐、性属水者，皆入足少阴肾、足太阳膀胱经"，药物归经不同，很大程度上决定了其作用脏腑和主治病症，如苍术甘温，入阳明经，能"疏泄阳明之湿，散风寒湿"，阳明虚则宗筋纵弛，带脉不引，故发为痿躄，《本草备要》称苍术为"治痿要药"。黄连苦寒，入心经泻心火，汪昂《本草备要》常佐以龙胆泻肝胆火，白芍泻脾火，石膏泻胃火，知母泻肾火，黄柏泻膀胱火，木通泻小肠火，以取其所入诸经泻对应脏腑之火，如此可对症下药，事半功倍。又如常山一药，《本草备要》言此药"得乌梅、穿山甲则入肝，得小麦、竹叶则入心，得秫米、麻黄则入肺，得龙骨、附子则入肾，得草果、槟榔则入脾"，亦是借引经药入某经某脏腑，从而更为有效地治疗对应脏腑病证的典例。

《本草备要》在阐释以上药性和药物功效内容时，无不蕴含着法象药理。药之为物，各有形、性、气、质。其入诸经，有因形相类者，如连翘似心而入心，荔枝核似睾丸而入肾。有因性相从者，如属木者入肝，属水者入肾。润者走血分，燥者入气分。本天者亲上，本地者亲下。有因气相求者，如气香入脾，气焦入心。有因质相同者，如药之头入头、干入身、枝入肢、皮行皮。又如红花、苏木，汁似血而入血。药有以形名者，如人参"似人形"、狗脊"有黄毛如狗形"；有以色名者，如黄连、黑参；有以气名者，如豨莶、香薷；有以味名者，如甘草、苦参；有以质名者，如石膏、石脂、归身、归尾；有以时名者，如夏枯草、款冬花；有以能名者，如何首乌、骨碎补。自然之理，可以意得。法象药理流行于格物释理盛行的宋代。宋人以药材的形、色、气、味、体质为核心，结合阴阳五行，五运六气，气味升降之理，建立了这种论药释理模式。该思想的核心是将药物的某些自然特征作为药效的本原，并认定这些外观特征与内在药效药性之间，存在可推知的对应关系。汪昂《本草备药》中巧妙应用了这种取象比类，缘名衍义的方式，丰富了后世药学学习的思维模式，流传广远，影响深久。

四、药物十剂，充实修改

"十剂"的提出、丰富、发展与完善不是一蹴而就的，从最初的理论到明确的药物分类方法，乃是建立在诸多医家的不断探索和反复实践基础上。明代李时珍《本草纲目》序例确认北齐徐之才首载十剂，汪昂《本草备要》中亦言："徐之才曰：药有宣（上升下行曰宣）、通、补、泻、涩、滑、燥、湿（湿即润也）、轻、重十种"，他认为徐之才之药物十种为药之大体，乃十剂之初萌，凡用药者，审而详之，便不会有所遗失。汪昂虽对十剂之说赞赏有加，但苦于《本经》未言，后人未述，自药物十剂推出千余年间，使用和发挥者甚少，故在《本草备要》一书中,他分论细阐,大大丰富了药物十剂的内涵,使十剂的概念更具系统性和理论性。

首先,书中明确规范了药物的十剂属性,并冠于诸药之首,与其后的功效提要相呼应,以便更直观地把握药物的性能,从而方便应用,正所谓"以十剂宣通、补泻冠于前。既著其功,亦明其过,使人开卷了然,庶几用之不致舛误"全书收载药物478种中,标定药物十剂分类属性者,总计263种,占全书药物的55%,其中宣剂80种,通剂27种,补剂11种,泻剂40种,轻剂10种,重剂21种,滑剂2种,涩剂12种,燥剂16种,湿剂2种,合计221种,另有复合之剂42种。

其次,书中通过药物十剂属性归类,对药物的功能特征进行了再定义。按照唐代陈藏器《本草拾遗》十剂功能的原始表述,"宣可去壅""通可去滞""补可去弱""泄可去闭""轻可去实""重可去怯""涩可去脱""滑可去着""燥可去湿""湿可去枯",实际定义了宣、通、补、泄、轻、重、涩、滑、燥、湿的功能特征。《本草备要》中确定的宣剂有80种,其中以祛风湿药最多,如威灵仙、羌活、海桐皮等;其次是活血化瘀药,如乳香、五灵脂、延胡索等,亦包括解表药如白芷、生姜、柴胡等;行气药如木香、砂仁、香附等以及芳香化湿药、消食药在内的不同功效的药物,这些药物所主治的病证无不具有"壅"之特性,如风寒湿邪郁积导致的痹证,食积导致的脾胃病证等。确定的补剂有荸荠、蕤仁、血竭、糯米、稷、小麦、甘澜水、井泉水、鸡、石首鱼和发11种,《本草备要》称荸荠"利肺",蕤仁"益水生光",血竭"补心包、肝血不足",糯米"补脾肺",稷"益气和中,宜脾利胃",小麦"补心",甘澜水"益脾胃",井泉水"补阴",鸡"益肝肾,补虚""肝肾血分之病",石首鱼"调胃",发"补阴",汪昂不仅仅简单概括了药物的属性,而且将药物的具体功效落实在了五脏阴阳上,体现了"补可去弱"的意味,同时补之用不仅仅体现在补上,益、宜、利、调等皆蕴含补之意,亦当归属补之范畴,大大丰富了补之含义。确定的泻剂(包括大泻剂)共40种。其所属药物主要包括破血消癥药如三七、莪术、桃仁、苏木等;导滞通便药如枳壳、山楂、芒硝、大黄等;杀虫药如牵牛、雷丸等。其主治病症不仅包括"闭"证,还包括虫、积、癥、结等与"闭"相关的病症。汪昂将宣、补、泄等功能特征以及壅、弱、闭等疾病特点这些抽象化的表现通过药物分类以及功能介绍进行具象化,通过他对于十剂属性的理解与把握,对药物进行归纳与总结,对临床选取药物、组方配伍具有启发意义。

再者,在前人十剂的基础上,汪昂有自己独到的理解,《本草备要》所述之燥剂乃陶弘景所论之热剂,通剂乃徐之才所论之燥剂,而寒剂多寓于泻剂,同时,他将药物十剂分类进行细化,主要表现在两个方面,一则在十剂属性程度的细化方面,如通剂分出通剂（如萆薢、琥珀等）和大通剂（如商陆、芫花等）；泻剂分出泻剂（如桃仁、苏木等）和大泻剂（如芒硝、朴硝等）；燥剂分出燥剂（如胡椒、丁香等）和大燥剂（如附子、草乌头等）。二则在具体药物十剂属性的细化方面,如葛根、升麻、薄荷等功兼轻、宣；木通、通草、灯心草等功兼轻、通；艾叶、高良姜、吴茱萸等功兼宣、燥等等,亦有两方面皆具备者如大泻兼通剂葶苈,大燥大泻剂巴豆等,还有两药尤为特殊,陈皮兼为宣燥补泻剂,滑石兼为通滑轻重剂,对药物的十剂属性进行细化,乃是将具体药物的功能进行横向扩散,不仅符合药物总体功能多样化的特点,也便于临床选药组方。同时,《本草备要》对陈藏器《本草拾遗》中明确的十剂示范药物进行了一定的取舍和补充,宣剂之橘,补充燥、补、泻三剂之性；轻剂之葛根,补充宣剂之性；人参和羊肉从补剂中移除；燥剂之赤小豆则移至通剂等,以上乃是汪昂基于自己临床经验以及对药物功能的认识和理解的基础上所进行的合理且创新的调整,对后世的药物分类具有指导意义。

　　同时《本草备要》对药物的炮制亦有所著述,认为药物火制可分为四种：煅、煨、炙、炒；水制分为三种：浸、泡、洗；水火共制二种：蒸和煮。并指出用不同的辅料进行炮制,药物的归经和功效也会有所改变,如入盐走肾而软坚；用醋注肝而收敛；童便制,除劣性而降下；米泔制,去燥性而和中等等。基于对于炮制理论的认识,汪昂将药物十剂属性与炮制理论进行了相关联系,指出药物的生熟制法不同十剂属性亦有所差别,如蒲黄,生滑,炒涩；卷柏,生泻,炙涩等,充实发展了药物十剂的所涵范围,并深化了十剂的意义所在,"十剂"的本质,不仅仅是单纯的药物分类方法,而是治法理论、炮制理论等中医理论统领下的药物配伍关系。

五、论半夏制用

　　《本草备要》言半夏辛温,体滑性燥,半夏为植物的块茎,表面钝圆,较光滑,质坚实,断面洁白,富粉性；然半夏粉末嗅之呛鼻,味辛辣,嚼之发粘,麻舌而刺喉,故言其体滑性燥。辛温属阳,阳主乎动,故"能走能散",辛通气,气行则水行,故能化液,津液得布,燥自得润,故"能燥能润",乃明代李时珍《本草纲目》所言："涎滑能润,辛温能散亦能润。"《素问·藏气法时论》云"脾苦湿,急食苦以燥之……肾苦燥,急食辛以润之……肝欲散,急食辛以散之,用辛补之,酸泻之"。汪昂在此基础上对半夏的功效进行了补充,燥去湿,脾喜燥而恶湿,故能和胃健脾；明代张介宾《类经》言："木不宜郁,故欲以辛散之。顺其性者为补,逆其性者为泻,肝喜散而恶收,故辛为补、酸为泻""其能开腠理致津液者,以辛能通气也。水中有真气,惟辛能达之,气至水亦至,故可以润肾之燥"。半夏辛温走散,体滑性燥之特性正对应肝体阴用阳,肾润泽之体的本质,故补肝润肾之功亦可谓恰如其分。

在深谙半夏特性的基础上,《本草备要》极大地延展了半夏的临床应用,总结概括为四个方面,除痰,顺气,降火,散血,四者往往互为因果,气郁为诸多病理产物和疾病发生的根源所在,气的运行带动水的流通,气郁则湿阻,表现为胸膈痞闷、呕吐恶心等症状,气滞则血瘀,如吐血下血之类,然气郁化火、积湿成热,血瘀生热,各种病理因素最终都会呈现热象的征兆,故气、血、湿、火四者可有所侧重但很难单独存在,欲去除这些病理因素的存在,顺气为第一位。正如汪昂所言:"湿必得火,方结为痰。气顺则火降而痰消"。

《本草备要》对于半夏主病的论述总不离这四个方面,可治咳逆头眩、痰厥头痛、眉梢骨痛等,风热挟痰,火炎痰升故作,半夏能燥湿降火化痰,则风热痰火不再蒙绕头窍,头眩头痛可解。正如张元素所云:"治太阴阴痰厥头痛,非此不能除";可治反胃吐食,痰疟不眠等,痰饮阻胃,胃失和降,故痰膈呕吐,《素问》曰:"胃不和则卧不安",故不眠时作。明代徐彦纯《本草发挥》谓:"成聊摄云:辛者散也。半夏之辛,以散逆气,以除烦呕。"半夏能消胸中痞,去膈上痰,则呕吐可除,可和胃气而通阴阳,阴阳既通,其卧立至。《灵枢》用半夏汤、《针灸甲乙经》用半硫丸治不眠,皆是取半夏之用的典例;可治瘿病,明代著名外科医学家陈实功《外科正宗·瘿瘤论》言:"夫人生瘿瘤之症,非阴阳正气结肿,乃五脏瘀血、浊气、痰滞而成",瘿病的病因病机主要是气、痰、瘀互结,以痰壅为主,半夏兼具行散气血,行痰顺气,活血消坚之功,可谓对症妙药,临床多可取效。《本草备要》对咳嗽一症论述颇细,有声无痰为咳,乃伤于肺气;无声有痰为嗽,乃动于脾湿;有声有痰,痰因咳动为咳嗽。明代李时珍曰:"脾无湿不生痰,故脾为生痰之源,肺为贮痰之器",对于咳嗽之治,《本草备要》指出治痰为先,顺气为主的治法,咳无形,痰有形,无形则润,有形则燥,故选药以半夏流脾湿而润肾燥,并佐以橘红、枳壳以利肺气,随证加减,如此痰之根源可断,痰之积聚可除,咳嗽自止,可见,半夏在咳嗽之治中起到了举足轻重的作用。同时,《本草备要》对半夏乃血症禁剂之说进行了更正,书中记载了古方用半夏治吐血下血之血症,指出半夏具有散血之功,故主各种破伤扑打,但对于阴虚劳损,失血诸痰,半夏仍不宜使用,恐利窍行湿,重竭津液,辛温走散,反能燥血。

《本草备要》中对于半夏的炮制亦有所研讨,记载了"韩飞霞造曲十法",通过不同的炮制方法,实现半夏所主痰证的特异性和多样性,姜汁浸泡,名生姜曲,半夏性畏生姜,用之以制其毒,得姜则功愈彰,可治各种痰证;矾水煮透,兼姜糊造,名矾曲,《本草备要》言矾:"涩,燥湿坠痰"最能却水,故可治清水痰;煮皂角汁,炼膏和半夏末为曲,或加南星,或加麝香,名皂角曲,可祛风经络,治风痰;白芥子加竹沥和成,略加曲糊,名竹沥曲,可软坚散结,治皮里膜外,结核之痰;另有加麻油制麻油曲治虚热劳咳之痰;加黄牛胆汁制牛胆曲治癫痫风痰;加黄牛肉制霞天曲治沉疴固痰等等,并指出以上诸曲晒干风制,愈久愈良。《本草备要》的记载大大丰富了半夏的炮制方法和功用,值得后世精研细讨。

汪文绮

汪文绮,生卒年代不详,字蕴谷,安徽休宁县海阳镇人,新安医学"固本培元派"代表人物之一。世业医,其父汪十洲(字约斋)、伯兄汪广期皆以医名世。汪文绮继承家学,留心活人术,生平"好读书,博涉如举子业,尤喜为诗",自幼研习《黄帝内经》《难经》及各医家著作。尤崇明代张介宾,精研《景岳全书》,得其精髓,治法主张以扶阳抑阴为主,治病必凭脉辨证,言"见症虽同,体有寒热虚实之别,脉有洪细迟数之殊,则用药不得不异"。汪氏师前贤,而不泥其迹,曾感慨读古人书却临床不验,后反思"酌古准今,凡夫外感内伤,务求至当,明其理而不必泥其词,会其神而不必袭其迹,著论若干首,寒必明其所以寒,热必明其所以热,虚实必明其所以虚实,且真中有假,假中有真,无不推详曲尽",同时启迪后世如何选择学习前贤学说精华。汪氏诊业繁忙,闻名遐迩,其侄存宽序言:"余叔之于医,殚精竭虑,于寒暖燥湿,结蓄沉滞,七表八里,三焦六脉之道,剖析通微,一如四声五音,歌吟啸呼,写人情之难言,宣人性之至乐,无有隐显,远迩莫不神而明之,以臻其至。"

汪文绮临床注重审虚实,认为先定虚实,才可投剂立效,认为"凡风寒暑湿燥火之邪,或在表,或在里,或在腑,必有所居而直指之,邪实也。若无六淫之邪而为病者,则惟情欲以伤内,劳倦以伤外,非实似实,及细审之,乃症之虚也"。同时也强调了"气"的重要性,认为"医之而生者,病有元气也;医之而不能生者,脉无胃气也;病可医而终于不能医者,医伐其气也。人生之所赖惟此气而已,彼精之与神,不又即是而可推哉!"这些都是汪文绮诊断疾病,思考用药的理论基础。

著有《脉学注释汇参证治》《杂症会心录》等。《杂症会心录》全书分上下两卷,共55论,其中3篇医学总论为魂魄论、审虚实、知生死;其余篇章分别论述了内科、妇科杂症症状、诊断与治疗详情。汪文绮临证治疗重视"治肾",强调肝肾为髓海之源,着重思考人之精气亏盈。重视气血阴阳,细辨寒热虚实,用药纯净,简方广用。

汪氏注重药材的炮制方法,记载药方中常细细分辨。例如汪氏在《杂症会心录》独何丸中注明何首乌使用黑豆拌蒸。何首乌是蓼科植物何首乌的干燥块根,苦、甘、涩、温,可入肝、心、肾经,具有补肝益肾、养血祛风的功效。何首乌炮制方法多样,《华氏中藏经》最早记载"河水浸,七日换水,浸去皮尖,切片,干之"的去皮净制法;唐代蔺道人《仙授理伤续断秘方》就有在首乌丸中提出"十斤何首乌与半升黑豆同煮熟";宋代《太平惠民和剂局方》在何首乌丸中注明"铜刀或竹刀切如棋子大,木杵臼捣""以黑豆一斗净淘洗,曝干,用甑一所,先以豆薄铺在甑底,然后薄铺何首乌,又铺豆,又薄铺牛膝。如此重重铺,令药、豆俱尽,安于釜上蒸之,令豆熟为度。去黑豆,取药曝干,又换豆蒸之,如此三遍";明代龚廷贤《寿世保元》中固齿明目乌须黑发方也记载有"黑豆拌蒸一次,牛膝拌蒸一次";清代九蒸九晒成为了何首乌的主要炮制方法。蒸法作为何首乌的主要炮制方法一直沿用至今,辅料可有黑豆、酒、炼蜜等,黑豆性味甘、平,入脾、肾经,与何首乌同制取其养血解毒之功,协同增效。

地黄饮子中酒洗肉苁蓉以温壮肾阳,南北朝时期雷敩《雷公炮炙论》言:"凡使(肉苁蓉),先须用清酒浸一宿,至明,以棕刷刷去沙土浮甲尽,劈破中心,去白膜一重如竹丝草样,却蒸,从午至酉出,又用酥炙得所。"酒洗肉苁蓉入肾、大肠经,可健肾补阳、润肠通便,作用更加温和。

加味逍遥散中栀子"姜汁炒黑",治疗"怒动肝火,载血上逆,从胃而吐者"。清代炮制栀子多用辅料炒,有酒炒、姜汁炒黑、乌药拌炒、蒲黄炒等。栀子生品凉血解毒、泻火利湿,炒后可缓和苦寒之性,减少对胃的刺激性,清代新安医家汪昂《本草备要》言:"生用泻火,炒黑止血,姜汁炒治烦呕,内热用仁,表热用皮",姜制可和胃除烦止呕。

舟车丸中甘遂"面裹煨",四神丸中肉豆蔻"面裹煨",煨制使用大量面粉,温度比炒法低,可利用吸去部分挥发性及刺激性的成分,且"煨后又能实大肠、止泻痢"。甘遂苦甘大寒,峻泻有毒,明代李中梓《本草通玄》指出:"面裹煨熟用,以去其毒。"明代陶华《伤寒全生集》言:"每斤用甘草四两,煎汤浸三日,汤黑去汤,河水淘洗取清水日清日浸,每日换水数次,三日去心再淘,浸四五日,取一撮入白瓷盒内隔一宿,次日盒中水无杂色乃妥,再淘三四次,沥干,以面裹如团,入糠火煨,煨至面团四面皆黄,内药熟透,取出晒干入锅炒透,磨粉。"肉豆蔻中有毒成分肉豆蔻醚,煨制后与黄樟醚含量均降低,且面煨法毒性最小,止泻作用最强。南北朝时期雷敩《雷公炮炙论》言:"凡使,须以糯米作粉,使热汤搜裹豆蔻,于糖灰中炮,待米团子焦黄熟,然后出,去米,其中有子取用,勿令犯铜。"

此外,汪文绮对于贝壳类、虫类、种子类药喜用研法,善用蜜炙黄芪治疗寒热各证,喜用人乳蒸晒山药、茯苓制成丸剂,喘证根据"阴阳互根""阴阳互济"理论分而辨之等。

一、善用研法

矿物药、动物甲壳及化石类药物常用煅制,使质地酥脆,利于粉碎和煎熬。现代常采用捣、碾、锉、锉等方法粉碎药物以适应炮制要求。如牡蛎、龙骨捣碎便于煎煮,川贝母捣粉便于吞服,犀角、羚羊角锉成薄片,或锉成粉末,便于制剂和服用。明代新安医家罗周彦《医宗粹言》记载:"决明子、萝卜子、芥子、苏子、韭子、青葙子,凡药用子者俱要炒过研碎入煎,方得味出。"种子类药物外壳坚硬,不易水煮浸润渗透,加热炒制后质地疏松,便于有效成分析出,故"逢子必炒";矿物药煅烧后质酥易碎,成分溶出率增加,故"逢石皆碎";对于形体特殊或细小、不便切制的药物,经碾压、捣碎后药材与溶媒接触面积增大,便于调配制剂,故"逢子必捣"。汪文绮在《杂症会心录》中对于胡麻仁、桃仁、枣仁之品常标注研法,可用传统制药使用的基础研磨工具杵臼、冲筒等,将其捣碎至所需大小,便于煎煮发挥药效。

自制黄金汤中五谷虫"炒,研",用于疫邪作痢初期,解疫毒而救胃气。救肾安逆汤中五谷虫"酒洗,炒,研末",治疗久病体虚脉虚。五谷虫又名蛆,为丽蝇科动物大头金蝇及其近缘动物的幼虫。其味咸,性寒,归脾、胃二经。明代李时珍《本草纲目》指出"蛆,流水漂净,晒干为末",古代制五谷虫常用米泔水、长流水浸泡漂洗,除去杂质,炒后质地酥脆,易于研磨。

平中饮中瓦楞子"醋淬研碎",治疗瘀血在中焦作胀。瓦楞子为蚶科动物毛蚶、泥蚶或魁蚶贝壳,其味咸性平,入肺、胃、肝经。《日华子本草》言"烧过醋淬,醋丸服,治一切血气,冷气,癥癖"。南北朝时期雷敩《雷公炮炙论》最早记载瓦楞子的炮制方法:"介类应在火上烧并煅至通红",宋代提出瓦楞子煅醋淬后细研为粉。现代研究表明,瓦楞子主要成分为碳酸钙,煅烧粉碎后便于钙盐和其他微量元素的析出。

牡蛎炮姜散中牡蛎"煅、研",治疗寒秘,大小便不通。牡蛎有生牡蛎和煅牡蛎之分,煅牡蛎性偏平和,善收敛固涩。南北朝时期雷敩《雷公炮炙论》记有:"凡修事,先用二十个,东流水,盐一两,煮一伏时;后入火中烧,令通赤;然后入钵中,研如粉用也。"

清燥汤中胡麻仁"炒、研"。对于燥症,汪文绮言:"明喻嘉言谓秋伤于燥,冬生咳嗽,议论发前人之未发,而清燥一方,创自己意,可为治燥之灵丹。"方中取胡麻仁润肺滋液,是为臣药。胡麻仁(黑芝麻)为脂麻科植物脂麻的种子,在秋季果实成熟之际采割植株,晒干,收集种子。其味甘平,可入肝、脾、肾经,汉代《神农本草经》言其:"主伤中虚羸,补五内,益气力,长肌肉,填髓脑。久服,轻身不老。"胡麻仁为扁卵圆形,种皮薄纸质,富油性,宋代《太平圣惠方》亦取其"微炒别捣",炒后具有补益肝肾、填精补血、润肠通便的功效,研磨可使其有效成分充分暴露。

活血润燥生津饮治疗内燥津液枯少,其中要求桃仁"烂研如泥",桃仁润肠通便,与红花共为佐药。桃仁为蔷薇科植物桃或山桃的成熟种子,果实成熟采摘后,除去果肉及外壳,取出种子。汉代《神农本草经》言其"味苦、平。主瘀血、血闭癥瘕、邪气,杀小虫",归心、肝、大肠经。桃仁入药最初为带皮阴干入药,至汉代始用净制。汉代张仲景在《伤寒论》《金匮要略》中注明桃仁"去皮尖";晋代葛洪《肘后备急方》注明捣碎研细的炮制方法;金代张元素《医学启源》中记载"汤浸去皮尖,研如泥用",李杲亦直接将"桃仁泥"作为药材名记录使用。明代贾所学《药品化义》中对于研磨桃仁按归经详细分辨解释:"若连皮研碎多用,藉其赤色,以走肝经,主破蓄血,逐月水及遍身疼痛,四肢木痹,左半身不遂,左足痛甚者,以其舒经,活血行血,有去瘀生新之功;若去皮捣烂少用,取其纯白,以入大肠,治血枯便闭,血燥便难,以其濡润,凉血和血,有开结通滞之力。"在活血润燥生津饮中便是取其纯白,以濡润大肠,破结通滞。

救元补髓汤、醒迷汤、既济豁痰汤、养血舒筋汤等,其中枣仁"炒,研",用于治疗头痛昏聩,十二官危或痰聚胞络,阳气虚寒甚者。酸枣仁为鼠李科植物酸枣的干燥成熟种子。汉代《神农本草经》言其"主心腹寒热,邪结气聚,四肢酸疼,湿痹。久服安五藏,轻身延年。"多有"生用醒神,炒用安神"之说,汪文绮所用便为炒枣仁。酸枣仁最初以果肉去核入药,后发现枣仁有"补中益气、疗不得眠"的作用,故取代果实做药。南北朝时期净制要求枣仁去皮尖、去壳,后南宋许叔微《普济本事方》中记载"微炒去皮,研",明代缪希雍《炮炙大法》记载"炒爆研细",清代以后枣仁多碾压捣碎入药。现代研究表明,酸枣仁中酸枣仁皂苷大多位于子叶中,而少见种皮和胚乳,炒后质脆易碎,研磨可破坏种皮和胚乳,而使子叶充分暴露,便于有效成分的提取。

消胃饮中莱菔子"炒,研",治疗气滞食阻,在阳明作胀。莱菔子为十字花科植物萝卜的成熟种子,类卵圆形或椭圆形,种皮薄而脆,有油性。性温,味辛甘,可入肺、胃二经。明代李时珍《本草纲目》言其"下气定喘,治痰,消食,除胀,利大小便,止气痛,下痢后重,发疮疹"。莱菔子始于生用,《日华子本草》言萝卜子"水研服吐风痰,醋研消肿毒",炒后多用于消食降气除胀。明清时期,莱菔子"炒、研"记载尤多。清代黄宫绣《本草求真》记录:"莱菔子气味甚辛,生用研汁,能祛风痰,有倒墙推壁之功……若醋研敷则痈肿立消。炒熟则下气定喘消食宽胀。"现代研究表明,莱菔子研末冲服时,二甲基二硫醚、棕榈酸等特有的成分可发挥作用,挥发油类成分可直接进入体内,清代刘奎《松峰说疫》言"萝卜子捣碎,温汤和搅,徐饮之,少顷则吐,或吐不尽,必从下行",可代替吐剂使用。

二、蜜炙黄芪,兼治寒热

炮制的辅料作用"蜜制益气、醋制入肝、盐制入肾",酸、苦、甘、辛、咸分别入肝、心、脾、肺、肾五脏。蜜性平,味甘,甘属土,故味甘入脾经,蜜炙是炙法的一种,以蜂蜜为辅料,稀释炼蜜与饮片拌匀,使蜜水浸透饮片,再以文火加热翻炒,可滋阴润燥、补脾益气、增益元阳。熟蜜味甘性温,温能祛寒,增强补益三焦元气之力。明代新安医家陈嘉谟言"蜜制甘缓难化,增益元阳"。

黄芪为豆科黄芪属植物膜荚黄芪及内蒙古黄芪的根,汉代《神农本草经》言其"味甘,微温。主痈疽,久败创,排脓止痛,大风癞疾,五痔鼠瘘,补虚,小儿百病",入脾、肺经,主以固表止汗、生津养血等,有"为补药之长""补气圣药"之称。黄芪的炮制历史悠久,最早见于《金匮玉函经》中"去芦"净制;南北朝时期雷敩《雷公炮炙论》中首次出现水火共制的蒸法:"先须去头上皱皮了,蒸半日出,后用手擘令细,于槐砧上锉用";宋代开创性使用辅料炮制法,包括蜜制、酥制、酒制、人乳制、姜汁制等,蜜制法分为蜜炙、蜜酒炙、蜜炒和蜜蒸四种,黄芪炙制首次出现在宋代史堪《史载之方》(又名《指南方》)中,谓"炙、轻炙",宋代钱乙《小儿药证直诀》黄芪散中最早注明了黄芪蜜炙的方法,宋代包括蜜涂炙、蜜水涂炙、蜜刷炙等操作。此外,宋代李迅《集验背疽方》提到了蜜水蒸制工艺,即"以蜜水浸润湿,瓦器盛,盖于饭甑上,蒸三次取出,焙泔锉碎";明清时期蜜制和盐制黄芪为多,明代《普济方》中出现蜂蜜与黄酒共同炮制的"蜜酒煮",李时珍提出"以蜜水涂炙数次,以熟为度",《炮炙全书》中亦记载有"去头刮皮以蜜水涂炙亦有以酒或盐酒炒之"。蜜炙黄芪口味甘甜,性温偏润,是从古至今黄芪最主要的炮制方法。

黄芪生品微凉,可达表泻热,张锡纯称黄芪"补气之功最优",且"黄芪为气分之主药,能补气更能升气",蜜炙明显增其补脾益气之力,兼有润燥、缓和药性之功,可用于脾肺气虚、中气下陷等病症。汪文绮在临床上不拘寒热,无论虚实,对症应用蜜炙黄芪。汪氏在益气补肾汤中应用蜜炙黄芪治疗眩晕气逆不能归元,蜜炙黄芪可增强脾胃正常生理功能,促进气血生成,同时补益肝肾,缓解头晕乏力的症状;人参养肺汤中应用蜜炙黄芪治疗肺虚之症,汪氏认为宜参芪河车之品"补肾水以镇阴火,生津液以润肺燥",蜜炙黄芪可益气补中,改善肺气虚引起的乏力、食少便溏的症状;鳖甲丸中应用蜜炙黄芪治疗胆虚不寐,黄芪炙用走里,升提中焦清气,补气生血。宋代《太平惠民和剂局方》使用黄芪六一汤治疗诸虚不足者,其中黄芪便是去芦、蜜涂炙处理。

同时,张仲景所用黄芪既走肌表也入脏腑,既能止汗也能发汗,清代医家邹澍在《本经疏证》中分析"殊不知黄芪专通营卫二气,升而降,降而复升,一日一夜五十周于身。升即降之源,降即升之根。凡病营卫不通,上下两截者,唯此能使不滞于一偏,此即非升非降之谓也。"李杲对于内伤热证提出"甘温除大热"论,认为"当以甘温之剂,补其中,升其阳,甘寒以泻其火而愈。《内经》曰劳者温之,损者益之。盖温能除大热,大忌苦寒之药泻胃土耳"。蜜炙黄芪也可应用于热证之中。十味香薷饮中应用蜜炙黄芪治疗"伏暑身体倦怠,神昏头重吐泻等症",夏令外感暑湿,脾胃不和,五心潮热,取蜜炙黄芪益气健脾;清热定痛汤中应用蜜炙黄芪治疗痛风;易简地黄饮子可养阴益气、润燥生津,汪氏应用治疗消渴咽干,面赤浮躁,取人参、甘草和蜜炙黄芪补益元气;益气汤中蜜水炒黄芪治疗鼻渊,再有补脑丸治疗鼻渊久不愈。汪氏引冯氏言:"鼻渊乃风热灼脑而液下渗,或黄或白,或带血如脓状,此肾虚之症也。"

现代研究表明黄芪中的主要成分黄芪甲苷具有抗炎镇痛、扶正强壮的作用,蜜炙可使多糖含量增加,促进免疫调节,同时降低毛蕊异黄酮含量,改变了黄芪抗氧化的效能,增强补充气血的作用。传统蜜炙法是以药物加炼蜜拌炒而成,现在分为先拌蜜后炒和先炒后加蜜两种方法。新式蜜炙黄芪也可选用烘箱蜜炙药物,无焦化点现象,且药物质量明显提高,劳动强度显著降低。

清燥汤中枇杷叶也使用蜜炙,可增强润肺止咳之功,与杏仁合用泻肺降气,明代李时珍《本草纲目》言:"治胃病以姜汁涂炙,治肺病以蜜水涂炙良。"

三、米泔水巧制苍术

苍术为菊科植物茅苍术或北苍术的干燥根茎。苍术味辛、苦,性温,归脾、胃、肝经。生品辛烈温燥,为芳香化湿药,善散寒祛风燥湿。汉代《神农本草经》言其"主风寒湿痹,死肌痉疸。作煎饵久服,轻身延年不饥",明代李时珍

《本草纲目》言其"治湿痰留饮,或挟瘀血成窠囊,及脾湿下流,浊沥带下,滑泻肠风"。

苍术炮制在现行《中华人民共和国药典》中仅收录生品和麸炒两种,实有40多种炮制方法,有醋制、泔制、土制、糠制、姜制、童便制等。米泔水,是大米或糯米在淘洗时第二次滤出的液体,色白浑浊,含有少量淀粉和维生素。唐代孙思邈《银海精微》中最早记载米泔水制苍术的炮制方法;唐代蔺道人《仙授理伤续断秘方》中最早出现了"醋煮七次"的醋制法和米汁浸炒法;宋代庞安时《伤寒总病论》记有"铜刀刮去黑皮。米泔浸三日,洗净晒干,再以米醋炒令香黄色",宋代《太平惠民和剂局方》记有"米泔浸一宿,切,焙""八两,米泔水浸一宿,刮去皮,切碎,取葱白一握,同炒黄色,去葱";金代张从正《儒门事亲》记有"四斤,米泔水浸软,竹刀子刮去皮,切作片子。内一斤,用椒三两,去白,炒黄,去椒";明清时期则有酒浸、姜汁炒、人乳汁炒、糠炒等更加丰富的方式,明代缪希雍《炮炙大法》中记有"米泔净洗极净,刮去皮,拌黑豆蒸引之,合水气也,又拌蜜酒蒸,又拌人乳透蒸,皆润之使更合于金气而不燥也,凡三次蒸时,须烘晒极干,气方透"。

南北朝时期雷敩《雷公炮炙论》中记载米泔水有浓、淡之分,亦有糯米泔、粟米泔、白米泔不同种类。明代新安医家陈嘉谟《本草蒙筌》言"米泔制去燥性和中",米泔水性味甘凉、平和,可清热止渴、利水解毒。米泔水对油脂有吸附作用,常用于浸泡油脂较多的药物,制药可减药物辛燥之性,强健脾和胃之功。经米泔水浸泡后可降低苍术辛烈温燥之性,加强和胃健脾的作用。汪文绮在除湿汤中应用米泔水制苍术,治疗"寒湿所伤,身体重着,腰脚酸痛,大便溏泄,小便或涩或利"。平胃散中苍术"泔浸七日",治疗产后泄泻体实者。

现代各地使用米泔水制苍术的具体方法有所差异,如江苏、河南要求米泔水浸泡片刻即取出炒干,上海、湖南等地则规定浸泡30分钟后切厚片干燥。现代研究表明米泔水制苍术可有效改善湿盛困脾的病症,且对米水配比、米泔用量等皆具有详细研究。苍术有效成分挥发油性燥,刺激胃肠功能,明代李时珍《本草纲目》言"苍术性燥,故以糯米泔浸,去其油",米泔水可破坏挥发油的结构,去除部分油性,增强补脾和中之效。现代实验表明,用米泔水炮制苍术可使其挥发油成分显著下降,同时较多保留苍术素和其他浸出物含量,在有效降燥的同时,更大程度防止有效物的流失。

苍术主健脾燥湿,可与茯苓、猪苓、泽泻等利水渗湿药合用以治疗脾虚湿盛、水湿内停的痰饮、泄泻、水肿等,炮制后亦可促进胃肠蠕动和胃排空,保护胃黏膜。米泔水制苍术治疗泄泻应用广泛,如宋代《太平惠民和剂局方》中和气散、参术散中均应用米泔制苍术治疗脾胃不和以及泄泻,元代危亦林《世医得效方》和明代张洁《仁术便览》中应用米泔浸苍术治疗腹痛泄泻,且常与陈皮、厚朴、甘草同用以燥湿运脾。此外,可与紫苏、藿香同用化湿止呕,治疗满闷而吐;再有与姜制厚朴、藿香、半夏同用化湿解表,治疗四时伤寒,明代徐彦纯《本草发挥》言"经泔浸火炒,故能发汗"。

四、人乳蒸晒制丸剂

乳汁为血肉有情之品,味甘、咸,性平,入心、肺、胃经。可独立入药,秦汉时期有药用记录,汉代《神农本草经》记载:"毒菜害小儿,乳汁解,先食饮二升。"乳汁按照来源可分为人乳、牛乳、羊乳、马乳等,其中以人乳应用最广。人乳主补血润燥,清代黄宫绣《本草求真》言:"入滋阴药人乳拌用,借乳入血制燥。"汪文绮在燥症中提到"肝燥则加丹参、枣仁、乳汁之属",参乳汤中用人乳一杯,认为"人身之燥,非血不泽,参乳汤救燥病之根,活命饮治燥病之源"。清代新安医家汪必昌《聊复集》认为人乳为"本人治气血所化,故能补心气之不足,肉瘠髓虚者宜之"。在治疗肝肾病之胁痛时,汪文绮提出"用六味加人乳、河车之属,以人补人,以血补血,俾水生而木荣,母实则子安,正治之法也"。汪氏治噎膈秘方中用牛羊乳,丹溪方治胃热时"搜和入牛乳、姜汁、白蜜为膏"。乳汁在临床上有液体和乳粉两种应用形式,明代李时珍《本草纲目》记载:"凡服乳,须热饮。若晒曝为粉,入药尤佳。"

乳汁作为辅料进行中药炮制始于南北朝时期,雷敩云:"凡使木瓜,勿犯铁器,以铜刀削去硬皮并子,切片晒干,以黄牛乳汁拌蒸,从巳至未,待如膏煎,乃晒用也。"明代新安医家陈嘉谟言"乳制滋润回枯助生阴血",清代新安医家汪昂《医方集解》记载"人乳乃阴血所化,服之润燥降火、益血补虚,所谓以人补人也"。人乳炮制最早记载于宋元时期,广泛应用于清代,清代林珮琴《类证治裁》记载有"熟地,用人乳粉、山药各一两拌蒸"。人乳主要用于补益剂的炮制,对于茯苓、山药有增强补阴益气的作用;对于寒水石、方解石、石决明等药材,乳制可使质地酥脆、易于粉碎处理;而乳制马钱子、商陆、蟾酥、草乌等则起到明显降低毒性的作用。

汪文绮喜用人乳拌蒸晒山药、茯苓等,其在"知生死"一节中记:"若久病而生者,何以见之? 如咳嗽、吐血、寒热等症,脉尚未数,饮食未减,河车丸进,久服不辍,加之心静神藏,善于内养,或半载,或一载,阴液渐回,诸症渐退,久病而生矣。"在制作河车丸时山药、茯苓皆用"人乳拌蒸晒"。"拌蒸"是先将乳汁拌匀再蒸。补脑丸中茯苓也用人乳拌蒸,治疗鼻渊久不愈。汪文绮认为脑为诸阳之会,髓为至精之物,鼻属金气之路,治脑也,补在髓;治鼻也,清在金;汪文琦在"落三月胎论"中言:"先君子猪肚丸药,清相火以实脾土,土旺则四脏之气皆旺,精自生而气自固,不必虑难安易落之胎矣。"约齐猪肚丸中茯苓人乳拌蒸。

山药入脾肾,补脾固肾;茯苓渗脾湿,脾健则气运,破补之壅滞。山药甘平,入肺、脾、肾经,主生津益肺、补肾固精、补脾和胃。汉代《神农本草经》言其"主伤中,补虚羸,除寒热邪气,补中,益气力,长肌肉。久服耳目聪明"。茯苓味甘、淡、平,入心、脾、肺、肾经,主渗湿利水、健脾和胃。汉代《神农本草经》言其"主胸胁逆气,忧恚惊邪恐悸,心下结痛,寒热烦满,咳逆,止口焦舌干。利小便",明代李时珍《本草纲目》里称其"气味淡而渗,其性上行,生津液,开腠理,滋水源而下降,浮而升,言其性也"。茯苓可益肺气,补脾阴。清代严洁、施雯、洪炜同纂著作《得配本草》中对于乳制茯苓的记载有:"去皮,补阴人乳拌蒸,利水生用,补脾炒用。研细入水,浮者是其筋膜,误服之损目。"

五、哮喘阴阳辨治

对于喘症,汪文绮言:"外感邪入而为喘,属肺受风寒,其来暴,其脉实,其人强壮,数日之间,忽然壅气喘咳,不得平卧者是也。"其中,肺金受病者为实喘,内伤肺肾受病者为虚喘。且虚喘又有阴虚、阳虚之分,"面赤口渴,大便秘"者属阴虚,宜麦冬、沙参、薏苡仁、玉竹、阿胶、童便之属;"面㿠白,口不渴,大便泄,手足冷"者属阳虚,宜人参、紫河车、枸杞子、菟丝子、杜仲、鹿角胶之品。汪氏提出"然阴虚作喘而补阴是矣,第阴中有阳,服六味汤多剂不应,则又加人参、枸杞子、菟丝子、杜仲、河车之属,取阴阳互根之义也。阳虚作喘而补阳是矣,第阳中有阴,服八味汤多剂不应,则又加沙参、麦冬、玉竹、童便之属,取阴阳相济之义也"。

阴阳是对自然界相关联的某些事物和现象对立双方属性的概括。中医古论曰:"阴阳离决。其人乃绝。"阴阳互根是指相互对立的事物之间相互依赖、依存,不可脱离对方而独立存在。阳根于阴,阴根于阳,无阳则阴无以生,无阴则阳无以化。阳蕴含于阴之中,阴蕴含于阳之中。阴阳一分为二,又合二为一,对立又统一。故明代张介宾《景岳全书·传忠录·阴阳篇》曰:"阴根于阳,阳根于阴。"宋代《朱子语类·卷七十四》指出:"阴阳虽是两个字,然却是一气之消息,一进一退,一消一长,进处便是阳,退处便是阴,长处便是阳,消处便是阴;只是这一气之消长,做出古今天地间无限事来。所以阴阳做一个说亦得,做两个说亦得。"根据"阴阳互根"则有"阴阳相济"的治疗原则。阴阳相济是指使用具有阴阳属性的药物来调节人体内的阴阳平衡，从而达到治疗疾病的目的。明代张介宾言："善补阳者，必欲阴中求阳，则阳得阴助而生化无穷；善补阴者，必欲阳中求阴，则阴得阳升而泉源不竭。"

阴损可以耗阳，"无阴则阳无以生"，此时用人参、枸杞子、菟丝子、杜仲、河车之类补阳药。人参味甘，微苦，性微温，入脾、肺、心、肾经，甘温补虚，为补气之圣药。清代陈士铎《本草新编》言："有如气喘之症，乃肾气之欲绝也，宜补肾以转逆，故必用人参，始能回元阳于顷刻，非人参入肾，何能神效如此。"人参入气分，兼阴分，阳生而阴亦生，阴损用人参可谓"救元阳正所以救真阴也"；枸杞子甘平，生精益气，既能滋肾阴，亦能补肾阳，清代《得配本草》言："入足少阴兼厥阴经血分，补肝经之阴，益肾水之阳"；菟丝子甘平，强阴秘气，明代倪朱谟《本草汇言》言其"补肾养肝，温脾助胃之药也，补而不峻，温而不燥"，为平补肝肾阴阳之品；杜仲，辛温，入肝肾，润燥强筋骨，清代《本草再新》言其可"充筋力，强阳道"；中药紫河车为健康人的干燥胎盘，性味甘、咸，温，入肺、肝、肾精，可助阳养血、补气益精。清代新安医家汪必昌言："紫河车，本人之精血所生，用以补先天之不足，骨小肉弱者宜之"。明代新安医家陈嘉谟《本草蒙筌》言其："疗诸虚百损，痨瘵传尸，治五劳七伤，骨蒸潮热，喉咳音哑，体瘦发枯，吐衄来红。"

阳损亦会耗阴，"无阳则阴无以化"，阳虚到一定程度会进一步损伤体内阴液称为"阳损及阴"，此时可用沙参、麦冬、玉竹、童便之类滋阴药。沙参味甘，微寒，入肺、胃经，主养阴清肺，祛痰止咳。清代黄玉璐《玉楸药解》言其可"清肺气，生肾水，涤心胸烦热，凉头目郁蒸，治瘰疬斑疹，鼻疮喉痹，疡疮热痛，胸膈燥渴，溲便红涩，膀胱癃闭"；金畏火，肺有火则食气，麦冬甘寒泻肺中伏火，火清则金安，可养阴润肺，清心除烦；玉竹甘平，入肺、胃经，养阴润燥、除烦解渴，汉代《神农本草经》言其："主中风暴热，不能动摇，跌筋结肉，诸不足。久服，去面黑䵟，好颜色、润泽、轻身不老。"童便一般取 10 岁以下健康儿童小便，去头尾，用中间段。其味咸，性寒，入心、肺、膀胱、肾经，可滋阴降火，止血散瘀，《日华子本草》言其可"止劳渴，嗽，润心肺，疗血闷热狂，扑损瘀血运绝及困乏"。汪必昌言："溺，咸温，入肺，下膀胱，引火下行，消痰破瘀而劳嗽以安。"

在临床上，汪文绮广泛应用"阴阳互根""阴阳共济"的思想，长于使用童便、河车之品。汪氏治疗不明寒热咳嗽，前方不效之时加麦冬、沙参、童便，壮水保金，益阴退热；治疗产后壮热发狂者，以人参加童便，甘温除大热；产后阴虚发热者以六味汤加童便，育阴潜阳。其表示"人生属阴阳互根，不可偏盛，一味温热，知有阳而不知有阴矣"；生脉散中麦冬、五味子、人参加童便煎服；治噎膈秘方中用童便、牛羊乳；头痛中六味归芍汤和定痛明目饮均加童便冲入，"壮水之主，以镇阳光"；治疗肺痿时，汪文绮提出"补肾水以镇阴火，生津液以润肺燥，更宜参芪河车之属，填实下元，补真气以通肺之小管，以复肺之清肃"，强调了人参、紫河车补虚扶正的重要性。

叶 桂

叶桂（1667—1746），字天士，号香岩，别号南阳先生，祖籍徽州歙县，其高祖叶封山由歙县迁居江苏吴县（今苏州市），居上津桥畔，故叶桂晚年又自号上津老人。叶家世代行医，叶桂祖父叶时、父叶朝采均为歙县当地有名的儿科医生，家学渊源。叶桂自幼悟性极高，博闻强记，其幼时习经文，其间随父叶朝采兼涉医理，后因父亲离世，"既孤且贫，不能自给，因弃举子业，而一意肆力于岐黄"，跟随父亲门人朱某习医，攻痘疹科。及长已从师多人，常闻某人善治何证即叩门求教。学成后，其于上津桥畔开业行医，取名"种福堂""眉寿堂"，医名盛极一时，时人誉为"天医星"，《清史稿》称其"切脉望色如见五脏，治方不出成见"。

叶桂生平忙于诊务，著述较少，但世传叶桂之著作颇多，大率由其门人整理编纂或当世医者儒人搜集整理而辑成，其中影响较为深远的著作有《温热论》《临证指南医案》《种福堂公选良方》《未刻本叶氏医案》等，后世评注点校更是不计其数。叶桂所留医案对后世影响深远，备受历代习医者所推崇，清代章楠《医门棒喝》有言之"无法不备，如造化生物，无迹可求，各得自然之用"。

《临证指南医案》十卷，是记载叶桂诊疗用药和思路方法的医案专著，在一定程度上基本反映了叶桂的学术思想。其中内科杂病医案八卷、妇科、幼科病案各一卷，内容以病为纲，分为89门，温病治案颇多，反映出叶氏卫气营血的辨证特色及汗、清、透、凉、散诸法先后缓急的施治原则。是书于每门之后均附论一篇，由叶氏门人执笔。书末附有案中所引用的方剂，有助于读者掌握运用。以叶氏善抓主证，故某些个案记述过于简略，缺乏系统完整性。由于治案切于临床实用，流传甚广。

在中药炮制方面，叶桂并无相关专著，但从其医案中尚可管窥其炮制用药及相关理论之一二。在用药方面，为达到更好地治病疗疾的效果，叶桂广泛吸取前人经验，灵活精确运用炮制药物，其中不乏别具一格的特色之品。叶氏在医案中擅长运用炮制药物，其中对以药制药理论、气味用药、剂型等方面具有深入的研究与灵活的运用。以药制药理论,即辅料炮制,叶氏医案中较具特色的有发挥特殊功效、增加疗效以及相反相成的运用,如使用桂酒拌白芍以发挥调和阴阳,同时偏重除腹胀的功效,再如常将醋制半夏运用于暑湿病机的医案中,或者用胡桃肉制补骨脂这种药物炮制方法以取得培补命门之火的功效,同时医案中运用砂仁拌熟地黄、萸黄连这类相反相成的记载更是比比皆是。气味用药,是叶桂颇具特色的用药法,在药物炮制方面亦是多有体现,如在顾护滋养胃阴方面常采用性味甘凉、甘缓之品,如鲜生地黄、炒麦冬等,且尤以对仲景麦门冬汤的运用颇具特色;叶桂临证在用药部位的考量上亦常依据气味理论,如使用桂枝木以发挥平肝、通阳等功效,并且广泛运用于络病、奇经辨治的医案中,匠心独具。叶氏医案中对药物剂型的运用亦是较为多样且灵活的,如丸剂、散剂、膏剂、酒浸剂等,均有使用,其中尤以丸剂用于缓调、可攻可补的特性颇为世人称道。

本节主要从"以药制药"的炮制方法理论、气味用药的炮制药物运用、丸药缓调的药物剂型选择等三个方面简要介绍叶桂中药炮制及相关理论。

一、以药制药性相兼,增强疗效功更专

"以药制药"(辅料炮制),是以一些药物(辅料)炮制另一些药物,以达到加强药力、增强其功效或去其毒、抑其偏、转其性等效果的传统炮制制药技术。"以药制药"的中药炮制技术起源于汉代《金匮要略》中对于蜜制川乌、蒲黄炒阿胶的记载,经过后世的不断发展逐渐成为中药炮制学中不可或缺的一部分。叶桂医案中运用的辅料炮制药物较多,不胜枚举,兹列举《临证指南医案》中运用的数味辅料炮制药物,以浅探其用药特色。

(一)发挥特殊功效

《临证指南医案》中运用"以药制药"的思想炮制药物,使之发挥某些特定功效,足可见叶桂临证用药之巧思。

桂酒拌白芍,调和阴阳,偏除腹胀。桂酒拌白芍之意,在乎取桂枝汤中桂枝、白芍之配伍,行调和阴阳之功效;关于桂酒制白芍功效偏重除腹胀的表述,可见于清代张璐《本经逢原》:"白芍药,酸苦平微寒,无毒。入补脾药酒炒……入血虚、水肿、腹胀药桂酒制用。"《临证指南医案·便闭》潘案中记载有:"肝血肾液久伤,阳不潜伏,频年不愈,伤延胃腑。由阴干及乎阳……问大便五六日更衣……尤非呆滞补涩所宜。炒杞子、沙苑、天冬、桂酒拌白芍、茯苓、猪脊筋。"便闭由阴阳不和、肝肾亏虚所致,又因有便闭,故腹胀一症当自然可见,因此方中予桂酒拌白芍,一举两用。除便闭案外,叶桂在《临证指南医案·痢》许案中亦有用桂酒拌白芍,取乎同理。许案:"咳嗽泻痢……病人

说早食相安,晚食胀满。脾胃阳气已乏,勿徒消滞寒克矣。"以桂酒拌白芍为君药,调和阴阳,兼调腹胀,同时桂酒拌白芍又因桂酒之辛温,使该药成通补之剂,正合"勿徒消滞寒克"之意。

醋制半夏,擅治暑湿。半夏醋制擅于治疗暑湿的理论记载,得见于清代另一位新安医家汪昂《医方集解》:"半夏用醋煮者,醋能开胃散水,敛热解毒也,使暑气湿气俱从小便下降。"此种功效在《临证指南医案》中则有相互印证,《临证指南医案·中风》某妪案第十五诊中,"以暑湿大热,更多开泄,致元气不为相接耳。然此本虚标实,气火升腾所致。经旨以苦寒咸润酸泄,少佐微辛为治,议进补阳明泄厥阴法"。方中黄连、半夏寒温并用、辛开苦降、调和阴阳气机。半夏用醋制,正是因此诊时"暑湿大热",属实巧妙。半夏醋制在医案湿门中亦有运用,如张案之湿郁脾阳与徐案之湿热入经络为痹,皆是因湿热为困,故取醋炒半夏以辛通和胃化湿之功。

秋石拌人参,长于阴虚之人补气。人参炮制可追溯至魏晋时期,但秋石制人参当是明清时期新工艺,清代张璐《本经逢原》中记载:"秋石以秋命名,专取秋气下降之意,他时制者功力则殊……火盛者宜生宜淡,阴虚者宜熟宜咸。凡劳瘵阴火亢极,而不受参、芪补益者,立秋石丸三方,次第施治……后用人参、秋石等分,炙甘草末减半,亦枣肉为丸,以补气安神。"秋石,清代黄玉璐《本草求真》亦有曰:"秋石能滋阴润脏,退蒸软坚,治瘵止嗽……为滋阴降火之圣药。"因此,秋石拌人参,应是取秋石滋阴降火之功配合人参培补元气之效,达到补气而不助阳的功效,适用于《本经逢原》中所言之"阴火亢极,而不受参、耆补益"之人。《临证指南医案》中运用秋石拌(烘)人参的医案较多,咳嗽门中有用在虚劳之人培补胃气(朱案),以及周案中阴阳皆损之例。又如痉厥门中余案:"温邪劫液,阳浮独行,内风大震……议以育阴熄风法,必得痉止神清,方有转机。"方中用秋石拌烘人参以治,正因患者阴虚痉厥,恐不能受人参之补,故采用秋石拌烘,复诊时患者已然"神气稍苏,脉来敛静",故用药时人参即不用秋石制。

(二)增加疗效

中药加入辅料进行炮制,可借助辅料来发挥协同、调节作用,使固有性能有所损益,以符合临床用药要求。《临证指南医案》中有大量运用辅料炮制药物的实例,以达到增加临床疗效的目的。

朱砂染麦冬,增加敛阳作用。此种炮制方法为清代发展而出,据医史文献研究,较《临证指南医案》稍早的清代陈复正《幼幼集成》中有麦冬"朱砂拌炒"的记载,但直至十九世纪末张秉成《本草便读》方提出朱砂制麦冬的功效:"拌入辰砂,惊烦可定",因此,《临证指南医案》当时较早一部记载麦冬此种制法的古籍。肝风门江案中："肝阳不足，阳震不息，一时不能遽已。"方中用朱砂染麦冬，虽未明言其功效，但其补阴敛阳之功当是显而易见。朱砂与麦冬相辅相成，后世亦将其用于治疗心烦、失眠，且效果较佳，思其原因，当是赖其调和阴阳之功。

蜜制橘红，增加润肺止咳之功。橘红为芸香科植物橘及其栽培变种的干燥外层果皮，辛、苦、温，归肺、脾经，具有理气宽中，燥湿化痰等功效，宋代《太平惠民和剂局方》中记载其"自能宽中快膈，不致伤脾"。蜂蜜，味甘平，归脾、肺、大肠经，具有补中、润肺、止痛、解毒的功效，汉代《神农本草经》中将其列为上品。橘红蜜制的工艺出现较晚，据钟楚楚等人的橘红历史沿革研究可知，《临证指南医案》当是最早记载该种炮制工艺的古籍。《临证指南医案》中治疗脘痹咳嗽以及风温伤肺而致的身痛、脘闷、不饥等均有用蜜制（炒）橘红，取橘红辛通之性且更增润肺之功。

胡桃肉制补骨脂，更助补火，兼以补肾。在《临证指南医案·便血》陈案中载有"中下交损，八脉全亏。早进青囊斑龙丸，峻补玉堂关元；暮服归脾膏，涵养营阴"。此为纯虚病患，青囊斑龙丸中补气血阴阳之药俱有投用，并论"骨脂独入命门、以收散越阳气"，由此可知，补骨脂当是用于补命门之火，引火归原。胡桃肉，明代倪朱谟《本草汇言》中曰："胡桃属木，益命门补三焦，油润以利血脉也，佐破故子，有木火相生之妙。"由是可知，胡桃肉制补骨脂，是增其补命门之火的功效，取"木火相生"之意。同时，胡桃肉、补骨脂的搭配，可见于古方青娥丸，是治疗肾虚腰痛的代表方，从治疗肾虚的角度考虑，胡桃肉制补骨脂用于此案亦是合理。补骨脂温命门之火，此与明清时期兴起的命门学说的思想有所关联，此学说中用于治疗偏肾阴亏损型命门火衰之泄泻的五神丸，则是在五味子散（用治肾阳虚型命门火衰之泄泻）的基础上增加核桃肉、补骨脂各四两，便取得了与五味子散相反的效用，故此二药在补阴角度的功效更是不容忽视。

（三）相反相成

所谓相反相成，则是选择性质矛盾和／或作用相反的药物进行配伍，通过相互制约且又相成的关系，以达到某种预期功效的配伍方法，药物炮制中亦有用此思想。《临证指南医案》中用砂仁拌熟地黄、吴茱萸炒川黄连或川黄连拌吴茱萸便是相反相成的运用。砂仁制熟地黄常被用在上盛下虚的病症中，使培补下虚之时不至于阻碍清剂的使用，如因肝肾本虚再加情志悒郁，五志之阳上薰所致的咳嗽，予培肝肾之阴以治本、清养肺胃气热以治标，方中则用砂仁末拌炒熟地黄，使之补而不腻、守而不滞，再如治疗肾气不纳之喘证时，直以砂仁制熟地黄为君药，亦是同理。相反相成的另一组经典药对——黄连、吴茱萸,二者一寒一热、辛开苦降,临床上用吴茱萸制黄连,可取清肝降逆和胃、寒而不滞、消不伤正之功。《临证指南医案·肿胀》中"泄木火以疏之,和脾胃以调之"治法即以吴茱萸拌川黄连为君药,再如痉厥门中"此厥阴肝脏中阳,过胃贯膈,冲逆不已"病机,亦是以吴茱萸煮川黄连为君药。另外,黄连止痢的功效,历来为医家所称道,《神农本草经》中即有记载黄连"主肠澼,腹痛下利"。因此,用黄连治痢,又嫌苦寒伤及已损之胃气,吴茱萸制黄连或可参用,《临证指南医案·痢》卢案中湿热痢症,又因误治以攻消,大伤胃气,吴茱萸炒川黄连即有用之。

二、功擅气味用药,炮制亦具其法

推重气味,是叶桂较为突出的用药特色,如《临证指南医案·肩臂背痛》中即有言:"论药必首推气味"。叶桂认为《内经》论病用药经义注重气味理论,"圣帝论病,本乎四气,其论药方,推气味"(《临证指南医案·疟》),并且在《内经》的基础上,大大发展了药物气味理论。其门生蒋式玉在《临证指南医案·泄泻》按语中总结跟随叶氏学习心得,曰:"令观叶氏诊记,配合气味,妙在清新,纵横治术,不离规矩。"另外,欲分析叶桂医案中气味理论,最重要的一点是对其中药物气味的认识。但值得注意的是,在叶桂之后的很长一段时间,不少记载,如陈念祖、《清史稿》等,均将《本草经解要》误认为叶氏著作(实为清代医家姚球所著),以至于用其中的药物气味解释叶桂医案,从现时的角度来看,是失叶氏原义的,并不可取。因此,为理解叶桂医案中用药气味,必须立足于其著作,尤其是其中涉及论述药物气味的部分。叶桂气味用药在组方中体现较多,在炮制用药以及选择用药部位时亦有运用。

(一)菊花炒制,微辛转苦

菊花药用,始载于汉代《神农本草经》,列为上品,具有散风清热、平肝明目、清热解毒的功效,临床用于治疗风热感冒、头痛眩晕、目赤肿痛、眼目昏花、疮痈肿毒。菊花炒制,属《临证指南医案》中较为特色的炮制用药。医案中有白菊花、黄菊花、青菊汁、菊花炒黄、炒黑、炒炭的记载。对于炒制菊花的运用,在叶桂之前鲜有记载,医案中也未有明确指出其炮制后的作用。然华岫云对于菊花炒制的理解颇有见地,在《临证指南医案·肝风》案后评点中,其曰:"菊微辛,从火炒变为苦味。"炒制菊花,在叶氏医案中运用较多,是取其疏散风邪之用,但是细观叶氏医案不难发现,涉及炒菊花的医案,都有肝肾阴虚于下,肝风肝火微犯于上,叶桂以菊花微辛,恐其未能透肝热外出反拔下元根蒂,以火炒变其性味,随方运用时既能使肝风得缓,又不至于扰动下焦亏虚之真元,实乃用心良苦。

菊花炒炭,属于炒制菊花的一种,在《临证指南医案》中所用亦不在少数,功效较炒菊花更增养血之功。如肝风门张案中,肝阳虚风上巅,头目不清,阳明脉空,腰膝酸软,治予养血息风,处方即以菊花炭列为首药。再如妇人产后亡血虚弱,阴损及阳,阳明脉空,厥阴风动,肝风犯胃,头痛面浮,在所服汤剂与丸剂中均有运用菊花炭。因此,其息风养血之功可彰。

当代新安医家、国医大师徐经世在临证时亦善用炒菊花。徐老临证注重调理后天之本,脾胃用药中讲求补不峻补、温燥适度,益脾重理气、养胃用甘平的原则,同时针对不同病情,因人而异,因时而异,因地而异,不迷古,不迷书。徐老取炒菊花辛凉而性缓,尤其适用于肝气犯胃或肝阴虚,兼见脾胃虚弱的患者。

(二)胃阴新说,甘凉以养

叶桂在广泛继承中国历代医家学术观点的基础上,认为脾胃虽同为中土,但生理属性不同,故而病理表现有异。脾为阴脏,喜燥恶湿,宜升则健;胃为阳脏,喜湿恶燥,宜降则和。胃为体阳用阴之腑,胃阴对于维持胃体的功能有着非常重要的作用。为此叶氏提出了"太阴湿土,得阳始运,阳明燥土,得阴自安,以脾喜刚燥,胃喜柔润也"的相关论述。治疗上应顺从胃的脏腑属性特点,通过保养胃阴,达到和胃的目的。在用药上主张以甘润之品滋养胃阴,不宜过于滋腻,应选用清甘凉润之品,如生地黄、玄参、麦冬、玉竹,而不宜用阿胶、当归、熟地黄等补养阴血药物。

叶桂在炮制用药上常以甘凉甘缓(平)之品滋养胃阴,如鲜生地黄、米炒麦冬等。鲜生地黄是叶桂治疗外感温热类温病最具特色的药物。易伤阴液,是温热类温病发病过程中的突出特点之一,因此叶桂治疗温病重视阴液存留,且尤重胃阴。《温热论》中如"热邪不燥胃津必耗肾液"以及"如斑疹出而昏者,正不胜邪,内陷为患,或胃津内涸之故"诸句,皆是明确指出了胃阴的重要性,强调胃津枯涸易致热邪深入,进而损伤真阴,后世医家吴瑭言及胃阴重要性时曰"留得一分正气,便有一分生理"。鲜生地黄,作养阴之用,在《临证指南医案》温热类温病中出现频次最高(80次),结合叶桂对于胃阴的重视,不难推断鲜生地黄在养胃阴方面的突出功效。

叶桂尤为擅长使用生地黄滋养胃阴之功,在治疗暑温及温热之气营两伤或营血分阶段多用生地黄,用鲜者,是为更增其补养阴液之功。如温热门王妪案,温热十三日,"老人怕其液涸,甘寒醒胃却热",即用鲜生地黄;再如燥门中某案,燥邪伤及胃津,胃气不主下行,导致肠中传导失司,议以"甘寒清补胃阴",用鲜生地黄列为首药。鲜生地黄的使用,除取其清热凉血之功外,还常用其滋养五脏之阴,尤其养胃阴之用,使胃中阴液得充,则人体阴液有源,阴液充足则热邪得制,是取其"清补"之功。鲜生地黄是地黄基本的炮制品之一,其养胃阴的功效在后世医著中亦有明确提出,清代张秉成《本草便读》中曰:"新鲜散血,虽壮水实则清胃偏长……生地未经蒸晒,即今之所谓鲜生地,色黄,味甘,性寒,专入脾胃,散血清热,凡热邪内干营分,胃阴告竭者,颇属相宜。"

叶桂用麦冬以养胃阴,是取法张仲景金匮麦门冬汤之意,其中使用米炒麦冬颇能阐医圣之理也。在《临证指南医案》中,叶桂大量化裁运用麦门冬汤,把麦门冬汤作为清养肺胃之阴的重要方剂,且以养胃阴为中心,兼及其他脏腑,其加减变化灵活多样,把应用范围由《金匮要略》中的劳复、肺痿拓展到了虚损、咳嗽、吐血、肺痿、三消、郁等多种疾病。麦门冬汤,出自《金匮要略·肺痿肺痈咳嗽上气病脉证并治》:"大逆上气,咽喉不利,止逆下气者,麦门冬汤主之。"历代医家有对"大逆上气"与"火逆上气"的不同认识,而后者在明代以后逐渐占据理论主流,且叶桂对麦门冬汤的认识更为倾向于"火逆",并在《临证指南医案》中强调麦门冬汤的关键应用要点在于滋养胃阴。

麦冬作为麦门冬汤中君药,其养胃阴的功效自然不言而喻。《临证指南医案》中,叶桂常用麦冬炮制品——炒麦冬与米炒麦冬,侧面反映气味理论在养胃阴方面的具体应用。炒制麦冬,起源于宋代《太平圣惠方》,炒后麦冬寒性得制,性味接近于平,正是体现了叶桂甘平法以平补胃阴的思想。

米炒麦冬,是用米作为辅料与麦冬同炒而制得。作为叶桂较为具有特色的炮制用药,笔者认为其炮制后功效有三。其一,从性味角度考虑。米炒麦冬,亦是为制麦冬之寒性,与酒制功效相似。清代吴仪洛《本草从新》中即有记载曰:"肥白而大者佳,去心,入滋补药,酒润制其寒,或拌米炒黄。"米炒麦冬发挥了麦冬炒制的一般功效,即以平补法滋养胃阴。其二,从功效角度考虑。米,作为炮制辅料,发挥了健脾和胃之功。米主要含有淀粉、蛋白质、脂肪等,其味甘、性平,功效为补中益气、健脾和胃、除烦止渴。药物米制法最早可追溯至汉代张仲景所用之米蒸乌梅,后世逐渐发展出各种米制药物,而米作为炮制辅料,可降低药物刺激性和毒性(如米炒斑蝥),或增强药物补中益气的作用。从《临证指南医案》应用米炒麦冬的角度看,米制用于增进药物补中益气、健脾和胃的作用是有迹可循的,通过米之健脾之功,再配合以麦冬之补胃阴,使之功效发挥更为突出。其三,从配伍角度考虑。米炒麦冬来源于麦冬、粳米的经方配伍,以补养胃阴,兼顾止逆下气。麦门冬汤组成为麦冬、人参、半夏、甘草、粳米、大枣,而《临证指南医案》中叶桂运用麦门冬汤补胃阴最基本的化裁即去半夏,如虚劳门中胡案中曰:"补三阴脏阴,是迎夏至生阴。而晕逆,欲呕,吐痰,全是厥阳犯胃上巅,必静养,可制阳光之动。久损重虚,用甘缓方法。《金匮》麦门冬汤去半夏。"再如华案"劳伤久不复元为损,《内经》有

'损者益之'之文。益者，补益也，凡补药气皆温，味皆甘，培生生初阳，是劳损主治法则。春病入秋不愈，议从中治。据述晨起未纳水谷，其咳必甚，胃药坐镇中宫为宜。《金匮》麦门冬汤去半夏"。溯其所源，可归结于叶桂对于麦门冬汤方义以及半夏的认识。明代医家喻昌认为麦门冬汤："此方治胃中津液干涸，虚火上炎，治本之良法也……凡肺病有胃气则生，无胃气则死。胃气者，肺之母气也……孰知仲景妙法，于麦冬、人参、甘草、大枣、粳米大补中气以生津液中，又增加半夏辛温之味，以开胃行津而润肺，岂特用其利咽下气哉？顾其利咽下气，非半夏之功，实善用半夏之功也。"叶桂显然是吸收了这种观点，并且在以养胃阴为主导的使用指征的前提下，半夏之辛燥显然不利于胃阴的恢复，故使用麦门冬汤时减去半夏这一味药。同时，由喻昌的论述可知，行降逆之功，并不有赖于半夏，而是通过滋养胃阴使得上逆之气自然得降，因"胃气者，肺之母气也"。

因此，米炒麦冬，《临证指南医案》虽未明言米的品类，而该米当是粳米之理已昭然若揭，溯其本则是经方麦门冬汤的配伍。观米炒麦冬在《临证指南医案》中的应用，不难发现，患者在具备胃阴亏的同时，可伴见气逆之症。如咳嗽门汤案因冬温咳嗽导致胃阴受伤，"先议甘凉益胃阴以制龙相，胃阴自立，可商填下"。方中即有运用米炒麦冬。再如某案"咳逆欲呕，是胃咳也。当用甘药。"方中麦冬则是米拌炒。叶桂运用米炒麦冬并不局限于咳嗽等症，肝气犯肺引起的呕逆亦可酌加用之，如吐血门万案："木犯胃土贯膈，即至冲咽入肺，肺衰木反刑金。从《内经》甘缓以制其急。"即是用米炒麦冬，且列为首药。

（三）用药部位，择以气味

由于药物不同部位所含成分、作用不同，因此临证用药时须对药用部位有所择取，以达到用药的要求。中医对于药用部位的重视由来已久，《金匮玉函经》中即有记载："或须皮去肉，或去皮须肉，或须根去茎，又须花须实，依方拣采，治削，极令净洁。"此句亦是表明，作为中药炮制中最简单的步骤——净制，其中必不可少的环节就是对药用部位的选择。叶桂对于药物的理解出神入化，临证中亦是对同一药物的不同部位有深刻的理解，且多根据药物气味以对药用部位进行选择，其中突出代表便是叶桂对于桂枝木的运用。

桂枝汤，被誉为"仲景群方之魁"，《临证指南医案》中有大量叶桂对于桂枝汤以及桂枝组方的应用，如书中关于桂枝、桂枝木、桂枝尖、官桂等应用，且均具有相应的特色可言，足可见其对于仲景学说的深厚功底与继承发展。明清时期由于瘟疫流行，温病学派随之兴起，再加之当时中国的经济文化重心由西向东转移，中医文化的主流也逐渐集中到了江南地区，这时在中国历史上有影响力的医家大都出自这一区域。这一带的水土地域均为湿热之地,温病易发,治病也多主辛凉清润,《临证指南医案》用桂枝虽说仍宗于仲景,但是用于解表的范围显著减少,多是运用桂枝的其他功效以用于治疗相关内科杂病,用药部位和品种都有变化,甚至到了去性取用的地步,比如桂枝汤里的桂枝用的是性不燥热的川桂枝、桂枝木,且用量极小,功用也发生了转变。

由上述可知,桂枝木,是明清时期温病学家的用法,叶桂即其中的突出代表,多用其以平肝木。历代医籍中对于桂枝木的记载颇少,考桂枝木的应用渊源,大率来自《伤寒论》中对于桂枝"去皮"的用法,但《伤寒论》中桂枝(去皮)多用于解表,并非应用于如后世所言之"平肝木",由此可知,叶桂所用之桂枝木并非等同于桂枝去皮。清代医家柯琴《伤寒论注》中有记载:"桂枝之去其皮,去其粗皮也,正含解肌之义,昧者有去肌取骨之可笑。"由此可知,《伤寒论》中桂枝去皮是去其粗皮,是修饰之用,而叶桂所用之桂枝木,实际上即"去肌取骨",不用其解表功效,而是取其性味之辛通,且辛为微辛。此种用法是叶桂根据气味理论在药用部位上的创见。

桂枝木的平肝之用,在《临证指南医案》中有突出的表现,且多配合生白芍,以治疗肝气犯胃。如木乘土门郭案中"脉弦,心中热,欲呕,不思食,大便不爽,乃厥阴肝阳顺乘胃口,阳明脉络不宣,身体掣痛。当两和其阳,酸苦泄热,少佐微辛。川连、桂枝木、生牡蛎、乌梅、生白芍、川楝子。"由此案可知,桂枝木与生白芍的配伍,其一,以桂枝木之微辛入肝阳,以生白芍之酸寒入肝阴,以达到肝体用兼治的功效;其二,如郭案之后的芮案中,叶桂有论道,"今胃被肝乘,法当补胃,但胃属腑阳,凡六腑以通为补……芍药酸寒,能泄土中木乘,又能和阴止痛"。因此,桂枝木之用亦有通阳以补胃的功效,而白芍用以制木生土,和阴止痛。

除用以平肝木,叶桂亦取桂枝木辛通之性,并广泛用于通阳法以及络病用药、奇经辨证中。通阳法尤以通补阳明颇有特色,如痰饮门冯案中因悬饮流入胃中,涌溢酸水,治以辛通其阳以驱饮,其中首药即为桂枝木,一来以通胃阳,二来以取《伤寒论》中"苓桂剂"以行温阳化气、利水消饮之功。再如痹门中"阳明之阳不主司事"病机以及胃脘痛门"当理中焦健运二阳,通补为宜"的治法,均有用桂枝木的经验。对于桂枝木在《临证指南医案》中用于络病用药以及奇经辨治,亦是有不少记载。如疟门王案中,因"太阴脾疟,必有寒湿凝阻其运动之阳",叶氏曰:"但与络方少逊,佐以通药则无碍。"则是取桂枝木辛通之性以助汤剂络病用方之功效。再如癥瘕门周案中,叶氏曰:"病在奇脉,以辛香治络",方处以:鹿角霜、桂枝木、当归、小茴、茯苓、香附、葱白等。又如痉厥门叶案中,因前三诊疗效不佳,四诊时审理病机为"病由阴维冲任,盖八脉所司也。"方中处以调补冲任再加以桂枝木等味,五诊时病情已好转,曰:"前法已中病情,须从奇经治义。"此实为桂枝木在叶桂奇经辨治中的应用验法。

三、丸药取乎缓调,剂型多样疗疾

《临证指南医案》是叶桂临证经验的汇集,反映了其别出机杼的遣方用药规律。叶桂临证不仅辨证准确、用药灵活,其关于药物剂型的阐述亦不容小觑,除常用的汤剂煎服,叶氏对于丸剂、膏剂、酒浸剂等的运用颇为灵活。

丸剂用于缓调,可补可攻,痉厥门中即所言之:"久恙非汤药可投,缓调须用丸药。"其一,《临证指南医案》中运用丸药,对于体虚患者,或因病逾数日不愈,则可选用丸剂久进常服以图其缓补。如遗精门,共列48方,其中13方制以丸服;虚劳门,共处118方,其中22方制丸。虚劳门李案中,叶氏言:"凡汤药气升,宜丸剂疏补。"疏补中,其实已寓缓以治之的思想。其二,丸剂取之缓攻。受启于金元医家张元素、李杲,叶桂对于宿疾,或有形积滞,均取缓攻之意。宿积,如痹门鲍案中,风湿客邪致痹数十年之久,叶氏言:"且数十年之久,岂区区汤散可效? 凡新邪宜急散,宿邪宜缓攻。"处方予药物制末,无灰酒煮黑大豆汁泛丸。有形积滞,如积聚门中气滞湿热腑聚之患者,叶氏曰:"昔洁古、东垣辈,于肠胃宿病,每取丸剂缓攻。"再如疳门中小儿内伤夹滞虫积,叶氏亦是有言曰:"再论疳热虫积,古人治肝治胃恒多,而洁古、东垣,于内伤夹滞,每制丸剂以缓治,取义乎渣质有形,与汤饮异歧。"不同于汤剂的去滓再服,丸剂往往是将药物粉碎成末后黏合成丸,保留了药物残渣,故以有形渣质之丸,治有形积滞之证,取同气相应之义。其三,对于虚实夹杂的患者,叶桂又常以汤剂配合丸剂以图治之。如肝火门秦案中,因风火上郁,议以汤剂苦以降逆,辛以通痹,但因患者体虚,故汤剂不宜重投,再配合丸剂治疗,如其言之:"然汤宜小其制度,以久病体虚,初春若此,冬藏未为坚固可知。其丸剂当以局方龙荟丸。"

赋形剂,是药材成丸的必要成分。叶桂对于赋形剂的选择十分讲究,种类十分丰富,如蜂蜜、血肉有情之品(如虎骨胶、河车胶、鳖甲胶)、生药汁(如生香附汁、葱白汁、竹沥汁)、药汤(如枣艾汤、胶目汤、红枣汤)、膏(如金樱膏、狗脊膏)等,皆是根据病情的需要以及药物的特点来决定的。如使用血肉有情之品作为丸药的赋形剂,多用于补虚疗损,如其言之:"精血皆有形,以草木无情之物为补益,声气必不相应。"

另外,《临证指南医案》中对于丸剂的记载较多,同时部分丸剂中详细记载了药物的炮制方法,如九制熟地黄"先用水煮半日,徐加醇酒,砂仁再煮一日,晒干,再蒸,如法九次,干者炒存性"、肉苁蓉"用大而黑色者,去甲切片,盛竹篮内,放长流水中浸七日,晒干,以极淡为度",此类记载为研究中药炮制工艺提供了重要的参考。

除丸剂之外,叶桂对于其他剂型的运用亦有体会。膏剂,叶氏主要用以补益虚羸,其认为:"病根在下深远,汤剂轻浮,焉能填隙? 改汤为膏,取药力味重以填实之。"因此,欲补精血,须用性质凝厚之膏剂,达到"填隙"的效果。补虚的同时,亦须注重脾胃后天之气,如遗精门华案中,"脾胃后天得振,始望精气生于谷食",初诊予参术膏,却因蛮补导致神伤散越,效果不佳。后议曰:"后天生气不醒,浓厚填补,于理难进",因此予人乳引导气血阴阳,再进生脉四君子汤,经一月余"生阳颇有根蒂"。另外,膏剂的组方,并非补药的堆砌。如遗精门吴案,因脏阴阴精之亏,导致阳浮头痛,兼有遗精,一月数发,叶桂认为"下虚上实,纯以补涩,决不应病",因此在膏方中除了龟板、熟地、女贞子等补益之品,更加入了秋石、茯苓等以"通摄两用"。酒浸剂,俗称药酒,《临证指南医案》中有用于痹证、便闭与疮疡,实为别出心裁。如治疗大便秘涩日久,服用咸苦之品仍不效者,将药"黄酒烧酒各浸七日"以治之,曰:"经年不拔,区区汤液,焉能通逐? 议以大苦寒坚阴燥湿方法,参入酒醴引导。"

余国珮

余国珮,生卒年不详,字振行,婺源县沱川人,清代嘉庆道光年间著名新安医家。余氏父祖二代行医,从小受家庭熏陶,青年时擅诗文,后专攻易理,悟《参同契》及受族伯影响而深得岐黄之味,主要悬壶于江苏泰兴、泰州、南京一带,行医数十载,精研医术,著述颇丰,据光绪八年《婺源县志》卷三十五《人物·义行》载:"著有《痘疹辨证》二卷、《燥湿论》一卷、《医案类编》四卷、《吴余合参》四卷、《金石医原》四卷。尚有《医理》一卷,有抄本流传。"

余国珮认为古人详论五劳七伤属内因、风寒暑湿燥火属外因、跌打损伤属不内外因,虽分门别类,但言不择要,寻流忘源,难于趋向,因此结合阴阳五行、运气学说以及自身临证经验将病因概括为燥湿二端,以燥湿统论内伤外感,并著成《医理》一书以展示其学术思想,余氏认为"盖言医必先明理,明其理而能知治病之法,并可悟却病之方",故名《医理》,内伤从性命源头立论,外感独揭燥湿为纲,脉法去繁从约,以刚柔二脉辨其燥湿,以圆遏二字探病情之进退,以浮沉缓数大小六脉察病机之转变,以神气之有无验其死生,并明辨药物体质之燥润,用以治湿燥之病,病情审确,自无不效,每每参考古书而加以补述,发前人之未备。《医理》为医论性著作,共二十一论,以"五行异体同源论""医法顺时论""元气大运论"等诸多篇章详论五行运气学说,并巧妙结合自然界的生理现象作为其学术思想的理论来源,先论外感后论内伤,先言病机后言治法,外感篇中详论燥湿二气,并将六气中的风、寒、暑、火与燥湿进行联系,火就燥;水流湿;暑者,湿与热所酿成;风者,四气化生之动象。内伤篇中指出血虚生内燥,气虚生内湿,燥病用育阴,湿病用益气的总纲,统领诸内伤疾病的论治。同时以"调经宝生论""外科燥湿分治论"等篇章将燥湿理论融合于外科和妇科病的论治中,为外科和妇科疾病的论治开辟了新的思路。此书中心内容是论"燥湿",但是同时涉及病因、病机、辨证、治法、方药、摄生等诸多方面,除了把易、道、医的理论熔为一炉论,并将燥、湿理论完备地贯穿于理、法、方、药之中,独具特色、法简理该。《婺源余先生医案》是余国珮"燥湿论"的临床应用,书中记载了66种证候、76个医案,涵盖内、外、妇、儿等诸科疾病,尤其对于痢疾一症有所创见,认为痢乃燥邪致病,将病机归纳为两个方面:燥分内外,肺与大肠,表里交困;燥湿兼夹,开阖失司,迫津下行。反对古人以黄芩、黄连、木香、槟榔、枳壳等破气偏燥类的药物治疗痢疾,实是不知燥邪致痢与湿热痢疾的区别,治疗以润药为主,审病求因,辨病位表里、正邪虚实、病邪兼化,使燥去痢止。临证善于据脉论治,从脉之刚柔别燥湿之证,用药以滋阴润燥或淡渗利湿为主,是其一生临床经验与学术思想的结晶,可谓临证参阅的佳作。

本节主要从"川黄连炮制,运用灵活""用药之法,旨在开阖""明辨燥润之品,以治湿燥之病""药之治病,参之以意""论石膏之用""善用药食同源、血肉有情之品"六个方面整理总结余国珮《医理》《婺源余先生医案》两本医书中关于中药炮制及中药临证应用的相关内容。

一、川黄连炮制,运用灵活

川黄连乃黄连产于四川者,乃禀天地清寒之气以生,故气味苦寒而无毒。《素问·藏气法时论》云:"脾苦湿,急食苦以燥之。"汉代《神农本草经》曰:"疗寒以热药,疗热以寒药。"古人对于黄连此等苦寒之药燥湿清热之功早有认识,临床常用于治疗各种湿热病证,如《本草正义》中有黄连"燥湿之功独显,凡诸证之必需于连者,类皆湿热郁蒸"的描述,余国珮主张湿属阖机,宜用开剂,火就燥,燥属开机,宜用阖剂,黄连苦寒以治湿热正符合其开阖之理。《医理》中认为内伤湿热诸病不外乎君火引动相火,元代王好古在《汤液本草》中言黄连"入手少阴,苦燥,故入心,火就燥也",苦味入心,苦寒能清心火,君火安则相火宁,内伤湿热诸病便可自已,即君火以明,相火以位。黄连苦寒之性能保证相火不妄动,阴精不耗泄从而发挥坚阴之功,同时清热泻火燥湿以存阴液而坚阴,因湿性壅滞,阻碍三焦,三焦气化失司,阴津不能正常输布,则生燥象,燥则伤阴。湿祛而三焦通畅,津能布化,诸燥自去,余国珮主张诸病以燥湿为纲,黄连此等清热燥湿坚阴之功,在燥湿疾病中大有发挥,故《婺源余先生医案》中诸多医案都有川黄连的应用。

陈嘉谟在《本草蒙筌》说黄连:"久服之,反从火化……惟初病气实热盛者服之最良。"清代新安医家汪昂亦在《本草备要》中言:"炎上作苦,味苦必燥,燥则热矣。且苦寒沉阴肃杀,伐伤生和之气也。"由此可见黄连苦寒之性亦可致脾胃阳虚,"无阳则阴无以生",且脾虚不运,水湿不化,日久郁而化热,热灼阴津,亦会出现伤阴的表现。因此黄连苦寒之性赋予其清热燥湿以坚阴的同时,在不同的使用方法下,不同的疾病过程中亦可以表现为败伤中阳,化燥成火而伤阴,因此欲使其正行,须加引导,余国珮用姜汁、吴茱萸水、盐水、桂枝水四种辅料对川黄连进行炮制以变其性,从而在各种燥湿疾病中更好地发挥黄连之功效而避其弊端。

姜性味辛、温热,具有温胃健脾之功,姜汁炒黄连取以热制寒之意以减弱黄连原有的苦寒之性防止其苦寒伤胃,从而起到保护脾胃之效,同时生姜为呕家圣药,姜制可增强其清胃止呕作用。余国珮应用姜汁炒黄连以治疗周妇噤口痢一案,暑湿痰饮郁遏不宣,中焦湿热之邪壅滞,胃不消导,脾失健运,湿热夹滞而下,加之噤口不食甚至呕吐,则肺胃液亏,肠胃渐槁发为噤口痢,伤人尤速。汉代张仲景《伤寒论》中早有葛根黄芩黄连汤、黄芩汤、白头翁汤等取黄连止利的记载,黄连苦以燥肠胃之湿,寒以清肠胃之热,使肠中热清湿除,坚阴止利厚肠,元代朱震亨《丹溪心法》有"中焦湿热积久而痛,乃热势甚盛,宜黄连,用姜汁炒"的论述,可见,姜炒黄连可增强黄连清泻中焦湿热而止利的功能,同时止呕,以去除阴液耗伤之两大源头。金妇燥邪颈肿一案中患者已然中虚木强,黄连姜炒亦是取其缓和苦寒之性,健脾温胃之功。

吴茱萸水拌炒黄连是指取吴茱萸汁炒制黄连,去萸不用,去药存性,借助吴茱萸的辛热药性,抑制黄连苦寒药性,促使黄连寒而不滞,且强化黄连散郁火、清湿热之功效。余国珮以吴茱萸水拌炒黄连治疗气分湿热诸症,广义气分湿热乃湿热早期阶段,湿重于热,主要表现为湿热充斥,壅遏气机的表现,如俞式庄霍乱多湿一案,暑病多湿,舌白罩黄,腹痛吐泻;徐汝宾停饮腹痛一案,湿聚饮停,腹痛吐酸;刘女反胃吞酸一案,木乘土位,曲直化酸,反胃呕吐等,以上医案皆可见腹痛吐泻,反胃嗳酸类似症状,其病机乃是湿热所致的气机不利,胃失和降,以吴茱萸汁进行炮制正符合此类疾病的病因病机,实乃正治。

《素问·宣明五气》指出"咸入肾",肾为水脏,咸为水化,同气相求,故咸盐可养肾,肾水得充,全身阴液均能得到充实,肾为肝之母,故尤其可滋养肝阴。以盐水炒黄连可引药下行,发挥滋补肝肾之阴的作用,余国珮以此治疗肝燥诸症,如江妇产后肝风痉厥一案,液虚难支,肝风为痉,以黄连盐水炒制正是取其滋养肝阴之用,肝体阴而用阳,肝阴充足,才能发挥肝脏条达之性而不致抽搐发狂。

桂枝味辛、甘,性温,具有温阳通脉之功,其在外可调和营卫以固表,在内可调和阴阳而守中,汉代张仲景《伤寒论·辨太阳病脉证并治下》言:"伤寒,胸中有热,胃中有邪气,腹中痛,欲呕吐者,黄连汤主之。"此乃寒热不调,阴阳升降失常之症,黄连的应用起到调整阴阳的作用,以桂枝炮制川黄连不仅可以增强其内在交通阴阳之功,桂枝调和营卫之用亦可促使黄连发挥调节寒热的作用。如俞小儿伏暑一案,寒热日作,入与阴争则寒出,外与阳争则热出;江妇痉厥脘痛一案,寒热口渴,脘痛昏厥,乃阴阳之气不相顺接,均以桂枝与川黄连同制,取其交通阴阳,调整寒热之意。

二、用药之法,旨在开阖

"开阖枢"首见于《素问·阴阳离合论》:"是故三阳之离合也,太阳为开,阳明为阖,少阳为枢……是故三阴之离合也,太阴为开,厥阴为阖,少阴为枢。"论述了在天人相应,以象相应的基础上,阴阳之气因气数多少的差别,而有离合出入的表现,论于人身,"开阖枢"即天地万物之阴阳合于人身之阴阳,人身阴阳气之多少不同随即产生的离合变化,正如《医理》所言:"物物各具太极阴阳两齐,开中有阖,阖中有开,不过分别开阖之多少耳。"余国珮将天地之间的转机喻为橐龠之开阖,正是这种时时不息之开阖生理所衍生出的阴阳变化,才是万物之来源,《素问·生气通天论》中记载:"阴平阳秘,精神乃治",倘若开阖失司,一停、一偏甚至一息,阴阳失衡,则诸病由生,对于此种人体开阖失司所致的疾病,余国珮主张用药性之开阖予以纠正。

在论述中药药性上,余国珮重点强调开阖之说,将开阖之理参于四气五味、升降补泻理论的基础上,不仅丰富了中药药性理论,而且深化了药性中所蕴含的阴阳含义。"开"则出、升、运、散,"阖"则受、纳、入、降。以四气五味论开阖,他提出气之温者多开,气之凉者多阖;苦辛之味多开,酸咸之味多阖,甘味属土居中,同开则开,同阖则阖,涩味则酸之微者,多阖;以升降补泻论开阖,性之升者多开,性之降者多阖;补多阖,泻多开;以气味厚薄论开阖,厚味多阖,清代吴瑭曰:"淡多甘少者,得中和之气……且淡开五味之先,不在五味之中,而能统领五味者也。五味皆属地气,地食人以五味也。惟淡属天气,清华冲和,最能淡泄土中之浊气,而使之复其清明之体。"淡味既得天气之全而又能升能降,故淡味多开,以此改变五味无所不可。

同时,余国珮将此种开阖理论应用到临床用药、组方配伍中。他指出六气为病所致开阖失司,阴阳失调的特点,六气之中,寒湿偏于阖,燥火偏于开,风与暑有开有阖,风者,四气化生之动象,风兼于寒湿则阖,风兼于燥火则开。暑者,湿与热所酿成,暑气宜分别热多湿多,偏于热者多开,偏于湿者多阖。除在疾病开阖失司特点的基础上选择与之互补药性的药物以外,选方用药中还强调药性之间的配伍,用开必少佐以阖,用升必加参以降,用温佐凉,用补佐泻,即阴阳相须之道也,与明代张介宾之"阴中求阳,阳中求阴"不免互通,如脉之沉濡者多湿病,湿属阖机,用药可刚燥,宜开剂,苦辛之味,或升阳之品,淡渗之类,俱可采用,兼热者佐清降,开中参阖。脉劲涩数者多主燥,属开机,宜用阖剂,酸咸之味佐甘润之品,或清降之法,或佐辛通,阖剂兼开。燥湿之病,开阖投剂适宜,则无往不利。

余国珮指出用药之法,不须强求某药入某经某脏腑治某病,但能分别五味温凉升降补泻,以偏救偏盛,投之立应。而治病之法,但能辨明六气之偏,开阖之理,再能分别药体气味温凉升降补泻之剂,投之得当,便可效如桴鼓,如此发人深省的理论乃是基于其对于药性的深刻把握,是建立在诸多临床实践的基础上的成果,如《婺源余先生医案》中治疗一黄姓反胃吞酸患者,症之郁遏多属阖机,见木郁化酸,胃为木制,饮食化痰化饮;肝叶撑张而胀;痰为木鼓则嘈;中脘既少运布而致食少等。余国珮指出此症之治,不能单纯益胃而取补剂满中助壅,此非木郁所宜,而应以苦辛开之,取木喜条达之意,如此治之,患者取效甚佳。又或治疗暑热之症以孙真人(即孙思邈)生脉散为主方,夏火之炎,肺金受困,以麦冬保金生水,人参益气生金,最妙以五味子敛其散越之阳,俾之内聚以助生水之源,即所谓燥与火多开机,故宜用阖剂。并提出生脉、六味、八仙、长寿以及其自制甘雨汤之类,皆为暑热之症之神品,无病时不时服数剂,可在日常调护开阖之机,维持阴阳平衡,以免中暑伏暑之患。

三、明辨燥润之品,以治湿燥之病

凡论本草,古人但言药之性味,而少言体质之润燥。北齐徐之才根据药性提出"十剂"之说,其中包括"燥""湿"之剂。明代李时珍谓"燥可去湿,桑白皮、赤小豆之属是也""湿可去枯,白石英、紫石英之属是也"。在前人论述的基础上,余国珮指出:凡药体软、多汁、多油,皆能润;干燥无汁者体燥。如药中生地黄、熟地黄、麦冬、天冬、沙参、玉竹、当归、枸杞、柏子仁、知母、肉苁蓉、龟板、鳖甲、阿胶之类,皆为燥症门中之要药。基于对于药物燥润体质的认识,余国珮对某些药物、组方和临床应用拥有更全面的认识,如生石膏为清燥神品;甘草虽有甘能解燥毒之力,而体不润,故常采用白蜜拌蒸甘草或用白蜜代替甘草,因白蜜解毒润燥殊胜甘草;瓜蒌皮、薤白体滑润,常用"解里之燥,且能流利气机,理一切诸痛";古人以黄芪、白术为安胎圣药,然"二药皆燥体",胎之不固多血虚内燥,尤宜远之。其自制清燥汤、泽生汤、甘雨汤等均为润燥救阴而设,此外,常用喻昌清燥救肺汤、张介宾玉女煎、一至五之五阴煎、补阴益气煎等,方中多以体润药为主,此类方均为与燥症的对之药。

余国珮首创以燥湿为纲,统领病因病机、治法、方药,在病因病机方面提倡百病之源皆由内伤,若无内伤,必无外感,而外感六气独重燥湿,认为无论外感内伤,不外燥湿两方。在治法方面提倡明辨药物燥润之体质是治疗湿燥之病的基础,清代石寿棠在《医原》中引《易经》云"立天之道,曰阴与阳;立地之道,曰柔与刚",论析药物体质乃天地阴阳之气所化:"燥药得天气多,故能治湿;润药得地气多,故能治燥",故以燥润之药治疗燥湿之病,实是有理可依。余国珮在用药上,以燥润为纲,包含苦辛、辛润、凉润等诸多更加细致的药性,并以君臣佐使相互配合,以适用临床复杂多变的燥湿疾病。

(一)湿之为病,必用苦辛

《素问·太阴阳明论》云:"伤于湿者,下先受之。"故外感湿病,自下而升,渐至升高,从口鼻吸入,布于三焦。湿为阴邪,其性黏滞,侵袭肢体筋肉经脉,流注关节,气血运行受阻,在经多见足痛而冷;或腰背酸疼,头重如裹;或肢节尽痛,为疮为疡,湿烂缠绵;或寒热身疼,浮肿、痹疼、痿躄种种为病。对于外感湿病,余国珮往往通过舌苔以辨病机演变过程,选药总不离苦辛。苔白者,为湿在气分未化,初时可用苦辛温佐淡渗,兼热象则用苦辛寒、无寒热偏向则用苦辛平,如半夏、厚朴、苍术、陈皮、白豆蔻、藿香、苦杏仁、滑石、通草、瓜蒌皮、芦根、薏苡仁、细辛之类,表邪未清,佐以羌活、防己、桂枝、茵陈、葛根、秦艽之类;渐黄或底白罩黄,为邪初化热,前法必加苦寒,姜汁炒木通最妙;焦枯口干,热极伤阴也,必用养阴佐苦辛,宜知母、南沙参以救阴液,北沙参、麦冬、玉竹之类养而不滞。湿病之所以必用苦辛之品,以其性味能通能降,可以开湿之壅也。佐淡渗者,以淡味得天气之全也。淡即甘之微者,淡薄无味,象天寓有清肃之燥气,故能胜湿。

外科湿病,多为外感湿邪郁于肌肉。湿气由地升,多下受,故见症多在脐以下。湿症多臃肿,易腐烂,多浊脓秽水。湿善升,易达于表,故湿郁者多成痹。湿从下受,易走血分,故亦可见青脉显露之症。余国珮指出湿病外当参以燥药渗水,六一散为湿症要药,方中滑石、甘草味皆甘淡,上清水源,下通水道,祛湿敛疮。脓肿乃热盛肉腐之病理改变,脓肿破溃,疮毒得泄,然气血津液随之亏耗,故脓去多亦化燥,余国珮提出此时宜用海浮散,其中乳香、没药有油性润,对于湿病去脓者,实为佳品,用之最效,或佐石膏、六一散亦妙。湿邪伤于血分之类似筋瘤诸病,可刺之出血,内服湿症门中诸药便可立愈。

气虚生内湿,内湿则外邪凑之,湿邪入里,气机壅滞,则发为胀、痞。对于内伤湿病,余国珮提出"湿病用益气"之法,然此益气之法更多偏向于气机之调畅,清代新安医家叶桂于《临证指南医案》言:"苦与辛合,能降能通"。苦味与辛味两者升降相合、宣降并行。两者配伍的作用基础,在于对气机升降的调畅作用,气机升降正常,气得正制,不得妄行妄耗,自得充实。同时余国珮提出:"内伤之源,不外心火妄动",对于内湿亦是如此,同气相求,湿易化燥化火,元代朱震亨言:"凡火盛者,不可骤用凉药,必兼温散。"与余国珮之"欲以凉药直折则其焰更炽"同出一辙,火热之邪郁滞体内,苦寒虽能清热泻火,但亦可冰伏热邪。配以辛味药物则可透邪外出,取"火郁发之"之意。

(二)燥之为病,必以润滑

燥从上降,肺金先受,故多从肺家见症,肺主一身之气,气滞则机关不利,一身痛极,肺主皮毛,甚至肌痛不可手近,故余国珮在《婺源余先生医案》燥症中言:"凡痛极不可揉按者,皆属燥病"。肺燥则不能运布水精,中宫水液既难四布,直注下焦,则见腹痛泄泻,或外溢为肿。对于燥邪致痛之症,《婺源余先生医案·燥症》周某一案中,余国珮提出宜辛凉清润,选药以石膏、知母、南沙参、瓜蒌皮、梨皮等。阳为燥郁,故见寒热身痛,乃燥极似寒之象,切不可乱投辛温发散。对于燥邪所致痛痢之症,余国珮主张清金养营解燥之法,自制清金解燥汤治疗此等痢疾,纯用滑利之品,佐味微苦以理胜微辛,取其能润,乃"肾恶燥,急食辛以润之"之意。石膏同细辛配合,辛凉清燥。瓜蒌、薤白体滑解燥,流利气机。苦杏仁、桔梗宣利气壅,且皆体润而不助燥,沙参、知母、芦根救液清燥。切不可乱投槟榔、枳壳、木香等味破气消导,甚至大黄、黄连攻其积热,苦味属火,多进火反中生,且苦必燥,燥再加燥,势如火中浇油。由以上病症的论述可知,对于外感燥病,余国珮提倡燥属干涩之象,治之必用润滑之品,刚以柔治,正如明代张介宾所云:"刚者躁而急,非柔不足以济刚";微加苦辛之味,苦以胜之,辛以行水润燥;甘味属湿土,宜以为佐。然不同的疾病其病机表现不尽相同,故所选润药亦当有所偏向。如燥症之初或久病之后,宜辛润之品,包含温润和温散两意,祛邪行水润燥最妙。温润如当归、熟地黄、枸杞、苁蓉、柏子仁、鹿胶之类;温散如细辛、芥子、桂枝、姜汁、葱白之类。又如燥邪应辨寒热,寒热不显者,但用平润为治,兼寒时须用温润,如张介宾之理阴煎、柴胡饮皆用润药,再佐辛温,切于时用,化热方投凉润,热甚则津液干涸,或肺受燥邪不能布津液、行血脉,故以凉润为要。

外科燥病,多由外感或内积燥邪发于筋骨之间。燥从天降,故多上吸,见症多在脐以上如肩背两臂之痹痛。燥症多附骨、坚硬不变,最难穿溃,其体干,故难成脓。燥善降,病深沉不易外达,故感燥者易成疽,溃后脓少,肌肉坚硬,易生管,甚则表现为坚而成多骨硬弦之刚象,如发背则呈疮形干枯,脓势平塌之象。或见跌仆损伤,去血而血虚生风化燥,见发肿、发痉等症,又或犬蛇咬伤,犬喜嗅地,蛇无足而草行,有乾金之燥象,同气相求,故咬物致病多为燥病。对于以上外科燥病,余国珮善用润剂,清燥育阴,阴血充足,扶正脱毒,生肌长肉,疮口易敛。以润剂治发背,亦服立转;流注遍延,无论溃破与否,多与润补加辛通,计日而愈;燥极筋急拘挛成串之痰核,内服养营润燥,外贴亦宜润药,猪脊髓同松香槌贴最妙,已溃者再加龟板末参口内,指日收功。对于发肿、发痉,以大剂补阴息风,用生地黄、当归、龟板、鳖甲、桑叶、沙参、玉竹、女贞子之类加减之。对于犬蛇咬伤,以大黄、雄黄、白芷末解蛇毒,再加北沙参、玉竹、苦杏仁、朱拌麦冬、芦根、梨蔗汁养液之类煎服,如治疗余翁之女猘犬咬伤一案,治以滋补润燥,选用大量润药,从源头救治,疗效显著。

津液亏虚,内生燥病,津液既伤,肠枯则缩而痛,筋失濡养,故见转筋拘挛见症;肝液大亏,引动肝风,故见发痉、抽搐、昏厥见症;余国珮强调血虚生内燥,血液作为津液的一种,实为液亏生燥之典型,而妇人以血为本,血虚无以下聚养胎,故见胎元不固见症。《婺源余先生医案》李妇霍乱转筋一案中,余国珮指出以滋水清热为要,所选药物以体润解燥为主,石膏清热,元参、知母救液等,抑或以自创甘雨汤方救阴保肺。戴小儿暑热痉厥一案中,以大剂润滑之品育阴为主。对于血虚内燥之胎前后诸之症,余国珮提出宜多服清润滋补之品,如治疗俞妇胎落而痛吐不止,予以润剂瓜蒌、薤白、当归尾、苦杏仁、南沙参、玉竹、桑叶、知母、蔗汁,一服即愈。或治疗董妇产后腹痛,强调清润之品最妙,方中生地黄、当归益血润燥;生地黄之静,配当归苦辛性滑,最能养营而止虚痛;北沙参育阴清金,俾风木不能肆威上逆;鳖甲、龟板咸而软坚,益阴以潜相火之炎;薤白、白芥子辛润流利机关而止痛;蔗浆、梨汁甘缓,育阴而止吐,获效如神。以上燥病总不离肝脏,或肝主筋,或肝主藏血,抑或肝风易动,最终导致内伤燥病的发生,内伤燥病宜润剂育阴,质润正对应肝体阴之性,从而顺应肝曲直调达之性,此乃从肝的角度治疗燥病。

(三)燥湿相兼,润燥并用

余国珮指出,燥病湿病夹杂之症,宜条分缕析,润燥并用的同时有所偏向如燥病往往兼有蓄湿,不得纯用润剂,苦辛势所必需,可佐以半夏、滑石体滑之品;或参细辛、白芥子、姜汁行水祛湿而不助燥。六气皆以燥湿为纲,夏月火炎之际,金必借水以润之,火就燥,水流湿,故长夏暑病往往湿热互酿为害,为燥湿两邪相兼之典型。如伏暑一症,热多者,可进桂枝白虎加北沙参、麦冬、生地黄、玉竹之类,全以润剂育阴救液为重,前之燥症门中诸药,均宜选用。湿多者,根据舌苔选取对症燥药,以苦辛宣之,热仍不解者,亦惟育阴为主,或参苦辛以除伏湿,待津回液复,其伏湿亦退矣。如其治疗间姓伏暑患者,伏暑热多,伤阴化燥,故用育阴润燥剂佐辛味,得白㾦汗解。对于燥湿两邪并见者,余国珮主推芦根一味,热邪伤肺,失于清肃,则一身气机壅滞,为病种种。芦根色白体轻中空,其味甘淡,外达肌表,内通脏腑,解肌、利二便、治肺胃之热病,以其体味均宜肺胃,故多取效。阳为湿遏不能外达下行可见畏寒、足冷等,芦根甘淡通阳利窍,浓煎服之,下咽即觉热从外达,津津汗出而解,故芦根一味,并兼燥润两性,实乃燥湿相兼之妙药。

余国珮分别从外感、外科、内伤以及燥湿相兼诸病四个方面分别论述了燥润体质药物的临床应用,为药学理论的充实作出了巨大贡献,同时也为后世医者临床选药组方提供了参考。

四、药之治病,参之以意

《周易》的哲学理论强调了“意”的重要性,表现为宇宙以元气的生意为第一义,元气即万物存在之根基,在意念领会的状态下展现其生机。意赋予物元气而可动,此元气之动可以生,亦可以死,取决于是否得到意念的护持,正如《医理》中所表达的:“世人由意而生,无意而死,意妄而病,一切吉凶祸福,衰老病死,皆一‘意’为之也”。对于药物而言,一者,药物作为自然界的一部分,其本身具有天意所赋予的生机和动力,主要表现在药物性味可随运气的改变而发生变动。二者,人意须合乎天意,用药治病,须参之以意,无情之药以有知之意用之,自有神妙,主要表现在通过对药物进行炮制,赋予人力人意,从而使药之特性更加贴合疾病的病因病机。

(一)药味随运变更

时运变化,则其气有变,余国珮认为天地万物俱从氤氲之气化生,氤氲之气既随天时迁改,万物亦随之而变易。余国珮所在时期乃燥火司天主事,故物皆从之而变,药物性味亦随天意而变,燥属金,其味辛,火象焦,其味苦,故药味多变苦辛。如露水古称甘露,今随天地所寓燥火之气,多变苦辛之味。如金钗石斛,味本甘淡,今则不然,出于广西、云南者,变苦尤甚,因广西、云南在西南之边远,西属金,主燥,味辛,南属火,味苦,燥火之气亢盛,故味之变苦辛者多,而霍山之石斛味仍淡,因其地近中州,燥火之气不胜,故未即变。木通,本草称甘淡,今则苦胜黄连。虽然药物之性味变化程度不尽相同,但均有向苦辛之性变化之趋向。药之变苦辛乃自然界以同类制之之表现,亦为顺应天意之理,苦味属火,火能克金,用微苦味治燥以制胜之;辛味属燥,燥属金,金能生水以济燥火,辛又行水以润燥而散火,故以燥火之味而制燥火之气。运气以及药物药味皆有燥火之转化,故在治疗疾病时,选药必宜体润,以制约药物本身和运气之变,盖燥必以润,润能解燥。

(二)用药参之以意

医家通过不同的炮制方法,改变药物剂型,从而增强疗效,其根本在于通过人力的增补删减,赋予药物以人意,从而改变其药物性质,以用于相应疾病。余国珮指出燥病必用膏子药,膏制乃饮片经过多次煎煮,滤渣取汁浓缩,加入辅料,收膏而成的半固体制剂。膏方又称膏滋,顾名思义,膏制具有润滑滋润之效,于药变润,故可去燥。湿病必用丸散,原料药物或与适宜的辅料经粉碎、均匀混合制成的干燥粉末状,不予赋形的称为散剂,予以赋形的就是丸剂,此以湿变干,干能胜湿,而散剂接触面积大,吸附能力强,渗湿作用大。病虽多变,其实不外虚实、燥湿之偏为提纲,化寒、化热为传变,治法总以燥湿为挈要,散寒、清热为变通,再酌其虚实,治之无有不效。如其人为液虚体质而又病湿,当湿燥并投,湿多则多燥药,少佐润药熬膏和丸治之;液虚较多者,则膏子药多于燥药加蜜为丸,服之自效。对于病邪初袭,不问燥湿寒热,均予以煎剂,煎剂又称汤液,是将药物饮片加水或酒浸泡后,再煎煮一定时间,去渣取汁而制成的液体剂型,客邪初炽,尚未入里,取煎剂用水以荡之,使邪气易于清除。如邪气壅滞气血,不能布化而阴液渐亏,必用润补之品,再加人力捣之、拍之,使其能下达旁行而不滞。对于养阴妙药地黄,其滋补壅滞,可用开水浸透捣千百余下再入药煎,借人力以流通。若火炎上逆,急欲下达,用水多扬之,则下行迅速,水能趋下而降也;气滞于下,欲其上升外达,煎药用猛烈武火以烹之,借火能炎上而散也。《医理》中记载"陈翠虚真人用泥丸治病""李八百真人,但用手中竹枝叩病之处,随手而瘥",泥丸、竹枝皆是圆通之物,和入天真浩然之气,直达病所,此皆真意所为,不外乎药味药量之多少。余国珮对于药物之意的论述实乃开前人之新见,为后世医家理悟治病用药之道提供新的思路。

五、论石膏之用

余国珮论石膏,"体重而润,味甘而微辛",清代张志聪《本草从原》谓:"质重则能入里,味辛则能发散",色白入肺,象西方白虎,秉秋金之全令,汉代《神农本草经》谓其性微寒,《名医别录》等诸多本草书籍言性其大寒,余国珮却称其性澄，"澄"字有两层含义，一者代表过程，即将液体里的杂质沉降下去，二者代表结果，即水静而清，形象表现了石膏沉降之性可清肃体内诸邪气，使机体恢复其整体的平衡与稳定的功用。

对于石膏之应用，古人大多用治疗大热、大汗、大渴等症，对于其病理机制的解释，医者各有论述，张锡纯提出石膏"其性凉而能散，有透表解肌之力""解肌者，其力能达表，使肌肤松畅，而内蕴之热息息自毛孔透出也，其解肌兼能发汗者，言解肌之后，其内蕴之热又可化汗而出也"，清代周岩在《本草思辨录》中亦云："夫白虎证至表里俱热，虽尚未入血成腑实，而阳明气分之热，已势成连衡，非得辛甘寒解肌之石膏，由里达表，以散其连稀之势，热焉得除而汗焉得止。"他们都认为石膏去热止汗之用取决于其解肌透表之功。余国珮见解独到，他提出此大热、大汗、大渴乃暑湿之邪上蒸，而石膏之所以能清热止汗，在于其清肃之性可以沉降逆上之邪热，其入肺经，服之可恢复肺气之清肃之权，而"热湿治在肺"，肺主一身之气，为水上之源，有通调水道之功，肺气得宣，则下通水道，旁彻皮毛，三焦畅通，腠理开阖，一身之气布，全身之湿亦化，热渴亦解，此乃清金化湿除热，《金匮要略》中早有小青龙加石膏汤治喘而烦躁，重在加生石膏去烦热，清肺中蕴蓄之热，以治寒饮挟热之哮喘，可见余国珮主张石膏清金化湿除热不是没有依据。正是石膏此种体润清热之特性，余国珮称其为"清燥之君药""燥火的对之药"，用于治疗各种燥火致病，余国珮指出"燥病色必干赤，甚则变枯而黑，多烦渴"，热则赤，津液不足则干，故燥病必见干象如清窍干涩、面少润泽等，石膏为必用之药，再少佐滋药治燥，以润济干，阳遇阴而化，故能解燥转泽，化汗生津，燥邪即解；若燥邪化火，石膏清热则能保金益气，肺清则肾得金荫，故又生津养液，实拨乱反正之要药也。肺主皮毛，燥邪外侵，气血凝滞化热则见发背、疔疮等外科病证，正如《医理·燥气论》所言："盖燥极不但气滞，血亦瘀败"，元代朱震亨《本草衍义补遗》言："石膏，本阳明经药。"阳明主肌肉，为气血之海，石膏用之，解去其燥，气血流畅，则肿疡易销，溃者易敛，诸疮自愈。杨士瀛指出石膏"煅过最能收疮晕，不至烂肌"，近代张锡纯《医学衷中参西录》谓"用煅石膏细末，敷金疮出血者甚效"，煅石膏生肌敛疮，古今通用，故对于疮疡溃后难敛之症，或腐肉不去，郁成臭秽，余国珮以熟石膏末加入海浮散内，生肌去腐如神。

六、善用药食同源、血肉有情之品

余国珮擅于应用药食同源之药材或配伍各种食物治疗燥症，他提出燥火耗伤阴液者,当用甘咸之味,甘属土能生津润燥,咸属水能济火补水,如白蜜、梨汁、蔗浆、猪肉、燕窝、海参、人乳之类皆体润助液,为补水润燥宜食之品,其中大体包括两类,一则肉类血肉有情,二则果类生津救液。

清代叶桂《临证指南医案·虚劳》说:"夫精血皆有形,以草木无情之物为补益,声气必不相应……血肉有情,栽培身内之精血……多用自有益。"后世医家对血肉有情之品有诸多论述,总体认为血肉有情之品是具有补益精血作用的药物,血液作为阴液的一种,且血虚生内燥,故余国珮强调此血肉有情之品育阴之功效乃有理可依。对于内伤之源,余国珮认为不外相火妄动,耗散真阴,临证时强调:内伤之法,首重补阴,须借血肉有情之物填得真阴回,阳来自复。对于浮阳难潜之证,常佐介类配合血肉有情滋阴之物,疗之甚佳。余国珮所选有情之品主要来源于鸭和猪,鸭肉性寒、味甘、咸,可以很好地改善人体燥气,古今名著中记载了诸多鸭肉食疗方,如元代葛可久《十药神书》中白凤汤,取鸭血和鸭肉两部分用,饮以鸭血"直入肺经,润补其肺";明代兰茂《滇南本草》中老鸭鸡肉汤,方中老鸭、母鸡肉皆善于益血补虚。余国珮治疗伏暑伤阴化燥而见舌干燥不除之症,令服鸭汤即愈,取其利水润燥,自有明效。而猪属亥,色黑,味咸而清热,大能滋液壮水,燥热燎原,得此甘霖润泽,可立解枯焦,其常选猪肤、猪胆汁、猪肉等参与药剂。余国珮极其善用鸭肉、猪肉等肉汤治疗燥邪痛痢,称肉汤解燥救液,为痢症的对之妙品,燥伤肺气,迫其津膏直注大肠而致肠胃液枯,惟清燥救液可取,他指出滋润体滑之物皆能解燥,肉汤厚味,助液填虚最妙,且取其润滑流利,即通因通用,如《婺源余先生医案》中治疗胡太史痛痹兼痢一案,在大有脱象,奄奄一息重症之时,饮半碗肉汤,便得熟寐思食,痢只行二次;程妇痛经兼痢一案,频进肉汤,痛缓吐止,方得就愈。对于痢疾之痛,余国珮指出此乃燥火同性,剥其脂垢,常选用猪肤合白蜜来治疗,取《伤寒论》猪肤汤治少阴下利之意,元代王好古《汤液本草》曰:"猪皮,味甘寒。猪,水畜也,其气先入肾,解少阴客热,是以猪肤解之,加白蜜以润燥除烦,白粉以益气断痢。"猪肤内含油脂且位于外层抵御邪气,取象比类,故可增厚胃肠脂膏,促进黏膜恢复,佐以白蜜补中润燥,痢疾之痛皆可渐消,胡某初痢转虚见营虚空痛,陆妇产后痢痛诸案中,均添加猪肤合白蜜,效果明显。

果物之性亦有寒热温凉之分,而味大体属甘,余国珮主要选取梨和蔗两种用以治疗各种液亏诸症,梨和蔗性皆寒凉,具有清热生津,滋阴润燥之功,清代王秉衡《重庆堂随笔》中记载:"凡烟火、煤火、酒毒,一切热药为患者,啖之立解。温热燥病,及阴虚火炽,津液燔涸者,捣汁饮之立效。"清代陈士铎在《本草新编》中提到："甘蔗,世人皆以为性热,不敢多食。不知甘蔗甘平而兼微寒,能泻火热,润燥之妙品也。"纵观《婺源余先生医案》中,选用此两种药物次数达80余次,或为梨肉或为梨汁蔗浆之类,如吴女胸痹发痉一案中,肺气垂绝而见胸痹,津液大亏而见手足抽搐发痉,余国珮外以梨汁、蔗浆、西瓜汁等甘寒之品救液,前恙诸减。又如周妇月经腹痛一案中,加入梨汁,梨者利也,取其通利而善润,乃燥家必需之品。

方肇权

方肇权（1691—1760），字秉钧，新安休宁（今安徽休宁县）东山里人，清中期著名新安医家。年少家贫，未能完成学业，后因母病崩漏，前后经过多医诊疗，历五载才有所成效，始知庸医误人，遂立志钻研医学并以医为业，思广活人以济世寿世，不负病者，他在《方氏脉症正宗》自序道："少贫，未能卒业诗书，将成童辄奔走衣食。已而母吴氏初患崩漏……始知医中亦有误人，不禁憾之。乃购古今医典《灵枢》、诸书方药，昼夜揣摩，经五寒暑，颇有心得。"方肇权仁慈敦厚，遨游于大江南北，在江、浙、汉、湘等地行医期间，所遇怪异劳伤杂症颇多，医技渐精，积累了丰富的中医理论知识和临证经验，尤精于脉理、证候辨别、方剂改正和方药择用，著有《方氏脉症正宗》四卷（1749年方氏存仁堂首刊本，1799年武林大成斋刻本），又名《医学正宗》，是方肇权重要著作，该书集中反映了方氏的中医学术思想及诊治经验。方氏时时行走山州草县、穷乡僻野，为穷苦百姓诊治疾患，发现医者学习脉理皆以高阳生假王熙之名而作之《脉诀》为准，而所看之书仅为以各家章句袭窃成卷的《万病回春》《寿世保元》，感慨于有志之士无书可读，中材者仍守中材而无所长进，心伤于世医不明脉理，看疾病不识寒热虚实，举用汤散不知补泻温凉，世之名为医而实不知医者比比皆是，误世误人不浅。遂取《内经》、百氏之书，结庐安居，隐逸山林，潜心于艺，殚数十年之心力，结合平生所学以及医疗实践，终于晚年完成《方氏脉症正宗》编著工作，旨在使有志入岐黄者易诵，不知医者敬用其方以收速效之功，知医者益精其长以免庸工之累，补前人之未备以利益于天下后世。是书以脉症立名，强调凭脉用药，因症施治，体现方氏脉症合参的诊断学思想。正如《方氏脉症正宗》凡例中所言："是书名《脉症正宗》者，睹世之诊候经脉者多不从呼吸，迟数罔闻，致病症错乱，用药相反，而误病者之无宁日也。愚故将《脉诀》首分'呼吸迟数'，将症候重别'寒热虚实'，八字中诚医家治病之纲领，《正宗》因而名焉。"

《方氏脉症正宗》为综合性医学著作，共分为四卷，脉、方、症、治、男、女、大、小以至针灸，无不辨论精详，该书现存两种清刻本，即清乾隆十四年己巳

（1749年）刻本和清嘉庆四年己未（1799年）武林大成斋刻本，尚有方氏家藏手抄本存世，学术价值较高。卷一先言脉，继论汤散方药，后列前贤十二经脉络等。首篇先立论辩驳高阳生假王熙名造伪诀，反对高阳生《脉诀》将二十八种脉象分七表、八里、九道而致数，大、散三脉无所归，后辨左右手排列脏腑，立二十八脉提纲兼附，引入式，别形容，正主病，判顺逆，选相似，立余末，补穷微，提出"二十八脉中惟迟、数二字是脉中提纲，病中渊源"。方氏在方剂的贡献不容小觑，条理分明地分述三类方剂。改正汤散篇"且汤散中药多性杂不相对病者，反致元神之益亏也。是故将首用汤方改正一二，庶得原情合病云耳"。讨论前人组方择药瑕疵之处并抒发己见，反对诸汤散温凉并用，表里同施，或不辨气血之偏胜而纯行克伐，或不分脏腑之虚实而补泻法混用，或以十余味、二十余味创立一方，药性繁多且杂，主张增损其药以重新组成，采用每方先列病证理法，即改正缘由，再列方药组成用量的创方方法，改正前人汤散三十四首，每方前冠以改正二字以示与原方区别，如改正六味地黄汤、改正四物汤、改正四君子汤等，每方论述短小精悍，不过百余字，对中药性味功效及创方思路提出了许多精辟认识，如"察泽泻之性虽泻阴火，实泻肾之元神""川芎之性虽养血而长于催行"等。拟类诸方篇"按症立方，皆以八味成汤，分阴阳，不混杂，或有阴阳两虚者，方敢并用气血之品，不过百中之一二耳！名拟类诸方以公于世，使未习岐黄者按书审病，抄方使用之效，仍俟明达者之加减以成方圆也"。方氏共创内科、妇科方剂八十首，均以功用和主治进行命名，采用仅列出方药信息的创方方法，力主气病用气药，血病用血药，实者峻削，虚者益补，组方功专效捷而不杂乱，为纠正药味过多或过少之弊端，一律按八味成方，如补气汤集中人参、黄芪、玉竹、白术、木香、山药、陈皮、川芎诸补气药，专用于阳气大虚；理血汤汇集生地黄、当归、丹皮、川芎、桃仁、红花、赤苓、香附诸多血药，用于瘀滞证。集录诸汤散篇收录天王补心丹、归脾汤、补中益气汤等四十五首前贤名方，仅列出方名和药物组成用量，有详有略，便于学习。摘前贤十二经脉络篇"云'不明十二经络，动手便错'之语，故经脉者，周身之要领，病中之效验也"。方氏按循行路线、证治方药、解剖和生理功能三方面详述十二经脉基本情况，均附各脏腑形态图，可谓图文并茂，便于后学。卷一中方氏还提出"蜂蜜为丸药宜用不宜用辨"和"酒炒姜汁炒黄连戒"，是全书为数不多的较为经典的中药炮制理论。卷二至卷四首立病源总论，将汗牛难竟之病证病源用精炼言语概括，总不离寒、热、虚、实四字，如"气病者，虚气、实气，冷滞宜分；血病者，虚火、实火，寒陷要审"等。次言症治总诀，明确寒热虚实之疾病，斟酌使用补泻温凉之汤散，如"暑乃阴邪，温中消食汤大顺散；湿因寒留，升湿汤渗湿汤分利汤改理中汤"。再立汤散歌诀,如"六味地黄药苓丹,除泽泻入车前汤"等,使后学易读易记,便于掌握。随后分列内、外、妇、儿等各科疾病的症、治、方药及医案。各症候篇首引圣贤之典,后接作者按语,按症辩驳,分析疾病原由,补前人所未备,确立正治方药,症尾所附医案是为佐证,皆凭脉用药而应手取效,响应桴鼓。卷末又附有针灸撷英和药性述要,列举少海等九十三个常用穴位之经脉归属和定位,药性述要部分共载人参等一百零六味药物。从性味、功效主治两方面论述药物,言语简练,提纲挈领。是书成就颇多,补正脉理,分清症候,不泥陈规,大胆移药异味革新方剂,用药崇尚精专,力求药味药量适中,创方注重方药作用,明晰药性,提出"准以呼吸迟数为脉中提纲,以寒热虚实为病中要领,以气血为身中根本,其余二十六字兼附其间,稽之病症百有余条,尽在十字之内"的诊断辨证用药思想,纠正时医"脉理未明,温凉倒置,贻误于人不浅"之弊端,指迷解惑,发明无隐。方氏族弟为此书作序并赞誉道:"以其生平之有得,独出新裁,发前人未发之秘,不特可为医家之卢扁,人子之指南。直与家前辈古庵《丹溪心法附余》诸书后先辉映,其寿人寿世无疑已。"

方肇权《方氏脉症正宗》在论述药物性味,创方药物择用以切合病情症候方面别出心裁,本节从炮制理论"蜂蜜为丸药宜用不宜用辨""酒炒姜汁炒黄连戒",创方原则和方药择用理论"甘草忌滥用""善用香附,时时固护气血""攻伐勿伤正,多用地、归、芍""好用桂、附、姜、吴,温补善凭脉用药"六个方面具体分析方肇权中药炮制及相关理论特色。

一、蜂蜜为丸药宜用不宜用辨

丸剂作为一种传统剂型,历史悠久,汉代《五十二病方》最早记载丸剂,是指由药材细粉或提取物加入适当赋形剂制成的一种圆球形剂型,赋形剂包括水、蜂蜜、淀粉、蜂蜡等。汉代《神农本草经》言:"药性有宜丸者,宜散者,宜水煮者……并随药性,不得违越。"临床诊疗疾病往往基于药性、毒性、疾病性质特点、患者体质等运用丸剂,具有便于储存、药效持久、服用方便等特点,适用于慢性病后期,又有峻猛之品制成丸剂以图峻药缓图之意。蜂蜜原名石蜜,药食两用,其作为单味药物首次出现于《神农本草经》中,并被列为上品。蜂蜜性味甘、平,入肺、脾、大肠经,明代李时珍《本草纲目》对蜂蜜功用进行了全面总结:"安五脏诸不足,益气补中,止痛解毒……和营卫,润脏腑,通三焦,调脾胃。"《中华人民共和国药典》对蜂蜜主治范围作出明确解释:"能补中润燥、止痛、解毒;外用生肌敛疮,用于脘腹虚痛,肺燥干咳,肠燥便秘,解乌头类药毒;外治疮疡不敛,水火烫伤。"蜂蜜作为一种重要的中药炮制辅料,必须经过炼制使其得到净化才能与药物共制,南北朝时期雷敩《雷公炮炙论》首次记载了蜂蜜的炼制程度:"凡炼蜜一斤,只得十二两半,或一分是数。若火少、火过,并用不得。"药物经过蜜制后,可达到协同增效的目的,明代新安医家陈嘉谟《本草蒙筌》在辅料作用理论中指出蜜制药物的作用为"蜜制甘缓难化,增益元阳"。如麻黄蜜制后能缓和其发汗强度,并增强止咳之功,进行矫味,以免引起呕吐。而蜂蜜作为一种赋形剂用于制作丸剂,应选乳白色或淡黄色黏稠糖浆状液体或稠如凝脂状的半流体,味纯甜,有香气,不酸,不涩的一二等蜂蜜,入丸前蜂蜜也必须炼制,以除去杂质,破坏酵素,杀死微生物,适当减少水分,增强黏合力。将药粉以炼蜜为黏合剂制成的丸剂即为蜜丸,西汉帛书《养生方》最早记载蜜丸:"非廉、方葵、石韦、桔梗、蚍威各一小束,乌喙三颗……各冶,并以蜜若枣脂丸,大如羊矢。"陈嘉谟对炼蜜与药粉的比例进行了描述:"凡丸药用蜜,每药末一斤,则用蜜十二两。"蜜丸具有不易硬化,可塑性强,药力持久等特点,是临床上应用比较广泛的丸剂类型,常用于治疗慢性病和需要滋补的疾病。经方中用炼蜜和丸法诊疗疾病者颇多,如八味肾气丸治疗虚劳腰痛,薯蓣丸治疗虚劳兼风,大黄䗪虫丸峻药缓用治疗虚劳干血,乌头赤石脂丸治疗阴寒痼结之胸痹心痛,己椒苈黄丸治疗肠间饮结成实等。

方肇权提出"蜂蜜为丸药宜用不宜用辨"之论,认为"蜜糖之性,安五脏,润大肠,调脾胃,悦颜色,皆滋润之性",宜用于"燥热之症者也",批判时医不知"举世之病概不是燥热之症耳",不论病后调养者,或久病药杂服之疗效不显者,皆以蜜糖为丸,导致"常有服之不效者,常有服之不相安者"。方氏运用蜜糖为丸强调三因制宜,其指出:"当今之时,天地之气薄矣,人之身弱者多受天地之寒邪,寒湿常相连之,病者或禀受气弱,虚寒自生,内湿随之,"故不宜用于寒湿之症者,若以蜜糖为丸服之,是"以湿济湿",脏腑经络不得相安。对于寒湿之症,方氏提出当药用温燥,"宜以玉竹熬膏为丸,按玉竹之性有益脾益肾之功软"。玉竹在不同时期的正名有所不同,汉代《神农本草经》称为"女萎",魏晋时期吴普《吴普本草》称为"委萎",并有葳蕤、王马、节地等别名,南朝齐梁时期陶弘景《名医别录》以"萎蕤"为正名,唐代陈藏器《本草拾遗》有"青黏"之名,明代李时珍《本草纲目》又增"萎香"之名,直至清代张秉成《本草便读》始以"玉竹"为正名,此后诸本草、方书、医案等多以"玉竹"为正名。明代陈嘉谟《本草蒙筌》记载玉竹的采收加工过程:"入剂采根,竹刀刮净。"现在一般在秋季采挖,除去须根,洗净,晒至柔软后,反复揉搓、晾晒至无硬心，晒干；或蒸透后，揉至半透明，晒干。其炮制品包括清炒品、蜜炙品、麸炒品、蒸制品（洗净上水蒸使蒸成黑色），清代吴瑭《温病条辨》益胃汤中记载玉竹"炒香"的炮制方法，防止玉竹生用其性微寒损伤虚弱之脾胃。《方氏脉症正宗·卷四·药性述要》载："葳蕤，味甘，性平，润肺气和，寒嗽无忧；益肾精足，腰府常强。走元阳功同人参，益阴分性均地黄。力薄也，宜多用。"用玉竹熬膏为丸用以温燥寒湿之症，不再滥用蜜糖为丸，纠正时弊。

二、酒炒姜汁炒黄连戒

陈嘉谟《本草蒙筌》"辅料作用理论"讨论了酒制姜制的中药炮制理论，将二者功效概括为"酒制升提""姜制发散"。酒味甘、苦、辛，性温，具有活血通脉、祛风散寒、引药上行、矫味矫臭之功用，酒制是以酒为辅料的常用中药炮制方法，拥有悠久历史。汉代《五十二病方》最早记载"卒、沃、煮、渍"等多种酒制法，如"淳酒一斗，即浸而饮之"。《黄帝内经》有汤液醪醴记载。东汉张仲景《金匮要略·胸痹心痛短气病脉证治》云："胸痹之病，喘息咳唾，胸背痛，短气，寸口脉沉而迟，关上小紧数，栝楼薤白白酒汤主之。"方中白酒"取其色白而上通于胸肺"。南北朝时期雷敩《雷公炮炙论》记载酒煅淬、酒煮、酒蒸等三十八种酒制方法。酒制作用多样以满足临床不同用药需求，大致可分为以下四种：酒制大黄、黄连等苦寒药物可缓和寒性，并引药上行以扩大清热范围；当归、川芎、桑枝等活血化瘀通络之品经酒制后可发挥协同增效作用；大黄、常山、仙茅等药物生用有大小不等的毒副作用，酒制后可降低毒副作用；酒制还可减弱乌梢蛇、紫河车等动物类药物腥臭气。

生姜味辛性微温，功效解表散寒，温中止呕，温肺止咳，解毒。姜制法即将净选或切制后的药物加入定量姜汁拌炒的方法，其理论基础源于《神农本草经》中关于药物配伍关系的"七情"。最早的姜制是为制止药物毒性，晋代《刘涓子鬼遗方》载："汤洗七遍，生姜浸一宿，熬过。"便是对姜制半夏制约毒性的描写，南朝齐梁时期陶弘景《本草经集注》亦载："半夏，有毒，用之必须生姜，此是取其相畏，以相制耳。"清代徐大椿《医学源流论·制药论》言："凡物气厚力大者，无有不偏，偏则有利必有害，欲取其利，而去其害，则用法以制之……或以相反为制，或以相资为制，或以相畏为制，或以相恶为制，或以相喜为制。"药物有寒热温凉，升降浮沉偏性之不同，姜制可通过药物配伍的作用以调整药物偏性并增强疗效，如竹茹、黄连、草果仁之类药物。另外,明代李梴《医学入门》云:"入脾姜制。"指出姜制还有引经入脾的作用。

黄连味苦性寒,入心、脾、胃、肝、胆、大肠经,具有清热燥湿,泻火解毒功效,其炮制方法多样,包括炒焦、制炭、酒炒、姜炒、吴茱萸炒等二十余种,其中酒制、姜制一直沿用至今。明代龚廷贤《增补万病回春》云:"去须生用,泻心清热,酒炒厚肠胃,姜制止呕吐""火在上炒以醇酒,火在下炒以童便,实火朴硝,虚火酽醋,痰火姜汁,伏火盐浸。"认识到黄连酒制不仅可以治上,也可以厚肠胃,黄连姜制可治痰,也可止呕吐。明代李时珍《本草纲目》载:"治本脏之火,则生用之⋯⋯治上焦之火,则以酒炒;治中焦之火,则以姜汁炒",揭示酒制姜制黄连都有"以热制寒"之功效,均可缓和黄连生品的苦寒之性。清代蒋示吉《医宗说约》言:"清热酒炒。治泻痢姜汁拌炒。肠红下血,入猪大肠中煮熟用。"进一步认识到姜汁拌炒黄连具有治泻痢之功。

方肇权提出"酒炒姜汁炒黄连戒"之论,认为大热症候必须择用黄连以清热,《方氏脉症正宗·卷四·药性述要》载:"黄连,味苦,性寒,清上焦之热,斑狂阳毒疮疡;理脏腑之燥,烦躁热痢腹痛。用黄连而兼养血,无热不功。"对于黄连品质,"尤选真而且大,不惜价以兑之",力求黄连苦寒气味厚以收快速退热之效,指出庸医不明症候寒热,用寒热温凉之品尚在犹豫之间,畏用苦寒之品,遂每每使用黄连辄以酒炒或姜汁炒,"则黄连之凉性去矣,何清热之功软?"关于疾病病因认识,方氏主张"如人身中之病,寒斯寒而热斯热,孰谓寒热相兼,则水火可并合?盖水旺则火熄,火旺则水耗,岂能相兼乎?"在疾病治疗上,方氏反对"有气病而用血药,有血病而用气药,或凉症中兼凉味,热症中兼热味",认为此皆"气血未明,寒热未分耳",提倡"气病气味,血病血味,寒斯散寒,热斯清热,实者峻削,虚者益补,惟气血两虚者方以八珍汤之味,不过十中之无一耳",并将"寒者温之,热者清之,虚者补之,实者泻之"该正治之理比喻为"此一条大路而无弯曲也"。方氏将前人药性多且杂之处方组合,喻之为"设一拦江网,待愚昧者之为医也""象乎行舟拉纤式,用一上水纤,用一下水纤",故其创方皆以八味成汤,且分阴阳,不混杂。如拟类诸方篇中,方氏将生地黄、当归、丹皮、黄芩、栀子、黄连、滑石、木通八味清热泻火、燥湿、凉血之品组成大清热汤。当热邪深入伤及血分之时,方氏又以补血为本,兼用石膏、黄连、栀子、黄芩清热之品以祛除余热。

三、甘草忌滥用

甘草,首见于汉代《神农本草经》,被列为上品,因其味甘而名,历代本草均有收载,有美草、蜜甘、灵通、粉草、甜草等别名,南朝齐梁时期陶弘景称赞其"此草最为众药之王,经方少有不用者,犹如香中有沉香也。"推崇甘草为药之帝师,将其尊为"国老"。历代医家对甘草性味归经和功用主治有详细论述。南朝齐梁时期陶弘景《本草经集注》载:"味甘,性平,无毒";明代李中梓《雷公炮制药性解》载:"入心、脾二经";明代李时珍《本草纲目》载:"通入手足十二经""梢,生用治胸中积热,去茎中痛;头,生用能行足厥阴、阳明经污浊之血,消肿导毒。"甘草的临床应用十分广泛,《伤寒杂病论》《备急千金要方》《太平惠民和剂局方》《小儿药证直诀》《脾胃论》等书中记载的许多经典名方都有其身影。如炙甘草配伍人参、白术、茯苓组成四君子汤能补益脾胃之气用于中焦气虚证;再如甘草配伍小麦、大枣组成甘麦大枣汤可益气养血,宁心安神,用于脏躁;配伍石膏、麻黄、杏仁组成麻杏甘石汤,清热宣肺,平喘止咳,用于肺热咳嗽;甘草与附子、白术、桂枝同用,组成甘草附子汤,缓急止痛,用治风湿骨节烦疼;生甘草煮水服用可治食牛肉中毒,《本草蒙筌》载:"解食物或砒霜中毒";甘草调和药性功能强大,运用普遍,泻下药大黄、芒硝配以甘草则泻下柔和,温里药附子、干姜配以甘草则温里而不伤阴,寒凉药石膏、知母配以甘草则清热而不伤胃。后世更有"十方九草""无草不成方"之说,有研究表明,甘草的临床使用频率高达50%以上,在《伤寒论》中更是高达62%。医家谨遵经旨,处方用药无不加甘草以调和药性,导致甘草使用渐失之于滥,正如清代吴瑭《医医病书》所言:"今人则一概率用之,不问何方,必加甘草。"方肇权通过推理论证和临床实践,对于众多经典名方,大胆明言修改重订,针对世人处方必用甘草之现象,方肇权于改正汤散篇中提出批评:"哂尔爱用甘草者,缘脉理未明,寒热未分,症候未别,用药未决,畏首畏尾之徒,将以甘草来调用药之不相合宜耳。"故其在改正汤散篇和拟类诸方篇中,极少使用甘草。

方肇权于改正汤散篇列举补益之剂中忌用甘草者为四君子汤和附子理中汤。四君子汤是为阳气虚弱而立,附子理中汤是为中焦虚寒而立,方氏指出气虚则虚寒生,病必胀满饱闷,其认为甘草"性甘,甘能作胀,又且缓中,而虚寒之胀满饱闷反以甘缓留之乎?"故去甘草之平淡,易以香附、厚朴,运行诸气,散寒除胀,寓补而不滞之意。祛邪散结剂中列举麻黄汤、桂枝汤和九味羌活汤。麻黄汤是为风寒之邪入太阳经络而立,桂枝汤是为太阳经伤风而立,九味羌活汤是为三阳经之风寒与四时气令通用之而立,三方均去甘草,盖"咳嗽鼻塞声重痰涎胸满之病,用甘草以和缓之,是谓留病于身也"。化痰祛湿剂中列举平胃散和二陈汤。平胃散是为胃中积滞,胀满饱闷而立,宜消导之,"何得用陈皮、甘草以补脾";二陈汤是为上焦湿痰留饮而立,湿者燥之,燥者润之,故去甘草之缓。治痹方剂中列举独活寄生汤和小续命汤。独活寄生汤是为风、寒、湿三邪杂合成痹症而立,小续命汤是为风寒之邪入脏腑筋骨之间而立,治当趁正气未虚之际急急以散邪,恐邪气留滞经脉耗伤气血,故去甘草之缓留。其他诸如泻肺经实热之泻白散,当去甘草、粳米以防补脾土而生肺金;疏散心胸壅塞气痰之苏子降气汤,盖甘作胀加重症状,故当去甘草之缓。在拟类诸方篇中,方氏也极少运用甘草,如血虚眩晕汤(生地黄,当归,川芎,藁本,丹参,麦冬,陈皮,升麻)、气虚眩晕汤(黄芪,玉竹,白术,香附,川芎,半夏,山药,吴茱萸)、黄疸汤(茵陈,吴茱萸,香附,川芎,苍术,白术,木通,猪苓)、瘟疫汤(生地黄,当归,黄芩,连翘,黄连,滑石,牛蒡子,桔梗)等,均未见甘草。

四、善用香附,时时固护气血

方肇权强调"当司命者,要知气血之盛衰是人之根本也",于《方氏脉症正宗》多处揭示气血偏胜关系和治疗方法。方氏"治病先分阴阳说"中指出:"血行脉中,气行脉外,气为血之引导,血为气之依归,昼夜循环,周而复始。"气血调和则形体无恙,一有参差则六淫易入,七情相干,百病蜂起,故人身中之病皆因"气血偏胜而发焉""气病血病,二者宜分;阳虚阴虚,两般勿紊"正确区分疾病类型才能选择切中病情的治疗方法。对于阳虚气病,则"血长而气短,气虚则寒,气寒下陷,脉必迟而无力""昼重而夜轻",治宜补气以配血,当选改正四君子汤、拟类补气汤;对于阴虚血病,则"气长而血短,气有余便是火,血不足又生热,脉必数而洪大""昼轻而夜重",治宜养血以配气,当选改正四物汤、拟类补血汤;对于气血两虚者,方用八珍之味。"若血虚补气而气虚补血",此为失治误治,是截短以补长,"非为有益于物,而反损物也"。若气虚误用血药,血益盛而气更微,气弱不能摄血,便会出现鼻衄、吐泻之疾;若血虚误用气药,气益旺而血更亏,血弱不能配气,便会出现狂妄、烦躁之患。因此方氏尤其注重气血相伴以调和脏腑,对于久病患者,在处方用药过程中特别注意益气养血,善用理气行血之品,如香附、川芎、陈皮、青皮、厚朴等,其中尤以香附使用最为频繁。

香附味辛、微苦、甘,性平,归肝、脾、三焦经,功擅疏肝解郁,理气宽中,调经止痛。明代李时珍《本草纲目》记载:"香附之气平而不寒,香而能窜,其味多辛能散,微苦能降,微甘能和。"《方氏脉症正宗·药性述要》载:"香附,味辛,性温,开郁行气,舒经散寒。同参、芪而气益彰,与归、芍而血流行。"如改正汤散篇中改正四君子汤,方氏易平淡之甘草为香附,辅助原方人参、白术以增补气之功;在改正五积散中,方氏认为"味计十六,烦而又杂,如用之时效未知,孰胜孰不胜之力而难明焉。"遂"去茯苓、甘草之闲味,去陈皮、桔梗平淡之性,去白芷、麻黄走泄元阳之弊,加黄芪、白术以辅正气",又加香附以行气,配伍原方当归、白芍、川芎以养血;此外,改正麻黄汤、改正小柴胡汤、改正逍遥散中方氏均加入香附以行气。方氏善用香附的用药思想也体现在对痹症的治疗上。《方氏脉症正宗·痹》描述痹症成因:"此皆血脉不通,经络涩滞,气血不周者也。原其未病之前,因气血之本弱,虽流行于经络而失度未足,然后寒湿之邪得以乘间而入,至于年深日久,寒湿污邪相杂于微弱之真气真血,致离经停蓄而成败气败血,是内被伤而外不足之形见也。其脉必迟而无力,或缓而细。"痹症病机特点可概括为"风寒湿邪杂合,气血亏虚,筋脉凝涩",治宜"调气血,散寒湿,温脏腑,兼分兼升之法",遂运用香附以舒经散寒,流行气血。如在改正九味羌活汤中,方氏去黄芩、生地黄、甘草,加香附、青皮以行气,加木通以分利;又如在改正小续命汤中,方氏去黄芩、白芍、甘草、杏仁,加独活以升散,加香附以行气,谓之"气血调和,任寒邪之深也,亦随其气血之流通而出耳";在改正大秦艽汤中,方氏加香附以行气,"更使气血流行而调和也"。在方氏创立的治疗痹症的拟类诸方中,香附亦随处可见。如痹症汤(黄芪、香附、当归、川芎、木瓜、薏苡仁、附子、熟地黄)、厉风第一汤(黄芪、香附、当归、川芎、白术、苦参、独活、苍术)、厉风第二汤(黄芪、香附、当归、川芎、防风、蒺藜、胡麻、皂角)、厉风第三汤(黄芪、当归、香附、苦参、贯众、芜荑、花椒、乌梅)等。

五、攻伐勿伤正,多用地、归、芍

方肇权"补泻温凉要得宜"学说揭示了其治病必求本和攻伐不伤正的治疗学思想。其言:"泻其有余也。然干燥闭结,因热邪迫血分之有亏,宜补血为本,兼用大黄、芒硝而下之,不过一二剂即止,恐下多则亡阴,仍养血以配气。"指出热燥津伤而致大便秘结者,不可滥用硝黄等泻下之品,宜顾护津液,兼以攻伐,见效即止;其言:"又有湿症者,常使腹内胀满,坚硬不消,本因气分之弱,致寒湿相连,停留为害,宜补气为本,兼用商陆、牵牛、贯众、大戟而行之,必推痰冻而出,亦只一二剂即止,仍补气以配血,或气血两调之。"指出脾胃气弱,运化水湿功能失常而致胀满难消者,不可纯用逐水之品,易伤虚弱之元神,宜健运脾胃兼以逐水,方氏于改正诸汤散篇中记载的改正十枣汤"加黄芪、白术以辅元阳,加半夏以除湿痰,公之汤内,则脾胃旺而痰饮消也"便是典型范例。方氏并不囿于凡攻必辅以补,对于新结之邪,壮健之人,自可施用承气类方,不必畏惧伤正。而对于久病虚弱,气血两伤,脏腑受伐之患者,攻伐必辅养血补气,其创方多用生地黄、当归、白芍之品以期攻邪无碍于正。

《方氏脉症正宗·药性述要》对上述三品有所描述:"生地黄,味甘、苦,性寒,凉血补阴,去瘀生新。胎前产后必须用,热症吐衄为相宜。""当归,味甘,性温,性全血分,生新除瘀之功;荣润经络,疗疼止痛之力。阴虚火炎者以之降伏,女人胎产中仗以扶持""白芍药,味酸、苦,微寒,平肝而泻血热,胁下刺痛;养脾能润枯燥,热痢调和。人徒以酸敛为戒,谁知血虚火炎功宜"。如改正承气汤,方氏认识到热邪闭结日久煎熬血液必会致肠胃枯涩,指出"然汤中用大黄、芒硝、枳壳,皆克伐肠胃之品,实似陆地行舟,舟行而地多坑陷之亏,闭结虽通,难免肠胃中已亏之津液今更耗也。"遂增生地黄、当归、白芍、麻仁以养血润肠,"任热结之邪不劳而下也",值得提出的是,方氏诊疗肠燥津亏便秘之增液行舟治法构思先于吴瑭。再如改正大柴胡汤,方氏加生地黄、当归、麻仁以助白芍生血润肠,"则内蓄之邪热任然而下也"。在改正黄连解毒汤中,内因热盛肠胃枯燥,外成毒患皮肉肿溃,热蕴日久血分亏虚,"如天旱时河干水浅,舟楫难行",黄连、黄芩、黄柏、栀子诸清热之品在枯燥之肠胃中难以发挥疗效,"必得水涨河洪,滔然前往",遂加入生地黄、当归、丹皮以润养,滑石、茯苓以分利。在改正槟榔丸中,原方木香槟榔丸是为热邪积滞,干犯肠胃而成痢者所设,方氏批评时医"一见痢疾,辄以木香槟榔丸为首曲",并指出木香之性偏于辛热,原方反以木香燥之是以热济热,故去木香、三棱、莪术、黑丑过伐之味,加生地黄、当归、白芍、丹皮以养血,"使枯燥之肠胃得以透润,任热邪之深也,何留之有"。

六、好用桂、附、姜、吴,温补善凭脉用药

明代新安医家汪机及其弟子门生主张以"参芪"培元,其学术经验"足开后世医家处方用药的妙谛",拉开固本培元派之序幕。其徒孙孙一奎将培补脾胃元气扩展到温补命门元气,先后天并举并治,用药主张"参芪术或配附姜桂",使新安固本培元思想得到有效补充完善。此后,新安后学们大多推崇固本培元学说,如吴楚、程敬通、吴澄、程杏轩等,代代相传,使固本培元学派得到

了长足发展,方肇权亦是其中典型代表,正如《方氏脉症正宗》凡例中所言:
"是书案中多用桂、附、姜、吴者,因历寒症居多,皆凭脉用药。就当时有不识
者,曾谤愚之偏于燥热也。"在"蜂蜜为丸药宜用不宜用辨"中,方氏论述了当
今之时的气候环境:"当今之时,天地之气薄矣,人之身弱者多受天地之寒邪,
寒湿常相连之,病者或禀受气弱,虚寒自生,内湿随之。"故惟有温燥寒湿之邪
是为正治之法。其在"补泻温凉要得宜"中探讨了温燥治法的适应证和注意
事项。其言:"若风寒之邪入筋骨脏腑之深,亦因气分之弱不能充御皮肤,故邪
乘间而入,宜补气为本,兼用二活、防风、紫苏、肉桂、附子、干姜、吴萸以散燥
之,亦不过六七剂即止,接以八珍汤调其气血。"指出气弱兼风寒之邪侵袭者,
当以补气为本,辅以温燥与调和气血;其言:"药过发散,有亡阳之患,药过温燥
则伤阴分,引虚火之上炎而虚损致也。"指出温燥发散之品不可过用,以免伤
阴损阳之虞。在"治病先分阴阳说"中,方氏批判医者"手诊未分呼吸,迟数
枉闻,以气病为血病,以血病为气病,四君、四物颠倒而施,以热症不烧认作伤
寒,以寒症烧热认为热症,桂、附、膏、连温凉失用",从而导致患者"危亡顷刻,
不能挽回,使天下之苍生含冤于九泉者比比。"方氏运用温补法继承新安医家
"温补重脉诊"的学术思想,往往凭脉辨证,据脉用药。方氏强调:"因历寒症
居多,皆凭脉用药",《方氏脉症正宗》卷二至卷四内、外、妇、儿各科病证医案
中运用温补者,无一不是凭脉而用药。

　　《方氏脉症正宗·药性述要》载:"附子,味辛、甘,性大热,温脏腑之陈
寒冷积,燥经络之痞块凝滞。益命门火旺,温肾宫泉冷。寒散即已,过服燥
阴。""肉桂,味辛、甘,大热,温中行气,扶脾胃寒冷;益火壮阳,济经络凝泣。
奔豚疝气,坚积痞块""吴茱萸,味辛,性热,温肝脏,阴寒腹痛;燥肠胃,滑泻疝
气""军姜,味辛,性大热,温中散寒,翻胃呕逆之功;开胃扶脾,消食去滞有验。
炮黑力减,因义相制"。《方氏脉症正宗·泄泻》一案中,患者"自秋得泄泻,至
冬深未止,日夜登厕,起止数十次,神衰食减,形弱步艰",方氏诊其脉"六脉数
而洪大",与症不符,此乃久泻肾伤,关门不利,气血阳气亏虚,机体代偿出现
了假性脉象,方氏以六味地黄汤加减治疗,"用六味地黄汤去泽泻,加车前、肉
蔻、诃子、五味子,少加附子三分,四剂而效,十剂而痊,接修丸料,体健如常",
方中附子起补火助阳,止泻固关之功。方氏治疗痹症不仅善用香附诸行气药,
好用附子、肉桂以温通经络,散寒止痛也是其一大特点。其言:"但得斯疾,亦
非一朝之患耳,缘其人干于风寒之邪,伏于脏腑筋骨之间,久久气血亏伤,经络
寒冷,命门火衰,肾水冰凝,不能温养乎骨节,乃足之胫肉先衰……斯疾也,亦
因下元不足,更遇风寒,经筋伤也。"治宜"理气活血,滋肾舒经,散寒缓调之

法"。如在改正小续命汤中,方氏用肉桂、附子以温寒;在改正大秦艽汤中,方氏去黄芩、石膏之凉,加肉桂、附子以暖脏腑;在改正独活寄生汤中,方氏言:"汤中用独活、寄生、杜仲、牛膝、人参、川芎、当归、熟地、防风、肉桂固宜",又加附子以助肉桂之力,"使脏腑筋骨更暖,则风寒之邪一见太阳之温暖则自溶化也"。

汪 绂

　　汪绂（1692—1759），初名烜，又名敬堂，字灿人，别号双池，又号重生，古徽州婺源（今属江西）人，清代杰出医学家、文学家、哲学家。汪绂是明代户部尚书汪应蛟四世孙，后因家道不举渐贫，其父汪士极至外出游不归，因母亲江氏贤淑且博通经史，授予《四书》《五经》，八岁即成诵；更明了五行生克以及脏腑之所属，实入医家首入之门。母卒后，汪绂流落于赣、闽等地，以画瓷度日，但却不曾辍读书，知医之入门而后言脉，治学严谨，灵活变通，四诊参互，以诊疾病；更宗经络补泻脏腑之理，清晰病所在之经，然以《黄帝内经》"苦欲补泻"等治之。后授学于福建浦城，曾名为东南名儒，学富五车，医学亦精，其在《医林纂要探源》指出："不患人不知书，患在多知书而究不知书；不患人不知医，患在多知医而究不知医。何则？"不论读书学医，须舍末求本、溯流知源，此乃汪绂传道授业、著书立说之精髓要义也。直至其六十八岁去世前三月，依旧于安徽休宁县蓝渡学馆中著书论学，精勤不倦，闲暇之时博览百家之作，于六经、阴阳、医卜、术数等，无不精心研究，著有《易经诠义》十五卷，《书经诠义》十三卷，《诗经诠义》十五卷，《春秋集传》十六卷，《礼记章句》十卷，《礼记或问》四卷，《参读礼志疑》二卷，《孝经章句或问》二卷，《乐经律吕通解》五卷，《乐经或问》三卷，《读阴符经》一卷，《读参同契》三卷，《读近思录》一卷，《读读书录》二卷，《儒先晤语》二卷，《山海经存》九卷，《理学逢源》十二卷，《诗韵析》六卷，《物诠》八卷，《六礼或问》六卷，《读困知记》二卷，《读问学录》一卷，《琴谱》一卷，《医林纂要探源》十卷，《药性》一卷，《戊笈谈兵》十卷，《六壬数论》二卷，《大风集》二卷，《九宫阳宅》二卷，《诗集》六卷，《文集》六卷录时文六百首。生平著述共两百余卷，于乾隆二十三年（1758）编撰而成《医林纂要探源》。江永曾赞汪绂言其"志高识远，脱然缰锁之外，殚心不朽之业藏名山"，为遗世独立、清高自醒之人。

　　汪绂对中药炮制有深入的研究，并多有独到的见解，所著《医林纂要探源》一书对炮制理论以及中药炮制对药性、归经、四气以及毒性等方面的影响，做了较为全面的叙述。《医林纂要探源》十卷，集诸家医书分类编撰而成。

现存最早的婺源和源单氏刻本,遗经堂藏版,十卷,另有行状、儒林传、墓表等,十六册,九行本,落款时间为清道光三十年庚戌。到光绪年余家鼎重刊时改为十行本,与九行本略有不同,书交予江苏书局刊刻于世,亦十卷,另有行状、儒林传、墓表等,十册。光绪本卷一为医源,共47条,阐述阴阳五行、脏腑部位功能、脉象;卷二至卷三分析药性680味;卷四至卷十选辑方剂630首,以张仲景、李杲方居多。全书资料比较丰富,条理清晰。

在几千年的生产实践中,我国人民积累了丰富的炮制经验,形成了独特的炮制技术及理论知识。本节基于《医林纂要探源》中部分精粹内容,以中药炮制药性理论为基础,深入浅出地整理归纳总结了汪绂对于中药炮制的丰富临床经验以及相关本草知识理论。中药炮制及相关理论是中医药学的重要组成部分,它们对于保障中药质量和临床用药安全有效具有至关重要的作用。在保持传统中药炮制特色的基础上,汪绂通过不断推进创新炮制,药物的药性、功效和安全等方面均得到调整和提升,更好地满足了临床实践时治疗的需求。同时,炮制技术也是中医药文化传承和发展的重要载体,通过学习和实践汪绂中药炮制理论和方法,深入研究和应用可以更好地弘扬中医药文化,对于推动中医药事业的创新与发展具有重要意义。

一、五部分炮,补泻脏腑

中药炮制是中医方药的关键环节,主要依靠适当的炮制手段调整中药药性、方剂功效,使有限的药物适应多种新型多变疾病的需要。而汪绂认为,古自汉代《神农本草经》始,即有"五石脂各随五色补五脏"之言,至金元时期著名医家张元素撰写《珍珠囊》一书,对于各个中药几乎都讨论其之归经,认为药物性味而使其归经,以显疗效,以至于凡药,众人皆言"入某经某经"。但汪绂认为,药不可皆言以归经,而当言"补某脏,泻某脏"尔。因为药物归经之本,为补泻脏腑之气,先有归属脏腑,后乃入其经。正如汪绂《医林纂要探源》自序中言:"要于其所以能入某脏某腑,所以专行某经之故,则每为详道之,使人知所以用也。"然必先明于药性,而后及方剂,辑古人方者,示人以用药之权衡,制方之规矩。故汪绂先予肾部,继以肝部、心部、脾部、肺部,此皆为众家内伤杂病之方,并配以独属脏腑的炮制之法,治内以调元。

肾部,宜食苦以坚之,辛润咸泻。肾欲坚,以苦补之,同时肾苦燥,宜食辛以润之,汪绂常利用酒之辛热行散,在缓和苦品之性的同时,不伤脾胃,亦可使其寒而不滞,更好地发挥药效,故肾部炮制多用酒制。如汉代张仲景《金匮要略》之肾气丸,干地黄本甘、苦、寒之性味,寒气、苦味稍弱,色青黑沉入肾,为"补肾家之要药,益阴血之上品"。干地黄得酒制后,辛热之酒已去寒气,使干地黄苦而不燥,辛且滋润,补益真阴,为肾家君药。青色入肝,而肾又肝血之母,甘以缓肝,则血得所藏而不安矣。同时,以咸泻之,汪绂以盐水拌、盐水炒等炮制方法,以盐水之咸融入药物之中,得其咸,入肾而泻。如朱震亨之知柏八味丸中,将黄柏、知母经盐水炙后,以盐味咸、软坚散结的特点,使黄柏坚肾安肾水、知母下行引药入肾,大补阴液以滋真阴、收涩虚火以降相火,亦可补肝木之气。

肝部,宜食辛以散之,甘缓酸泻。肝欲散,辛补肝行,食甘以缓之肝苦急,汪绂则以酒洗、酒润、酒炒等法,酒味甘、辛,以辛助行,气味芳香,补肝升散,用清炒法改其药性,酒制亦可助甘,增其甘而缓肝之急。如宋代《太平惠民和剂局方》之四物汤中,酒洗当归,补肝缓肝,使血得所藏,肝得血之归,而不枯槁,以辛滋润肾命,为补肝之本。并酒润生地黄,缓其大寒之性,色青入肝、甘缓滋润,二者协同一升一降,使血归而静藏。同时,以酸泻肝,汪绂创以吴茱萸同炒的固体辅料炒法,以其性补肝,引药入肝,亦可制药之寒。如明代赵献可之加味逍遥散中,黄连以吴茱萸同炒,稍加水润之,炒干去吴茱萸。辛热之吴茱萸,辛开肝郁,削黄连之寒的同时助以入肝,泻肝火而不凉遏,不损脾胃,以左金丸之变法,伐肝泻其相火。此外,汪绂对于钱仲阳"肝无补法"之言提出,宋代钱乙是认为甘温滋敛并不是肝之补法,并非肝无补法,肝实以辛为补。

心部,宜食咸以软之,酸收苦泻。心欲软,以咸补之,心苦散,宜食酸收,汪绂以炙、研之炮制方法,增强收涩之效,便于粉碎,同时使有效成分易于溶出。如唐代孙思邈《备急千金要方》之孔圣枕中丹中,龟板得阴气之全,酥炙甘咸,咸以软坚补心;炙龙骨咸涩,咸以软心,而涩与酸同,以涩收之止,龙为鳞虫之灵而属于木,肝为心之母,骨则为潜心于渊,补心安神,为心脏之主药,有开广神智之功,亦研成末,使更多的中药有效成分溶入丸中,长其药性。同时,以苦泻之,汪绂以清炒之法,缓和药性,降低副作用。如终南僧之补心丹中,炒制酸枣仁、柏子仁,酸枣仁甘酸,炒用性平,甘多而补心脾,肝为心之母,甘亦养阴缓肝,为补心必用之品;柏子仁炒而去油,则辛减而甘咸增,补养心神、润燥益血,去瘀血生新,二者为补心主药。皆以炒法而调整中药之性味,改变中药的作用趋向,而达成重以补心之效。此外,汪绂不遗《黄帝内经》"咸以补心"之言,不以愚者妄言而以咸泻心,尊古而明理,实为后辈之幸。

脾部,宜食甘以缓之,苦泻并燥。脾欲缓,虚则补之,脾苦湿,宜食苦以燥之,汪绂以蜜炙或炙、土炒之炮法,增强健脾燥湿、补脾益气之功,同时脾胃乃后天之本,补脾可兼补五脏,故其最重脾胃而补泻之。苦可泻脾,亦可燥湿健脾,呈双向调节作用,但不可太过防止伤脾。如金元时期李杲之补中益气汤中,黄芪经蜜炙后甘温而偏润,长于益气补脾、固表止汗;甘草炙后,性平而甘温,以其甘温之性泻心之虚火,同时以甘缓脾,血生心得养,虚火灭也。乃以甘温之药补中益气治其本,绝阴火酿生之源。白术甘温补脾,苦燥湿健脾,更以土炒,借之土气助脾力,炒不宜焦,色黄为度。如汉代张仲景之理中丸,陈壁土炒白术,为脾家君药,炙甘草以甘缓补土。丸中,汪绂将蜜丸改为捣山药为糊丸,以山药中守益脾胃,味甘淡而兼补五脏。

肺部,宜食酸以收之,甘淡酸涩皆可补益,苦辛泻肺。肺欲收,虚则补之,甘淡补土生金,酸涩同而敛肺气,肺苦气上逆,宜食苦辛以泄邪,汪绂多以炒、蜜炙之法,以酸涩收肺气、甘补脾生肺。如补肺汤中,性温,五味皆备之五味子,炒制后酸多,收敛之意更甚,干吐白霜,补气入肺,虽只一钱,但其效甚佳。枇杷叶去毛净,蜜炙,以其叶在上而轻,酸助五味子以补敛肺,苦以泻肺之邪气,炙后增甘之性味以润肺,为清肺金之良药。亦如,赵蕺庵之百合固金汤中,白芍药炒,酸苦之性如枇杷叶,敛阴入肺,泻血热而去上行妄血。他医不明"肺主气",只知人参、黄芪为补气之品,而视五味子、白芍药、枇杷叶等为险药。汪绂宗《内经》而明其理,若肺不敛气,何以生气。故酸涩之敛肺,实为重也。此外,汪绂方中更加蜜炙黄芪,补脾胃之气而上输于肺,使之主气而实,明五行之义,健脾补肺。

二、本草学分类法

中药炮制源于中药的发现以及应用,是由中医、中药学者在长期的临床观察实践中共同搜寻、归纳总结而成的,并选用一定的本草学分类方法加以规范。汪绂宗宋代《太平惠民和剂局方》依据药物来源属性之金、石、草、木、水、火、果类等分类,把炮制分述于各药之后之理,其炮制依据明代缪希雍《炮炙大法》之法,依据药物来源之属性分为谷部、蔬部、果部、草部、木部、火部、土部、金石部、水部、鳞部、羽部、毛部、介部、人部,施以炮制,并附有补遗篇,补齐不足,常于中药性味、功效后附有其炮制方法及目的与成效。其中药炮制分类方法属于本草学的范畴,依据药物来源分别炮制,通过改五味、平六淫、知性味、入之脏、参形色等方面,医以食谷为助,先论谷、蔬,然多以火制草、木,后达诸篇,比之明代炮制著作更为详细,增添门类、补充炮制方法,如《医林纂要探源·谷部》则有淡豉以"水浸黑豆一宿,蒸熟,青蒿腌之,俟生黄霉,晒干簸净,再拌水湿,收瓮中筑实,覆以桑叶,封固晒七日,取出曝干,又水拌入瓮,凡七次,再取蒸黑透心,藏用"之法,亦有郁李仁"子如李,大若樱珠,小者仅如豆,取核中仁,去皮尖,蜜浸,研用"之净制、切制合用之炮等。

此外,汪绂之中药炮制意义甚笃,它为中药材的分类和整理提供了更加科学和系统的方法,促进了中药材的现代化和规范化,有助于保障中药材的安全性和有效性。通过中药炮制,药物的药性、功效和安全性可以得到调整和提升,从而更好地满足临床治疗的需求。汪绂强调炮制能降低药物的毒性,提高药物效果,保证用药安全。同时,汪绂的本草学分类法对于中药材的分类和整理具有重要的意义。通过科学的分类方法,中药材可以被更加准确地归类和整理,方便了中药材的管理和使用。这对于中药材的生产、流通和使用都具有重要的意义。汪绂的本草学分类法也促进了中药材的现代化和规范化。通过学习和研究汪绂的本草学分类法,人们也可以更好地了解中药材的历史、特点和用途,加深对中医药文化的认识和理解。上有雷公炮制十七法、中存陈嘉谟《本草蒙筌》之三类分类法等等中药炮制分类方法,后世本草学分类法则在汪绂等炮制分类基础上进一步细化,如现代的全国中药炮制规范及各省市制定的炮制规范,大多以药用部位的来源进行分类,即:根基根茎类、果实类、种子类、全草类、叶类等类,于各种不同药物项之下再分述各种炮制方法。此分类方法虽便于查阅具体的药物,但是无法体现出炮制工艺的整体性与系统性,仍存其局限性,可进一步精进。

三、炮制调性味

中医对于药性的认识与使用,是通过其性味(四气五味)、升降沉浮等归纳总结而成。在长期的应用实践中,汪绂逐步了解炮制可以改变药物的性味,并将四气五味依据中医理论体系,融入实践经验进行系统的整理,指出性、味为不可分割的整体,是每味药物所固有的,而且各有所偏盛。不同的性和味相互配合,即造就了各种药物之间的差异,在反映药物共性的同时,亦可展现各种中药之间的独特个性。汪绂常通过炮制来调整或更改药性,从而达到改变中药治疗、消除药物的不良反应以及增强方剂整体疗效等目的,下面将选取几个角度进行具体阐述。

"相反为制"出自清代医家徐大椿《医学源流论》,汪绂继而承之,依据相反为制等中药传统的制药原则,在炮制时利用某种辅料或通过某些方法等将药物的某种作用进行削减,使其趋向平和,以减弱药物之烈性,从而达到趋利避害、适应临床配伍需求的目的,免于因药而出现损伤正气不利病愈的现象。可根据药物之间七情、药性、趋势、功能的相互矛盾对立性质炮制药物分为四种,但汪绂书籍中仅记载了药性相反为制、趋势相反为制以及功能相反为制三种。

首先,利用寒热温凉四性的相互对立、相互制约进行炮制。通过运用以热制寒,或以寒制热之法,来缓和药物的偏性,改变药性。如《医林纂要探源》中,汪绂认为黄连生于"阴险之地,禀至阴之性",其苦、大寒,主泻心经实火,治心痛痞膈,止盗汗自汗,及解百热毒,为治府君药。而以吴茱萸炒黄连,抑制黄连的苦寒之性,使黄连寒而不滞,以清气分湿热,散肝胆郁火为主,扩大了黄连的使用范围。似于金元时期刘完素的诃子散中,汪绂将黄连用茱萸炒过,以苦降火而厚肠,同时引肺气下行,防止肝脏过于疏泄。亦如辛热酒拌蒸从生地黄变为熟地黄,药性由寒转温,质地浓厚,主补阴血,可借酒力行散,具有行药势、通血脉之效,此皆为以热制寒之法。辛、苦、温之天南星,可润肾补肝,并兼行血,祛风补肝行湿,以苦寒之胆制天南星,为胆南星,治之风痰、金疮,降低毒性,缓和燥烈之性,药性从温转凉、由辛转苦,其药效由温化寒痰至清化热痰。此外,须要知晓的是,汪绂在炮制胆南星时,胆以“黑牛胆”为良。而胡人呼为“婆固脂”,而俗讹为“破故纸”的补骨脂,本归肾、脾经,以盐水拌匀、闷润并炒制后,引药入肾,增强温肾助阳的作用,可大补命火,温暖丹田,强壮元阳,缩小便,亦可治疗小儿遗尿,或是膀胱病。

其次,药物的作用趋势主要表现在升降浮沉等诸方面,其是药物作用部位和功能的综合体现。升浮与沉降是相互对立,相互制约的两方面。在炮制中可以利用升浮与沉降的对立制约来改变药物原有的作用部位和功能,产生新的治疗效应。大黄本直降下行,泻下峻烈,但经酒制,引药上行,其沉降之性缓,正如清代医家唐宗海《本草问答》所云:“大黄直走下焦,用酒炒至黑色,则质轻味淡,能上清头目,不速下也。”知母有“清热泻火,生津润燥”之功能,主治外感热病,高热烦渴,凡为阴亏之甚,或相火无制,皆可治之。但其苦伤脾胃、寒伤机阳,酒制主上行头面,同时以黄酒热性缓和其性,在知母发挥药效的同时亦可降低其“气味”所带来的苦寒之性。类明代李时珍《本草纲目》所云:“升者引之以咸寒,则沉而直达下焦;沉者引之以酒,则浮而上至巅顶。”

最后,功能相反为制,即利用药物的有毒与解毒、补与泻、温与清、滑利与收涩等功能的相互矛盾对立进行炮制。汪绂常借其相互制约,以其有解毒功能的药物来炮制有毒的药物,达到解毒目的。以性甘平,有解百毒之称的甘草,炮制远志,则缓和燥性,消除麻痹感觉,防止刺喉,主以安神益智;炮制川乌降低毒性,可供内服,主风寒湿痹,关节疼痛及麻醉止痛等。若以上行升达于肺,辛温之生姜,姜制半夏,增强降逆止呕的作用,主以温中化痰、降逆止呕,汪绂认为:“凡命火之药,皆不能无毒,用姜汁制之,或用白矾制,则失其性矣。”解其毒而失一性。然制附子则以盐与姜汁合煮或用童便浸七日,首杀其毒,次则从容下行,引使下行归于肾命,固命火于寒水之中,逐淫邪于沉疴之地。

汪绂远崇《神农本草经》相须、相使配伍之义,近运用“从制法”,即“相资为制”,使用两种或两种以上药性相似的辅料或中药共同炮制,将相须之理灵活变通,以互相资助,使药性之不足进一步增强,达到成效快、药力强之效果,满足方剂对药物药力的要求。当苦寒之品不足以抗击热邪，或温热之品不能对抗寒邪之时，汪绂在其药物的炮制中常用以寒药制寒药，即为"寒者益寒"；以热药制热药，即为"热者益热"。

如元代朱震亨的知柏八味丸，即为六味丸加盐水拌之黄柏与盐水拌之知母各二两。黄柏味苦微辛，苦坚肾水，辛润脾燥；而知母味辛苦寒，上清肺金，下生肾水；二者皆气味厚而下沉，且苦而有辛，可降泄固闭之中盐性味咸寒，软坚散结、清热泻火，以盐水制之强黄柏滋真阴，行其邪湿于膀胱之腑，保真精而生始木，补肝木之气，泄肺金以生肾水，同使引药下行、入肾，敛阳于命门之中，气纳于至静之渊，从其类而伏之，以知、柏靖龙雷之火，使不至于妄行，亦战乾劳坎之道，以魄拘魂之意。以寒益寒，更得其效而应方剂之用。亦有如燥脾泻心，行积湿之脾家主药厚朴，性苦、辛、温，行水破瘀，和中州，以归肺、脾、胃经之姜汁炙制，增强其辛温之性，土化不行则气血不滋，下焦生气郁而不通，气不通则水之人者不行，而积而成湿，而辛以和胃行气，降欲上之逆气，破未行之宿血，消食化痰，助命火暖脾土，益厚朴之宽中和胃、降逆止呕之效，以热助热，炙后姜厚朴也可以治疗腹中冷痛以及霍乱，达到除满闷，和其湿润之气，使脾土不失之过缓也。

同一种类、同一来源、同一部位的中药，经过炮制后，可转变为不同的中药饮片，从而改变其药性。这种变化有助于拓展药物的治疗领域，扩大方剂的应用范围，使之适用于各种病症。

如苦、甘、涩，温之何首乌，藤蔓坚韧，叶如犁尖，以其苦泄性平兼发散，具有解毒、消痈、润肠通便之功效。而汪绂创方之何首乌汤中，经黑豆炮制何首乌后，得到味转甘厚而性转温之制何首乌，苦可平热，甘能补正，涩能敛阴，因其根藤皆蔓引坚劲，好穿石砌，而深入地下，故善行下部，以补水和筋，固精髓，坚筋骨，养血充髓，保合阳气，归于阴静。与地黄之用，大相类似，用其治疟，则可遂秋冬清肃之治，而清平暑湿留滞之余邪，使正气敛固，而荣卫不伤，则虽有外入之阴寒，亦可无所争而自散，实治久疟之良药也。汪绂言何首乌汤为治疗阴疟之良方，云："愚制此方以治久疟，每十愈八九。"此为汉代《神农本草经》之未言，而前人也未尝及，当时医家大多也只知道生何首乌润肠通便之功效，但以何首乌治疗疟疾之理，众人实不知晓。其实为不明炮制之理法，以及其对于药物的影响作用，而今之医者也不可一叶障目，应通过别法而炮制以求众人不明之义。此外值得注意的是，汪绂将何首乌分为赤、白，认为赤、白皆可用，而白者入气分，赤者入血分，但今明赤首乌为何首乌，而白首乌与何首乌为不同药物，此为当时之误也。而制何首乌温而不寒，亦有乌须发，祛风的功效。

四、附子生熟制三效

附子味辛、甘,性大热,归心、脾、肾经,为回阳救逆第一要药。首载于汉代《神农本草经》中,列于下品,主风寒咳逆邪气,温中,寒湿,拘挛膝痛,不能行步,破癥坚积聚血瘕,金疮等,具有回阳救逆、补火助阳、散寒止痛的功效,上能助心阳而通心脉,中能温脾阳以健运,下能补肾阳而益火,既可治疗亡阳证,又善治心、脾、肾阳虚诸证,同时性温燥走窜,亦为散阴寒、祛风湿、止疼痛之佳品。汪绂以附乌头生而圆好端正之物,称为附子,以四川彰明、赤水者为最佳,以皮黑、体圆、脐平、下尖八角、重一两外者为良。汉代医圣张仲景为善用、倡用、多用附子第一人,《伤寒论》所载 113 方,含附子者即占 34 条,在太阳、阳明、少阴、厥阴等病篇中均有涉论。仲景将附子分为生、炮两种,以生附子回阳救逆,用炮附子散寒扶阳、温经除湿。而汪绂认为附子辛、甘,可补命门之火,又因肝宜食辛以补之,辛热犹可润肾,故其左旋以生肝木。其后行于督脉,通行十二经,汪绂将其以生用、熟用、制用三种方法进行炮制,三者主治皆不相同。

附子为乌头之根,历寒冬而出,其性坚韧、力深厚,净制后生用,可走表,开腠理,通关窍,逐寒风,清湿之邪。用以治疗卒中风寒,痰厥暴卒,用之涌吐,及大寒在表,关窍不开等证,皆可用生附子以开之。如张仲景之四逆汤中,附子生用,大辛、大热,为少阴、厥阴去寒之专药,补命门之火。少阴肾与命门并居,而厥阴肝为相火所行,命门之元阳盛,迅达内外以温阳逐寒,则阴寒自消。

熟用则内守而行里,汪绂以"水浸裹面煨之,发拆后切片,炒黄退冷用"之法炮制附子,使其内守专于补,回阳救逆,滋已燥之血。首以回其欲尽之阳,命火得以延续,并温脾胃以滋生气血,肝木得所升发而发挥疏泄、畅达气机之效,然三焦得其养而利决渎以通调水道,交通心肾以济水火,调达上下。如张仲景之真武汤中,汪绂认为附子:"熟用则能守而引妄火以归元",润命门、暖脾肾、大攻沉寒、行积水,以胜寒淫。

汪绂认为附子制用主滋本,固命火于寒水之中,逐淫邪于沉痼之地,"童便制"为其炮制之法,以童便浸附子七日,或加盐及姜汁合和煮熟。其制法一可解杀附子大毒之性,二可引使下行归肾命。附子存辛热之急,制用则从容下行,滋化命源,如张仲景之肾气丸中,辛以润肾,直达命门,用补先天之火,即"温养子珠"。同时,汪绂亦指出"凡风、寒、湿、燥之邪,沉痼积聚于脾胃、大小肠、膀胱及血分,及积而成痹痿、瘕疝、冷痢、寒泻在下焦者",制附子皆可统治。此外,若用附子之尖,则直达尤速,取象比类,其所指尖下向根,不可误其为上行之品。

附子生用外行,熟用内行,制用增效,皆能直达病所。其有大毒,甘草、童便、黄连、犀角、绿豆、黑豆皆可解。正如清代张德裕《本草正义》云:"其性善走,故为通行十二经纯阳之要药,外则达皮毛而除表寒,里则达下元而温痼冷,彻内彻外,凡三焦经络,诸脏诸腑,果有真寒,无不可治。"

五、半夏药效拾遗

半夏为药,历史悠久,始见于《礼记·月令》"五月半夏生,盖当夏之半",因仲夏可采集其块茎,故名"半夏",于《五十二病方》《神农本草经》《黄帝内经》之中均有记载。其辛,温,归脾、胃、肺经,具有燥湿化痰,降逆止呕,消痞散结之功效,众家多认为其为燥湿化痰、温化寒痰之要药,尤善治脏腑之湿痰,亦为止呕要药。而汪绂则在药性中说明半夏尚有其他功效:润肾补肺、健脾和胃和开阖阴阳、通利关节。

半夏辛、温,汪绂认为辛可润肾水而复命门之火,然肾为肝之母,则和肝木生化诸脏以内孕生机;同时命门之火不妄动,则热烘于胃,脾胃得温以生气血而滋养全身;又因脾健湿去,湿痰之邪无可留,故主治一切痰症。其辛行而体滑,取象比类,亦可治一切郁滞、痞隔,故将半夏列为开郁化痰之专药。汪绂亦言:"其色白,宜亦入肺而非肺家药者,根独结于下而不分瓣,是阳气之钟命门也。命门,黑中之白也。叶数三,是少阳之行肝木也。三,少阳之数也。"为后世留下了思考与探讨的空间。

在半夏的功效中,汪绂重点强调交通阴阳、通利关节之效。其实,在《黄帝内经》中已有依据半夏可通阴阳之扦格的作用,治疗失眠。正如《灵枢·大惑论》曰:"黄帝曰:病而不得卧者,何气使然? 岐伯曰:卫气不得入于阴,常留于阳。留于阳则阳气满,阳气满则阳跷盛,不得入于阴则阴气虚,故目不瞑矣。"失眠即不寐,若卫气夜不入阴分,而留于阳分,则阳跷脉偏旺盛,最终形成阴气虚,不能敛阳而无法安睡。入寐则魂气栖于脾,不得入,或不能入,皆可导致虚烦不眠矣。少阳胆经脉,其循行出入在阳明、太阴之间,半夏实主少阳胆经。不得入者,半夏之辛滑能行而通之;不能入者,半夏之辛温能补而助之,故《黄帝内经》用半夏粥以治不眠,使阳得入于阴而安舍也,半夏通之阴阳,亦以行湿。而汪绂尊《黄帝内经》,同时补充认为,半夏"自冬至而苗上萌,至三阳而出土,自夏至而根下结,至三阴而苗枯",因其根生于夏至而成于冬至,顺应天时,待阳方上尽,而遂能下复,是以能保命门之阳,生水中之火,故可开阖阴阳。如张仲景之大柴胡汤中运用半夏,阴生则敛阳于下,阳生则达阳于上。其生在夏至,则当火暑、土湿之间,而阳已复于根,故在胃腑,则能止呕而去湿,顺气行痰也。半夏所以燮理阴阳,使少阳得以出入自如而不郁,阳明得以转输阳气而不逆。而且,汪绂认为半夏经姜制后得滑性,其辛滑可通利关节,同时亦有治疗咽痛之功效。如汉代张仲景《金匮要略》之麦门冬汤,以半夏辛滑行气、通利升降之道,使气之升降、呼吸得以流通而无所滞逆。故仲景治咽痛,往往用之。而今人只知其为行痰,却不知所谓,汪绂解释,半夏是因辛能行气,滑通关节,故可除痰,而非燥之谓。清代医家喻昌赞此方,谓其"于大补中气,大生津液队中,增入半夏之辛温一味,以利咽下气,非半夏之功,实善用半夏之功,擅古今未有之奇矣"。此固未及窥古人立方之蕴,而或谓半夏能润能燥,以行水故燥,以味辛故润,是亦俗见未除。夫惟味辛故能行水,岂其能润故能燥欤。

此外,魏晋时期吴普《吴普本草》中云"二月始生叶",宋代苏颂等编撰《本草图经》亦谓:"二月生苗一茎,顶端出三叶。"故明农历二月,半夏已生,而西汉《礼记·月令》却言:"仲夏之月……半夏生。"其中"仲夏之月"为农历五月,不亦误乎? 其实不然,农历五月实为半夏生长旺盛的时期,同时也是花期,花之形状为佛焰苞。在中国黄河以南,半夏通常在农历二三月上旬出苗,五月中下旬至六月上旬,气温超过30℃时,就会出现"倒苗",待七八月份气候稍转凉时,重新出苗生长。因此,半夏的名称应当解释为:五六月半夏产新,盖当夏之半,故名。

许豫和

许豫和,字宣治,号橡村,世称橡村先生,生于清代雍正二年(1724年),卒于嘉庆十年(1805年),新安著名医家。许豫和系古徽州府歙县(今属安徽省黄山市)许村人,世居邑城,与同时代新安名医汪廷元(字瓒和,号赤厓)有渭阳之亲。因幼时善病,许豫和少年时遂致力于医道,跟从当时新安名医程嘉豫(字天佑)习医,及长游历姑苏而复从尤松年学习针灸,后又受业黄席友、方博九等人。许豫和潜心医术数十年,遍考诸家,精于审证,详推方药,诊病投剂,应手辄效,且尤擅长幼科,就诊者履满户外,名震郡邑。先生诊病之暇又擅于著书立说,正如其在《怡堂散记》上卷序目中所言之:"老医临症数十年,终日应酬不暇,得心应手之处,思欲记之,有时研砚而客至,有时执笔而饭熟,于是失者十之七。心之所向,欲舍不能,随时记忆,存于腹稿,大概不在途中则在枕上,此诊治之散记也。"除《怡堂散记》二卷外,许氏另撰有《重订幼科痘疹金镜录》一卷(又名《金镜录注释》,为明代翁仲仁所作,许豫和为其注释)、《橡村痘诀》二卷《痘诀余义》一卷《橡村治验》一卷《小儿诸热辨》一卷《散记续编》一卷,收于《许氏幼科七种》中。

《怡堂散记》为医话著作,所载内容包括许豫和的读书心得及诊余杂记,上卷为医案医话,下卷评论各家之说,倡导不可"执守一方",及至方论本草,详述其理。《橡村痘诀》共载医论39则,后附治案,为许氏治疗痘疹的经验记录。《痘诀余义》为《橡村痘诀》之续篇,是为补充《橡村痘诀》而作。书中"痘症多心脾热,麻多肺热"之论,切合临床实际,甚为精辟。《橡村治验》记载了许氏治疗儿科疑难病案55则,是许氏临床治疗代表性的验案记录,集中体现其辨证用药的特色。《小儿诸热辨》较为全面地体现了许氏对小儿热病的诊治特色,许氏治疗热证首重存阴,治疗惊风不专金石,危急重症内外并施,制方遣药精简轻锐。《散记续编》为《怡堂散记》之续编,共21论,既有对中医理论的阐发,亦有对于临床用药证治的思考,对于中医理论研究和临床指导均有启悟。

许豫和虽无炮制理论的相关专著,但从其所遗之医论中不难窥见其对药物炮制方法及运用的种种巧思。许豫和作为著名的儿科医生,其制药用药法无不体现着对脾胃的重视,如在运用钱乙的益黄散时,多将药物进行炮制,以达到更好地顾护脾胃的功效,同时对小儿脾胃虚弱而易致积证的临床特点有着深入的研究,另外,许氏在临床中更是尤为推崇李杲处方用药法。许豫和对古法炮制有着一定的继承,《怡堂散记》中即探讨了天南星、附子的炮制减毒方法以及不同辅料炒制黄连和地黄、何首乌等滋补类药物经过多次蒸晒后均能提高疗效的药物特性。另外,若论许豫和对药物炮制的深刻见解,当属其对九制胆南星、九制大黄、炮姜等药物错误炮制的辨误,其立足于药物本身,重视药物性味,因此反对过度炮制,主张药物天然的特性。此外,许豫和在书中对外用药的炮制、剂型的运用以及不同地黄炮制品的阐述均是颇具特色,尤其是对于外用药治疗一般小儿急症时的记载,强调了取材与应用的简便妙验。

本节主要整理总结许豫和《小儿诸热辨》(以下简称为《热辨》)《怡堂散记》《散记续编》三本医书中关于中药炮制学的相关内容,分别从"制药尤重脾胃""炮制重视减毒增效""炮制药品,辨误有三""外用药炮制,简便妙验""剂型多种须有识,丸剂尤擅治惊风""地黄炮制品之用"等六个方面阐述许豫和中炮制及相关理论。

一、制药尤重脾胃

许豫和是清代新安地区著名医家,在儿科诊疗方面贡献突出,其著作《热辨》在小儿热病、惊风等方面提出了诸多创见性的理论。除此之外,许氏著作中对于药物炮制理论亦有相关发挥,其中尤其重视脾胃。

小儿五脏六腑,成而未全,全而未壮,脏腑气弱,且脾常不足,如明代万全《育婴家秘》中所云:"儿之初生,所饮食者乳耳,水谷未入,脾未用事,其气尚弱,故曰不足。"由于小儿脾气未充,消化力弱,而生长发育又非常迅速,对水谷营养的需求较大,脾气就相对不足,因此生理上易"脾常不足"。许豫和作为著名的儿科医生,因此著作中重视脾胃的观点不在少数,在药物炮制理论方面亦有所体现。

长夏暑湿当令,脾土受伤,若再暴感时行之气,则多有发热吐泻之病。许豫和治疗小儿夏月吐泻,认为疾病初起表里俱病,但未伤及正气,当用黄连香薷饮;疾病后期,经吐泻后胃气暴伤,则治疗当以扶正为主,予六君子汤加减;若泻而不吐,是为无热症,六君子汤不能奏效者,可更用钱氏益黄散。

《怡堂散记》中记载加减钱氏益黄散:"青皮(醋拌炒)三钱、白术(土炒)五钱、木香(面裹煨)三钱、诃子肉(同左)四钱、炙甘草三钱。"醋制青皮,可缓和其辛燥之性,同时可增强该药物行气止痛之功;土炒白术,可增强白术健脾止泻之功,明代新安医家陈嘉谟《本草蒙筌》中则论述土炒白术"扶助益胃""专止注泻",现代药理学研究中亦有证明,相比于生白术和清炒白术,土炒白术在改善脾虚腹泻小鼠稀便率、抑制脾虚腹泻小鼠胃排空等方面效果更佳,提示白术土炒后健脾止泻作用明显增强;煨木香,亦可增强木香止泻之功,明代医书《本草发挥》《本草蒙筌》《本草通玄》《本草乘雅半偈》中均有记载煨木香有"实大肠"之功,其中明代李中梓《本草通玄》则已有"若欲实大肠,须以面裹煨熟用"的木香面煨的炮制方法。

　　小儿脾胃虚弱,因此易致积证,许豫和对此亦有相关药物炮制理论。食积,许氏主张"有形之积,以有形消之",因此丸散类药物优于汤剂。再如消食之药,山楂能化肉食,需要炒焦碎用;炒红曲加于消食药中,可治肉食与生冷相杂,滞于胃脘之症;稻草灰作汤服下用于牛、羊肉积。疳积,或脾疳或肝疳,许氏每用"蚵皮散"配合煎剂治疗。蚵皮散,是用鸡肫皮、五谷虫、虾蟆三味等分,酒洗炙黄为末。考《热辨》中蚵皮散的来源,大率出自北宋钱乙《小儿药证直诀》中的蚵蚾散,用于治疗小儿疳积。而其中蚵蚾,则是一种蟾蜍类的动物名,明代刘基《郁离子·蟾蜍》一书中即有记载曰:"蟾蜍游于泱瀼之泽,蚵蚾以其族见,喜其类己也,欲与俱入月。"对应了许豫和蚵皮散中虾蟆一味药。

　　除上述所言之外,许豫和在著作中无不表露着对于脾胃重视,且对李杲极为推崇,言:"东垣方……无不中理。"书中对于炒黄连、麸炒枳实等药物均有健脾之功效的表述。许氏所论最精妙者当属以黄土用药,认为"土为万物之母……脾之用也。用时宜旋取纯黄色,含生气者为上"。并由此创方"黄土稻花汤":黄土一两、稻花勒取一合、人参五分、乌梅肉五分、广陈皮四分、半夏姜汁拌五分、茯苓七分、甘草二分,新汲水搅黄土澄清煎药,汤熟入稻花再煎数沸,温服。用于治疗小儿吐泻,渐作慢惊之证。《散记续编·医品》中有言:"圣人制药以救偏。"说明了炮制在于药物运用中的重要性。《怡堂散记》亦载有炮制方法对于药物功效发挥的重要性:"药之炮炙有二:脾胃药谷芽、神曲、芪、术、甘草之类,宜炙者,脾喜燥,火生土,借火力而为用也;芩、连、知、柏,有宜酒炒者,制其苦寒之过,借酒力而达表也。"脾胃药的炮制方法彰显了炒制用药在脾胃治疗中的关键地位。

二、炮制重视减毒增效

　　许豫和书中探讨了天南星、附子等药物的炮制减毒方法。其中,对制附子的记载为:"拣大者小便中浸三日,洗净晾干,面裹煨,令发坼,乘热切片,磁瓶收好用。"关于附子的炮制方法,最早可见于汉代张仲景《金匮要略》中提出的"蜜制"乌头,经后世不断发挥探索,至清代形成了较为成熟的附子炮制工艺。许氏书中记载的附子炮制方法,即综合了历代炮制方法而形成的。首先,"拣大者小便中浸"的方法形成于金元时期,朱震亨即有云:"凡乌附、天雄,须用童子小便浸透煮过,以杀其毒,并助下行之力;入盐少许尤好;或用小便浸二七日。"认为尿制附子能减附子之毒,并有能引药下行之功;"面裹煨"的方法则能使附子受热均匀,从而更易于控制其炮制程度,如明末清初新安医家汪昂《本草备要》中即有记载:"水浸面裹煨……乘热切片炒黄,去火毒用。""令发坼"表示附子炮制程度,南朝齐梁时期陶弘景《本草经集注》中即有指出附子炮制"煻灰火炮炙,令微坼",明代李时珍《本草纲目》中亦有相关记载:"炮令发坼……乘热切片再炒",并认为炮后再炒的方法能更能有效地降低附子的毒性。

炮制对于药物功效的发挥具有极其重要的作用,适宜的炮制方法可显著提升药物功效。如《怡堂散记》中记载有黄连不同炮制方法能产生不同的功效侧重,其在暑月吐泻中有言:"壮热烦渴,吐泻初作,黄连生用。吐甚者姜汁炒,泻甚陈土炒,皆有分辨。"再如邪热在上之疾,如需用大黄泻热之功,可用酒制大黄,"东垣谓其下行最速。若邪热在上,非酒不至,必用酒浸,引至至高之分,驱热而下,如物在高攀,必射以取之也。"又如地黄、首乌等滋补良药,便"宜于蒸晒""愈蒸则其液愈透",滋补之力愈纯;荆芥、蒲黄之品,经过炒黑则有止血之功。

三、炮制药品,辨误有三

许豫和在《热辨》《怡堂散记》《散记续编》中对三种药物炮制品提出了自身的质疑,分别为九制胆南星、九制大黄、炮姜。其所论虽难免有偏颇之处,但均是表达了对药物本身性味与功效的重视。炮制具有减毒、增效等诸多积极作用,对于药物来说,既是"雪中之炭",又是"锦上添花",但如果过度的炮制使药物失去了自然的性味,或忤逆了药物本身的特色,那药物功效则无从谈起。

(一)"药之本性,气味为主"——九制胆南星之辨误

胆南星,又名胆星,为制天南星的细粉与牛、羊或猪胆汁经加工而成,或为生天南星细粉与牛、羊或猪胆汁经发酵加工而成。古书中对于胆南星的记载始于宋代,钱乙《小儿药证直诀》中曰:"腊月酿牛胆中阴干百日",与之同时期的《圣济总录》中载有"黄牛胆内浸三宿焙""牛胆煮一伏时暴干"。前者是将天南星酿牛胆中长时间阴干法,后者是将天南星浸牛胆中煮后曝干法,

虽制备时长和干燥方式不同，但两者均有天南星粉末在牛胆中"酿"或"浸"制较长时间的记述，可视为后世发酵制胆南星法的发源。同在宋代，《太平惠民和剂局方》中首创天南星粉混合胆汁和饼法："汤洗，焙，为末，用牛胆汁和作饼，焙热。"此论提出了对南星进行预处理，不需长时间发酵，提高了生产效率。

宋代以后，胆南星的炮制加工方法各有沿用、发展与创新。元代时出现了延长胆南星发酵时间、增加牛胆汁加入次数可改善胆南星质量的观点，如元代朱震亨《丹溪心法》中载有"须用黄牯牛胆，腊月粉南星，亲手修合，风干，隔一年用。牛胆须入三四次者佳"。至明清时期，"九制胆南星"之法逐渐风靡，出现了"九年成功者最佳"的说法。

清代新安医家许豫和《热辨》中对九制胆南星的炮制提出了质疑。其认为天南星味辛而性燥猛，因此用胆汁之苦寒抑制其有过之性，主张"一制而陈者良"，无须多制。许氏主张"药之本性，气味为主"，因此从性味功效角度批驳九制胆南星之用，其认为天南星性味辛燥，"辛以散风，燥以疏痰"，是用以治风痰之药，但因"南星大毒之药，握之则手麻，尝之则舌麻"，以此用牛胆之苦寒以制其毒烈之性，且不可随意使用，《怡堂散记》中即记载曰："病久胶结或可少投，时行感冒无可用之理。"但九制胆南星，许氏认为其"制之性而过于主"，胆汁苦寒之性过分制约了天南星的辛燥，因此使天南星原本治疗风痰的功效尽失，故许氏提出反问："抑思胆汁能治风痰否？"

许豫和反对了九制胆南星用治风痰的功效，但对该炮制品的用法亦提出了自己的见解。许氏认为，九制胆南星在肝胆火盛（肝胆蕴热）继而生痰生风而成癫狂时，可作引经之用，"此外无可用之理"。由此可见，对于许氏来说，九制胆南星的作用十分狭窄。

然细思之，亦可发觉许豫和所言之"九制胆南星之误"有不妥之处。其一，胆南星的传统炮制方法重视久置，此说由来已久，如明代李时珍《本草纲目》中即强调："以南星生研末，腊月取黄牯牛胆汁拌和剂，纳入胆中，系悬风处干之。年久者弥佳。"因此，九制胆南星用于治疗疾病的功效并非空穴来风。其二，由许氏所论可知，其仅从天南星辛燥之性的角度出发，认识到九制胆南星在治疗风痰病上的局限性，而并没有认识到炮制后性味转为苦凉的九制胆南星在治疗疾病上所发挥的特有功效。因九制胆南星的苦凉之性，在发挥豁痰除热，息风定惊的功效上则较为突出。

（二）"徒有将军之名而无其实"——九制大黄之辨误

九制大黄，是蓼科植物药用大黄的干燥根及根茎经九蒸九晒后所得。九制大黄的描述最早可追溯至宋代，《圣济总录》中即有言："饭上炊三遍，九蒸九暴干。"明代龚廷贤《鲁府禁方》中亦有如大黄"用酒拌,九蒸九晒为末"的记载。由此可知,九制大黄之名,由来已久。

如上述所言之九制胆南星,许豫和《怡堂散记》中对于九制大黄亦持否定意见。其认为,大黄有"将军"之号,正是因为该药能"荡涤肠胃,推陈致新",治疗"积瘀生热,及癥瘕积聚,痞满坚实之症",如将军一般,能平定祸乱以致天下太平。而对于九制大黄,许氏言此炮制会使大黄"猛利之性全消,攻坚破积不及凡品,徒有将军之名而无其实,大黄之不幸也",并以霸王作比曰:"试思以霸王之勇而束缚其手足,與至阵前,可能却敌否?"

九制大黄之用,许豫和亦限定了其使用条件,言:"如大肠血燥,闭结不行,配当归、枳壳、麻仁为润肠之剂,亦对症之药也。此外无合用者。"由此可见,许豫和认为九制大黄虽能行下法之功,但泻下功能已然明显减弱,仅能作"润肠"之用。

许豫和对于九制大黄功用的表述,虽然有偏颇之处,但综合其对九制胆南星的探讨,可见其十分注重药物本身的性味,因此在《热辨》中即有强调"药之本性,气味为主"。药物的功效通过其自身的性味而发挥,而过量的炮制必然导致药物性味的改变,因而使药物功效无法正常发挥,即如许氏所论之"九制胆南星""九制大黄"。究许豫和反对"九制胆南星"以及"九制大黄"之缘由,实际上是对过度炮制的质疑,现代药理研究亦有证明五制大黄较九制大黄的变化甚微,因此从节省工时角度考虑五制大黄或可取代九制大黄。

对于九制之药,许豫和也并非持全盘否定的态度。其认为九制之药"大概利于补,不利于攻",因此如天南星、大黄之类的药物九制并非明智之选,而对于如地黄、何首乌之类的滋补良药,则宜于蒸晒。如《怡堂散记》中曰:"地黄、首乌……宜于蒸晒,愈蒸则其液愈透,其味愈厚,守而不走,其力乃纯。大黄之用,气味俱厚,走而不守,气先至而味随之,九蒸则气散,气散则所存者渣滓耳,故无用。"其实表达的还是对药物性味的重视。

(三)"损津液第一药"——炮姜之辨误

生姜为姜科植物姜的新鲜根茎,干姜为姜的干燥加工品,炮姜由干姜砂烫而成。"炮姜"一说最早可见于汉代《金匮要略》甘草干姜汤中,"甘草干姜汤方:甘草四两(炙),干姜二两(炮)。"明代《本草品汇精要》(1505年)《本草蒙筌》(1565年)中均有提及干姜炮后味苦,如后者有记载:"北干姜……干则味辛,炮则味苦。"至清代张志聪《本草崇原》(1674年)中方明确提出炮姜之名,曰:"《神农本经》只有干姜、生姜,而无炮姜,后人以干姜炮黑,谓之炮姜。"并对炮姜的品质提出了鉴别。较之《本草崇原》稍后的清代张璐《本经逢原》

（1695年）中首次记载了炮姜的炮制方法："炮法，厚切，铁銚内烈火烧，勿频动，俟銚面火燃略潠以水急挑数转，入坛中勿泄气，俟冷，则里外通黑，而性不烈也。"此书中将"里外通黑"作为炮姜的外表特征。清乾隆年间黄宫绣《本草求真》（1769年）中则将炮姜与黑姜视为两种炮制加工品，"母姜晒干为干姜。炒炮为炮姜。炒黑为黑姜"。

许豫和《怡堂散记》中对炮姜（干姜炒黑）持否定态度。许氏认为"炮姜为后世之制"，认为张仲景《伤寒论》《金匮要略》中并未用炮姜，如四逆汤、真武汤、理中汤、白通汤等皆用干姜，"无所谓炮姜者"，又列举曰："丹溪、河间、东垣诸方，亦未之见。"清代喻昌治卒中寒邪，讲明仲景救急回阳之法，亦从古法用干姜。此处许氏所言之炮姜，应是干姜炒黑之炮制品，因为其在论炮姜时有言："或谓止血之药多炒黑用，如荆芥、蒲黄之类皆是。予曰：荆芥本血分药，炒黑能去血分之风而止血。蒲黄性涩，炒黑亦能止血。血之为病，热则妄行，炮姜岂容轻试！"将炮姜与炒黑之荆芥、蒲黄并论，说明此处所言之炮姜，当为干姜炒黑之炮制品。

上言"炮姜"一说最早可见于《金匮要略》与许豫和所言"炮姜为后世之制"，二者其实并无冲突。其一，《金匮要略》中言"干姜二两（炮）"，其实仅是干姜炮制方法之一种，并不同于后世所用之干姜炒黑后的炮制品。《金匮要略》中所言之炮法，大率类似于甘草炮制法之一，南北朝时期雷敩《雷公炮炙论·上卷》中曰："甘草……炙酥尽为度，又，先炮令内外赤黄者用良。"此中阐述之"炙"与"炮"，均是用火加工，"炙"为用火烘干，而"炮"则是用火进一步烘烤，而未至成碳，本质上并未改变药性。《金匮要略》中原文："此为肺中冷，必眩，多涎唾，甘草干姜汤以温之。"此为虚寒肺痿证治，主在补益肺气为主，因此甘草用量是干姜的两倍，而干姜选择"炮"则是为减其辛散之性，使其守而不走，以防辛散更伤肺气，以更好发挥其温肺之功。其二，虽汉代《金匮要略》中即有"炮姜"之说法，但延至清代方才明确提出"炮姜"之名，且如许豫和所言之朱震亨、刘完素、李杲、喻昌等名医均不用炮姜，由此可见，炮姜（干姜炒黑之炮制品）并未被清以前历代医家所推崇，因此许氏所言之"炮姜为后世之制"之理也彰。

许豫和《怡堂散记》中对于炮姜之误，论述有三。其一，炮姜是"损津液第一药"。从治疗疾病来说，以伤寒为例，尤其重视津液的存亡，干姜之性本大辛大热，若更炮之以烈火，伤津液的弊端则更为突出。除此之外，许氏又论"胃无直寒"，因此炮姜不可直接用于治疗疾患。其二，炮姜毫无生气。辛热之品并非全不可用，所能用者，正因为"阳中有阴"，即生气也，若毫无生气，则药物断不可用。如许豫和所言:"桂、附之纯阳,天之阳也。天之阳,阳中必有阴,桂之有油,即有阴矣。附子置器中,久之则器润,即有阴矣。干姜虽极辛辣,其中尚含生气,炮之以烈火,生气何在?"因此,炮姜不似桂、附那般能行回阳之功。其三,炮姜虽色黑,非但不能止血,反而恐有逼血妄行之嫌。荆芥炭、蒲黄炭能止血,是因为荆芥是血分药,炒黑能去血分之风而止血,蒲黄性涩,因此有止血之功效,而炮姜辛热之性,"血之为病,热则妄行",炮姜用于止血,有动血之嫌。同理,炮姜亦不可用于生血。

四、外用药炮制,简便妙验

《热辨》《怡堂散记》《散记续编》等是记载许豫和医论医话的著作,其中不乏有许氏对医林诸多现象的思考以及对自身医疗经验的总结,而著作中许氏将药物炮制后用于外用的经验效法亦是其中较为明显的特色。

急重症,内外并施。许豫和临证遇到急重症,难于进药,常先用外治法,俟能进药再予内服。如用桂、附为末,生姜捣烂唾津和成饼,微焙热贴脐下并两足心治疗小儿抽搐,见头温足冷、面赤如妆以至不能进药,待惊搐渐定,能吮乳、再予内服药从而转危为安。再如治疗一孩童暑月作搐,目直且赤、舌出不收,身热如火,磨犀角以涂其舌,并重用黄连、石膏、知母、花粉、钩藤等清解定搐之剂,续予养阴扶正而痊。

噤口痢,贴脐验法。下痢不能进食,或食入即呕者,名为"噤口痢",此证往往虚中夹实,治疗上亦尤须谨慎。因该病具有不能进食或食入即呕的特点,对于内服药的施用则有所限制,故外用药是噤口痢临证施治的优良策略。《怡堂散记》中记载了药物炮制敷贴用于治疗噤口痢的验方,即"以面作饼炙熟,分二片,以一片中空之,用木鳖子三个去壳捣烂,加麝少许,填入饼中,贴脐下"。待症状稍愈亦可结合内服汤剂进行治疗。现代中医治疗中,木鳖子贴脐法亦用于治疗五更泻、噤口痢,临证时根据证型灵活添加药物以收更好的效果:若属寒湿可加生姜、葱白;属湿热可加绿豆;属虚寒或脾肾阳虚可加黑附子、吴茱萸、丁香、肉桂。

肝风抽搐致颅胀,涂囟、导引二法结合内服汤药。《怡堂散记》方氏子一案中,小儿先天不足,又是纯阳之体,故不能制火,加之天时秋燥,又因添衣加棉过早,郁遏太过,故热从内生,上冲肝胆而作抽搐。后病情加重,头皮光急,青紫筋现,按之如热柿子,抱起时头颅不能竖,此为颅胀,在进养阴平肝热药物的基础上佐以涂囟、导引外治法而收效。涂囟法,是用龙骨加醋磨成汁,摊青绢上,微焙温,紧束头颅,一日一换。导引法,是为引热下行,药物炮制方法为用肉桂三分,川椒三十粒,研细,少加白面、姜汁调成膏,焙热后贴脐下及两足心。

烫伤药炮制。小儿生活阅历尚浅,若父母不善照应,则发生烫伤之事,时常有之。《热辨》中许豫和认为,"汤泼"与"火伤"不同,因此用于外敷的药物炮制方法亦不同。"汤泼犹湿热",因此外用药物时应干扑,而"火伤犹燥火",外用药物时应用油调。如治疗火创,许氏用"大黄、樗皮、紫薇花树皮、馒头干烧炭,四物为末,皆效火伤,用菜油调,鹅翎涂之"。

五、剂型多种须有识,丸剂尤擅治惊风

中药剂型的沿革,最早可追溯至《黄帝内经》,书中载有除药酒以外的汤(饮)、丸、散、丹、涂剂等剂型,并把药物与剂型结合,开启了中药剂型发展的先河。汉代《神农本草经》中记载有:"药性有宜丸者,宜散者,宜水煮者,宜酒渍者,宜膏煎者,亦有一物兼宜者;亦有不可入汤酒者,并随药性,不得违越。"亦是说明剂型的选择对于发挥药物特性的重要作用。

许豫和对于剂型的特色阐述,主要体现在对于丸、散剂的理解中。以参苓白术方举例,其认为,参苓白术丸与参苓白术散虽均取益气健脾之功,但属性不同,前者属润,后者属燥,因脾喜燥,故参苓白术散为通用剂型。

对于参苓白术散,许豫和认为虽然散剂为通用剂型,但因散剂属燥,久用则有伤肺之嫌,因此方中须有保肺之品,此则为桔梗所用之精妙之处。《散记续编》中如是说:"幼科末药以参苓白术散一方为主,脾喜燥也,久则伤肺,其中桔梗一味最得制方之妙。"另外,桔梗所用精妙之处并不止于保肺,麦冬亦为保肺之药,其不能用于参苓白术散中的原因是麦冬性润,与散剂属燥的特性相悖,如书中所言:"因思保肺之药,莫如麦冬,麦冬不能入末药,故取桔梗。不知药之体者,不能制方。"此论实发诸家方解之未备。

参苓白术丸与参苓白术散的制备,许豫和阐发了二者的区别。《散记续编》中对参苓白术方载有:"丸药取乎润,茯苓、山药、人乳拌蒸;末药取乎燥,茯苓、山药用米饮拌,若用人乳不旬日而膻腻成饼,失香燥之味矣!故凡腻味之物,皆不入末药。"人乳用于拌蒸药物,亦能取增强成方润性的功用。清代新安医家汪昂《医方集解》中阐发人乳:"乃阴血所化,服之润燥降火、益血补虚,所谓以人补人也。"在药物炮制中的运用,明代杜文燮《药鉴》中即有言:"乳制助生阴血"能增强药物补阴益气的作用。汪昂另一部著作《本草备要》中亦强调了人乳的润性,"(白术)人乳拌用,润以制其燥"。

小儿惊风,是指小儿由多种原因及多种疾病所引起的,以颈项强直、四肢

抽搐,甚至角弓反张或意识不清为特征的疾病,是儿科四大要证之一。惊风在宋代以前尚无独立病名,多与"痫"并称,如"惊痫""痫惊"等,至北宋王怀隐《太平圣惠方》中首立"惊风"之病名,并将其分为急惊风、慢惊风,另附数则惊风脉症方药。后钱乙《小儿药证直诀》中详析急、慢惊风,认为小儿急惊乃因热生于心,热盛而风生,或因大惊而发搐;小儿慢惊则由病后吐泻,脾胃虚损所致,因而明确提出"急惊合凉泻,慢惊宜温补"的治则治法。许豫和《热辨》中认为惊风常挟热症,如其言:"惊则气散,气散则神浮,安得不热?"并提出惊风的诊断要点:"其热必热甚,外无表症,内无停滞,但见额上及眉宇间赤色,印堂青色,睡中惊,烦吵不宁,问其曾见异物否,或跌扑否,或闻大声否,有之则从惊治。"

对于小儿惊风,许豫和提出用药剂型上的区别。《热辨》载:"煎剂只能散肝风,不能镇心,故惊骇之惊,丸药之力较盛。"在临证治疗惊风时,主张用丸剂,并言:"质实者抱龙丸、镇惊丸之类;质虚者补心丹皆可。若有兼症,然后用煎剂治之。"许氏所言之"质实""质虚",实际上当指急惊风、慢惊风,前者用泻法,后者用补法,正合钱乙所言之"急惊合凉泻,慢惊宜温补"。

惊风预防,许豫和用透涎丹。《热辨·补遗》中记载:"百日乳儿,初受惊风,痰涎入于心胞,暂时虽愈,一遇惊风即涎潮口噤,手足抽掣,少时痰滑热生,病解而愈。治当于未发之前,用橘红、半夏、防风、僵蚕、天麻、胆星、石菖蒲等分,或少加牛黄、辰砂、竹沥、姜汁,杵为丸,淡姜汤服,透其胞络之痰,名透涎丹。"此则论述,许豫和提出了痰热所致的急惊风的预防再发措施,通过痰热之邪入于心包的急惊风发病及证治,更加说明了丸药在镇心以及定惊方面的优势。

惊风重症,青蒿丸验方。青蒿丸,《怡堂散记》中认为"此治心包肝胆痰热生惊之方也"。青蒿丸的制备为:"青蒿节内虫十条,朱砂、铅粉各五分,杵为丸,粟米大。一岁一丸,乳汁送下。"青蒿节内虫的作用是能入脏而清热,朱砂、铅粉的作用是能入心包而豁痰。此药作用峻猛,因此适用于病入心包肝胆者,邪未入脏则不可轻投。

六、地黄炮制品之用

地黄为玄参科植物地黄的新鲜或干燥块根,是临床上常用的大宗药材。历代本草著作中记载其炮制品名有鲜地黄、干地黄、生地黄、熟地黄、熟干地黄和地黄炭,现代药典中如干地黄、熟干地黄等称谓已不用,且古今地黄炮制品的名称亦有所演变。许豫和著作中记载了三种地黄的炮制品,分别为生地黄、干地黄、熟地黄，三者各有分别，且对熟地黄的阐述尤为深刻。

生地黄，专工热症。《怡堂散记》中记载："生地黄，掘取鲜者捣汁。"由此可知，许氏所言之生地黄，即现时所谓之鲜地黄。该炮制品具有清热凉血之功，制作及用法均较为简单，生地黄即地黄捣汁用，许豫和言其："只入犀角地黄汤，及小儿痘症大热，斑狂失血之症。"生地黄即地黄汁的记载最早可见于汉代张仲景《金匮要略方论》，曰："生地黄二斤，㕮咀，蒸之如斗米饭久，以铜器盛其汁，更绞地黄汁，和分再服。"南朝齐梁时期陶弘景《本草经集注》亦有相关记载："生地黄，大寒。主妇人崩中不止，及产后血上薄心闷绝，伤身胎动下血，胎不落；堕坠，踠折，瘀血，留血，衄鼻，吐血，皆捣饮之。"

干地黄，用处普遍。干地黄的炮制方法，《怡堂散记》中曰："取生地黄百斤，择肥大者六十斤，洗净。晒令微皱，以四十斤洗净，木臼中捣汁，投酒再捣，绞取汁，尽拌地黄，日中晒，或火干，此古之干地黄也。"许豫和临证中除用生地黄、熟地黄之特性功效，其余皆用干地黄，由此可见干地黄为地黄的主要炮制用品。关于干地黄应用广泛的问题，其实亦与季节、地域、储存等因素有关，《名医别录》中载有地黄"二月、八月采根"，因此，若于地黄成熟之时又趁产地之利，鲜地黄或可使用，在其余时节或地处非地黄产地时，所用的地黄自然便是干地黄。《怡堂散记》中干地黄的炮制方法，大率来源于唐代孙思邈《千金翼方》中有关"生干地黄"的记载："地黄一百斤，拣择肥好者六十斤，有须者去之。然后净洗漉干，曝三数日令微皱，乃取拣退四十斤者。净洗漉干，于柏木臼中熟捣，绞取汁，汁如尽，以酒投之更捣。绞即引得余汁尽。用拌前六十斤，干者于日中曝干，如天阴即于通风处薄摊之。"两书中记载的炮制方法基本相同，炮制方法中地黄"令微皱"的状态，实际上已提示干地黄有别于多汁的鲜品，而《千金翼方》中"生干地黄"的"生"字，则是用来突出其未经烹煮的特点，与"熟"相对。

熟地黄，重视九制。在滋补类药物的炮制中，许豫和尤其重视九制炮制方法的使用，在熟地黄的炮制中尤其推崇，认为"愈蒸则其液愈透，其味愈厚，守而不走，其力乃纯。"《怡堂散记》中记载："熟地黄，仲景八味丸始用之，蒸晒九次，为滋补肝肾血液之第一药。"许豫和称熟地黄为滋补第一药的主要原因在于该炮制品能交媾阴阳，可从三个角度进行认识。其一，《怡堂散记》中从阴阳角度阐释："地黄纯阴之品。火与日，阳也。蒸晒九次，阳之极也。从阳引阴，从阴引阳，成交泰之象，其色纯黑，其液尽透，大有阳生阴长之义。"其二，从药物性味禀赋角度进行认识，《散记续编》中言："地黄种于春，成于秋，与稻粱同色，黄而体厚，禀坤土之全德，九蒸晒而制为熟地，受南方之气，见北方之色,苦寒之性尽释,甘温之味渐纯,肥大多脂,中含土德,能使阴阳交媾,水火不偏,仲景用为滋补君药,后世大家无有能易之者。"其三,以仲景八味丸举例。仲景八味丸中熟地黄用作阴中补阳之药,因熟地黄为"阴之体,阳之用也。"《怡堂散记》中记载有:"桂、附之力依熟地之力以为功,故无灭裂之患,是用药相制之法也。"

汪必昌

汪必昌,清乾隆甲戌年生(1754年)人,字燕亭,歙县人,清嘉庆年间御医,著名新安医家。汪氏出身书香门第,其在《聊复集·自序》中提到自己学医一方面是"严老慈病,亟求生计,谋菽水",另一方面是受家族氛围影响,"习岐黄广而且著,幼窃慕之"。青少年时潜心钻研医术,成年之后外出游学,后进入北京,凭借高超医术获得了显著声名,并与当世名臣潘世恩等人皆有交往。嘉庆六年(1801年)左右汪必昌获诏进入太医院,最终做到了太医院级别最高的御医(御前太医)一职,并曾受到嘉庆皇帝封赏。汪氏所著《聊复集》已刊五卷(《医阶诊脉》《医阶辨证》《医阶辨药》《眼科心法》《玉钥集》),晚年还著有《伤寒三说辨》《伤寒妇科》(暂佚)以及2017年发现的《聊复集·怪症汇纂》等四种未刊稿本等。汪必昌勤于思考,善于总结,形成了自己独特的理、法、方、药俱全的医学派系,学术观点新颖,理论体系完备,为中医药体系的传承与发展作出了积极贡献。

汪氏在《聊复集》序中引用李中梓所言"用药之难,非顺用之难,逆用之难也。非逆用之难,而与病情恰当为难也",他认为"辨本草以究其用,熟诊视以察其证,熟治疗以通其变",熟练掌握药物性能是精准用药的基础,例如汪必昌在《医阶辨药》中详细列出不同种药物生熟的性味和功效差异。汪氏言"熟人参之甘、温,补中气以益元气,气旺则生血",指出熟人参可温补脾胃,培土生金,益肺补虚,适用于中虚有火者。而"生人参,味甘补阳,微苦补阴,凉薄之性能泻火",主益气生血,泻阴火,适于气虚有火者。历史上黄芪水火共制"蒸制"方法首次出现在南北朝时期雷敩《雷公炮炙论》中:"先须去头上皱皮了,蒸半日出,后用手擘令细,于槐砧上锉用。"此为黄芪生熟异用之始。汪氏言:"熟黄芪之甘、温,补元气,益三焦之气,入补血药,亦能补血而去血脱",熟黄芪补气升阳、生津养血,改善气虚乏力、食少便溏、中气下陷等症。"生用味甘微温,益肺气,实腠理以去表分之虚热",生黄芪可固表止汗、益气温经,尤其适于体弱久病,卫表不固而致自汗者。人参主要是滋补元气,补里之虚;黄芪主要是益气固表,补表之虚。甘草在陶弘景《名医别录》中记载为:"温中下气,烦满短气,伤脏咳嗽,止渴,通经脉,利血气,解百药毒。"汪必昌言熟甘草"入脾胃能补阳气,理中焦,利血脉,同表又能发散",具有补脾和胃、益气复脉的作用,可用于脾胃虚弱、倦怠乏力、心悸气短者。且熟甘草主以辅佐,"佐白术以益脾气,佐人参以益中气,佐黄芪以益元气"。熟甘草有助湿壅滞之弊,不适于湿盛肿满者,且不宜与京大戟、芫花、甘遂同用。而"生用,甘平,能解毒,缓急,泻心,和百药",生甘草补气健脾、清热解毒,入肺经,祛痰止咳。汪必昌认为人参、黄芪、甘草,三者同用回阳救逆、救亡血补脱。对于熟地黄、干地黄、生地黄,三者均为草本植物地黄的根,炮制形式不同而性能各异。汪必昌言:"熟,甘、微苦、温,入肾滋真阴,补肾中真气及精血之不足。肝虚用之,补其母也。干则甘平,入心安血退火。生则甘、苦、寒,解诸热,平诸血出。"熟地黄作为药名最早出现于宋代《本草图经》:"二月,八月采根,蒸三、二日令烂,暴干",现代是将生地黄以砂仁、酒、陈皮为辅料,反复蒸晒至变成黑色,质地柔软,历代医家皆肯定了熟地黄补血气、填骨髓、滋肾气、益真阴的功效。熟地黄滋阴补血可治疗阴虚血少、遗精崩漏、月经不调等症。干地黄是鲜地黄用无烟火烘炕而成,最早始于汉代《神农本草经》,其以干地黄之名记录地黄的概况,具有滋阴清热、凉血止血的功效。生地黄为鲜地黄缓慢烘焙至八成干而成,主清热凉血,善于治疗热入营血、温毒发斑、吐血衄血等症。汪必昌将作用相似的药物通归分析鉴别,详细分辨临床区别,细节之处尽显独到理解,坚持从临床应用实践出发。

一、补肺气、益肺气、温肺之品有辨

汪必昌在《医阶辨药》中对于同一类药物根据四气五味的不同再次进行分别,详论其药物特点。如补剂中有补中之葳蕤、黄精;益心气之远志、菖蒲;滋心液之柏子仁、干地黄等。补剂中对于肺系用药分"补肺气之品""益肺气之品""温肺之品"三者而辨。

补肺气之品有沙参、人参、黄芪,汪氏言:"沙参,甘淡而凉,其体轻浮,专补肺气而泄火,金受火克者用之。然但补肺而不及脾,且其力微,故不得与参芪同功。"沙参常用炮制方法为洗后趁鲜刮去粗皮、洗净、干燥。汉代《神农本草经》叙述沙参为"味苦,微寒。主血积惊气,除寒热,补中,益肺气。久服利人"。现代有南沙参、北沙参之分别。南沙参为桔梗科植物轮叶沙参或沙参的根;北沙参为伞形科植物珊瑚菜的根。北沙参性凉,味甘淡,归肺脾肝心经。清代吴仪洛《本草从新》言其"专补肺阴,清肺火",有养阴清肺、益胃生津之效。古籍中指代的多为南沙参,性凉,味甘淡、味苦、辛,归肺胃肝经。清代黄玉璐《玉楸药解》言其"清肺气,生肾水,涤心胸烦热,凉头目郁蒸,治瘰疬斑疹,鼻疮喉痹,疡疮热痛,胸膈燥渴,溲便红涩,膀胱癃闭"。人参、黄芪均能益气生血,治疗气血两亏之证。人参补气之力最强,偏走里,可大补元气、复脉固脱,黄芪尚逊于人参,补气偏于达表,长于益气升阳、固表托毒、利水消肿。

五味子、麦冬为益肺气之品,汪氏言:"肺主气,肺舒则气散,五味子之酸能敛之,敛则气生。金畏火,肺有火则食气,麦冬之甘寒能清之,火清则金安。更得人参补元气,脉绝者生之,是以有生脉之名。"五味子皮肉甘、酸,核中辛、苦,俱咸,故有此名。明代医家李中梓《本草通玄》云:"五味子……入肺、肾二经。滋肾家不足之水,收肺气耗散之金,强阴固精,止渴止泻,定喘除嗽,敛汗明目。"其有敛肺补肾、益气生津之效,常与麦冬配伍,增强益气养阴、生津止渴之功。元代朱震亨《本草衍义补遗》言麦冬"治肺气伏火,主肺保神,强阴益精;又补肺中元气不足,及治血妄行",可入肺经,其性味甘,微苦,微寒,甘能益气,寒能降火。清代《本草经解要》曰:"麦冬味甘益脾,故主羸瘦;气平益肺,故主短气也。久服肺气充,所以身轻;脾血润,所以不老不饥也。"其善滋养后天之本以补益脏腑,益心肺之气。生脉散组成即为人参、麦冬、五味子,主以补肺益气,养阴生津。

白豆蔻、百部为温肺之品,汪氏言:"白蔻之辛热入肺,而理元气,散冷气。百部之苦温入肺,下逆气去寒气。"豆蔻即白豆蔻为姜科植物白豆蔻或爪哇白豆蔻的干燥成熟果实,其气热、味大辛,可入肺、脾二经。金代张元素《医学启源》记《主治秘要》言其"肺金本药,散胸中滞气,感寒腹痛,温暖脾胃,赤眼暴发,白睛红者"。白豆蔻可温养命火,达中州,上浮膻中,故可温泄肺部湿寒之气。百部为百部科植物直立百部、蔓生百部或对叶百部的干燥块根。其味甘苦,微温,主入肺经,肺气上逆则咳,百部苦而下泄降气,可温润肺气,止咳杀虫。宋代钱乙《小儿药证直诀》百部丸即主治肺寒壅嗽,微有痰的病症。清代新安医家程国彭《医学心悟》止嗽散中亦用百部治疗寒邪侵于皮毛,连及于肺,咳者。

二、同是一种也分用之有辨

同一植株,入药部位不同,功效不尽相同,汪必昌在《医阶辨药》中共列出四组对比,分别是:白茯苓、赤茯苓、茯神和茯神木;益母草和茺蔚子;肉桂、桂心和桂枝;藕、藕节、莲肉、莲子、荷叶和荷蒂。

茯苓入药首载于汉代《神农本草经》,被列为上品,认为"久服,安魂养神,不饥延年"。茯苓是真菌的菌核,寄生于松树根部。白茯苓、赤茯苓、茯神皆出自同一植物茯苓。白茯苓需要先将茯苓进行蒸煮,然后放凉,再切片晒干。汪氏言:"白茯苓,甘而淡,色白主补。上能降金气以生水液;下能伐肾邪以定心气;中能渗脾湿以强脾土",白茯苓入心、脾、胃三经,甘能补益,淡可渗湿,具有补而不峻,利而不猛,扶正祛邪,为"补益利湿"之佳品。赤茯苓是将茯苓进行浸泡、清洗、切片、晒干而成,为茯苓内部色淡红者,清代《本草再新》记载"味辛,性温,无毒"。汪氏言:"赤茯苓,色赤,主泻降金气;利膀胱,专以渗泄为能。"入心、脾、膀胱三经,入血分可渗湿热、利小便,治小便不利,淋浊,泻痢。茯神是茯苓菌核中有细松根穿过者,可入心、脾二经,宁心、安神、利水,汪氏言:"入心开心益智,亦能渗泄。茯苓皮,外能开腠理,内能渗津液,有治水之功",主治心虚惊悸、健忘、失眠、惊痫、小便不利。茯神木实为松木,甘缓,能舒筋之急。另外,汪氏进一步总结"五物种同而属不同。白茯苓,参术之属也;赤茯苓,猪、泽之属也;茯神,菖、远之属也;茯苓皮,腹皮之属也;神木,木瓜之属也"。

益母草,是唇形科植物益母草新鲜或干燥的地上部分,汪必昌言:"益母草,味辛微苦,入肝、血分,散风去热,消水行血,治妇人经脉、胎产诸血病。"益母草入肝、心包两经,明代李时珍《本草纲目》言:"活血破血,调经解毒。治胎漏产难,胎衣不下,血晕血风血痛,崩中漏下,尿血泻血,疳痢、痔疾,打扑内损瘀血,大便小便不通。"主治活血调经、祛瘀、利水消肿。茺蔚子是益母草的果实,8~10月果实成熟时晒干、打下果实,入肝经,另有清肝明目的功效,汪氏言:"茺蔚子,味苦微平,气温,入包络,活血行气,治妇人经脉崩带、胎产诸病。"主治活血调经,疏风清热。

南宋周去非《岭外代答》花木门关于桂的记载:"桂枝者,发达之气也,质薄而味稍轻,故伤寒汤饮必用桂枝发散,救里最良。肉桂者,温厚之气也,质厚而味沉芳,故补益圆散多用肉桂……桂木年深愈厚耳,未见其薄也,以医家薄桂之谬,考于古方桂枝、肉桂之分,斯大异矣。又有桂心者,峻补药所用也,始剥厚桂,以利竹楗曲,刮取贴木多液之处,状如经带,味最沉烈,于补益尤有功。"表明南宋时期俱有肉桂、桂枝、桂心的称呼。肉桂是樟科植物肉桂的干燥树皮,汪必昌言:"肉桂,辛、大热,气厚下行,补命门之不足。"肉桂可入肾、脾、膀胱经,补元阳,暖脾胃,除积冷,通血脉。金代张元素《医学启源》言其可"补下焦不足,治沉寒肩冷及表虚自汗";桂心用"厚桂"作原料加工,汪氏言:"桂心,入心之经,行血脉,通经闭";桂枝之名见于唐代《新修本草》是牡桂的嫩枝皮,苏敬言:"其牡桂嫩枝皮,名为肉桂,亦名桂枝"。汪氏言:"桂枝,辛甘、微温,气薄上行,为调荣和卫之用,横行手臂,而为治痛风,不以燥用也",桂枝入心、肺、膀胱三经,主治发汗解肌,温经通脉。《本草再新》言其

"温中行血,健脾燥胃,消肿利湿。治手足发冷作麻、筋抽疼痛,并外感寒凉等症"。

再有,古语"一莲九药",藕、藕节、莲肉、莲子、荷叶、荷蒂,同属于睡莲科植物莲。藕为莲的根茎,横生于水下泥中,归心、肝、脾、胃四经。汪必昌言:"生藕,甘平,散留血,消风去热,蒸食大能开胃,补五脏,实下焦"。明代缪希雍《神农本草经疏》中记载藕:"生者甘寒,能凉血止血、除热清胃。"生藕性寒,生津凉血,主治口鼻出血、产后血闷、热渴烦闷等;熟藕性温,益血补心、健脾开胃,主治下焦积食、泄泻等。藕节是莲的干燥根茎节部,秋冬切取新鲜藕的节部,洗净晒干,除须根。汪氏言:"藕节,涩平,破瘀止血,解热毒。"藕节归肝、肺、胃三经;主以止血散瘀,用于咳血、吐血、尿血、便血、血崩等。唐代甄权《药性论》言"捣汁,主吐血不止,口鼻并皆治之";生藕节偏于止血且兼化瘀,取净藕节炒至外黑内黄,干燥而成藕节炭,制炭后止血效更强。莲肉为莲的成熟种子,果实成熟时,趁新鲜剥去果实壳皮晒干。汪氏言:"莲肉,甘,温,涩,交心肾,固精气,厚肠胃,补虚赢,安肾二火。"莲肉入心、脾、肾、胃、肝、膀胱经,主补中养神,益肾固精,补脾止泻,可治脾虚久泻久痢,肾虚遗精等。莲子为莲的干燥成熟种子,称为"脾之果",汉代《神农本草经》在上品中言:"主补中,养神,益气力"。归脾、肾、心经。入肾经可益肾固精,治疗肾虚精关不固之遗精、滑精;甘可补脾,涩可止泻,补益脾气,敛肠止泻。另甘平入心肾,补养心肾气血,治疗心悸失眠。荷叶是莲的干燥叶,入药以"藕叶"为名记载首见于唐代孟诜《食疗本草》。夏秋采荷叶晒干除叶柄干燥而成。汪氏言:"荷叶,生用升胃中清气,干用散留血。"荷叶味苦、涩,入心、肝、脾、胆、肺经。其苦涩之味泻心肝而清金固水,可祛瘀固精,除妄热、平气血。主以清暑化湿、升发清阳、凉血止血。荷叶炭是荷叶加热煅烧而成,形如生叶,表面乌黑,清热凉血效佳,主以收敛止血。荷蒂是莲的叶基部,叶与梗相接部位,汪氏言:"蒂,涩,能止血"。味苦性平,可入脾、肝、大肠经,具有清暑除湿、止血安胎,祛瘀和胃之效,其升举之力可治疗清气下陷之久泻脱肛。唐代陈藏器《本草拾遗》言其"味苦性平且无毒,主安胎,煮服后可去恶血、血痢"。汪必昌将莲的各个部位分别论述,详细辨析,并言"涩可去脱。脱,滑脱也。涩以去之,味酸能涩,五味、乌梅属是;性涩能涩,金樱、莲子属是",总结了莲子之性涩可止咳敛汗、固精止血、固肠止崩的主要功效。

三、煎煮用水,品种丰富

汤剂治病的效果除了与药物本身有关外,还与其煎法密切相关,特别是煎药用水的选择。汪必昌认为不同的水有不同的性味,在治疗上与药物一起发挥不同的功效。中药的煎煮大多以水为媒介,浸泡药物之后,长时间的煎煮会让药物的有效成分析出入水,水既是媒介,也是药的一种。汉代《名医别录》开始收集水的药用,如下品中的"半天河",至《本草拾遗》《本草纲目》等已大量将水作为药物详述其性味、功效、主治。例如《本草纲目》的水部中详列:立春雨水、梅雨水、液雨水、潦水、露水、甘露、明水、冬霜、神水、玉井水、乳穴水、温汤、碧海水、盐胆水等。

　　汪必昌首先从水流趋势分为顺流水、急流水、逆流水、井花水、甘澜水。明代李时珍曰:"流水者,大而江河,小而溪涧,皆流水也。"顺流水"性顺下而下流,故治下焦腰膝之证,及通利大小便之药用之",常用来治疗下焦腰膝萎软以及通利二便;急流水"性急速而下达,故通二便风痹之药用之",此为湍上峻急之流水,速急而达下,多用以通利二便及治疗足胫之风痹。张从正曾用急流水治小便不利患者,一饮便溺,效极佳;逆流水"性逆而倒上,故发吐痰饮之药用之也",此为洄澜之水,其倒上之力作发吐痰饮之效。宋代著名医药学家寇宗奭曰:"东流水取其性顺疾速,通膈下关也。倒流水取其回旋流止,上而不下也";井花水"取天一真水,上浮之义,用以烹治痰饮、血气、补阴药",是早晨第一次汲取的井泉水,其发明引虞抟曰:"新汲井华水,取天一真气,浮于水面,用以煎补阴之剂,及炼丹煮茗,性味同于雪水也。"其味甘性,有镇定安神、清热养阴之效,主治酒后热痢、可洗目中肤翳,明代李时珍《本草纲目》言:"治人大惊,九窍四肢指歧皆出血。以水渍面,和朱砂服,令人好颜色,镇心安神,治口臭。堪炼诸药石";甘澜水"甘温而性柔,故烹伤寒阴证等药用之",其最早出现在《灵枢·邪客》中"其汤方以流水千里以外者八升,扬之万遍,取其清五升煮之",《本草纲目》言"劳水即扬泛水,张仲景谓之甘澜水,用流水二斗,置大盆中,以杓高扬之千遍,有沸珠相逐,乃取煎药。盖水性本咸而体重,劳之则甘而轻,取其不助肾气而益脾胃也",由此可见,甘澜水的历史悠久、应用广泛。其本性甘,可交通上下,补益脾胃,熟扬之后重浊水寒之气已除,其性趋阳、趋动,故可运行水气,平复气机。清代何梦瑶《医碥》"煎药用水歌"中言:"急流性速堪通便。宣吐回澜水最宜。百沸气腾能取汗。甘澜劳水意同之。"汉代张仲景《金匮要略》中用甘澜水煎取茯苓桂枝甘草大枣汤,治疗阳虚饮动、发汗后脐下悸者,取其不助肾气而益脾胃之功。

　　再有生熟之辨:冷水、百沸汤、生熟汤。冷水"性寒,可以内外用之以劫热",寒凉之水可清热除烦,生津止渴;百沸汤"性热,益阳气,以助药力出汗,治风寒,通经络,行饮食之冷滞",其味甘,仲景称之为"麻沸汤"。明代李时珍

《本草纲目》按语中引汪颖云："热汤须百沸者佳。若半沸者,饮之反伤元气。"百沸汤主以助阳气,行经络。张仲景用其煎取大黄黄连泻心汤治疗心下痞,取其气薄以泄虚热;生熟汤"甘咸,和阴阳,治霍乱之不得吐泄",因合用新汲水、开水又称"阴阳水"。主以调中消食,可治因痰疟、毒物留滞腹中而致吐泻者。若因霍乱、呕吐而不能饮药者,可先饮数口先安病情。李时珍分析人体三焦,各司其职,阴阳通和、升降得当则脏腑通达。病者饮生熟汤可分阴阳,而使病安。

地浆是用井水洗搅黄土后上层澄清的清水,陶弘景曰:"此掘黄土地作坎,深三尺,以新汲水沃入搅浊,少顷取清用之,故曰地浆,亦曰土浆。"汪氏言:"地浆,甘寒,纯阴,以治纯阳,中暍卒死",入肝、肺二经,清热解毒和中,解一切鱼肉、果菜、药物、菌类毒,及虫蜞入腹、中暍卒死。元代罗天益在《卫生宝鉴》中叙述地浆置于墙阴中,为"阴中之阴",至阴清暑热躁乱,故能泻至阳,治疗中暑霍乱,暑伤神志;齑水"酸咸,涌吐痰饮、宿食",是黄齑菜水,李时珍言其可"吐诸痰饮宿食,酸苦涌泄为阴也";酸浆水"性凉善走,解烦渴,化滞食,以为一切制药之用",是用粟米加工发酵五六天至味变酸,面上生白色泡沫,取水药用,味如淡酒。酸浆水味甘酸,凉,可调中和胃,化滞止渴。浆水煎干姜饮用可治上吐下泻,加盐浸泡也可治手指肿痛。

四、辅料炮制,制药各有所宜

中药辅料炮制是指在中医药理论的指导下,依照辨证论治的用药需求,在炮制过程中添加具有辅助作用的附加物料。辅料炮制的作用主要体现在:一是增强药效,通过对中药材加工制备,使有效成分更好地释放吸收;二是降低毒性,通过辅料炮制可以降低毒性成分的含量,使药物更加温和,减少不良反应的发生;三是改变药性,辅料炮制可以增加药材的稳定性,起到防腐防虫的作用。

汪必昌在《医阶辨药·附》中详列"制药之理"。"酒制升提",汪必昌运用酒制中药主要取其升提之力,酒性上行、外行,可入营脉。文字记载中最古老的酒为汉朝班固《白虎通义·考黜》中记载的"鬯者,以百草之香,郁金合而酿之成为鬯",此指芳香的酒,即药酒。元代王好古《汤液本草》言酒"为导引,可以通行一身之气,至极高之分"。对于强阳搏实阴之病,汪氏言"强者则不易入,故以酒为之导引,欲其气味投合,入则可展其长"。大黄、黄连、黄柏之类酒制可缓和寒性,借酒上行之力治上焦,头目病症。另中药炮制赋中有"酒制升提而制寒"之说,生大黄泻下力猛,主破积滞、泻热毒;酒制大黄则缓和寒下,使药力上行,善清上部火热,主泻肝火等热症,用于目赤咽肿,齿龈肿痛。而酒制地黄、山萸肉、女贞子等补益药可缓和酸涩,增强温补肝肾之功。对于胆南星、乌梢蛇等味重之药,酒制亦可起到矫臭作用。

"姜制温散",前文以生姜作汤剂之导引药,言其"辛,上入肺,发散药及补肝药中用之"。汪氏在用姜汁糊制丸剂时,取其引经入脾之功以化痰饮。姜制的理论基础为汉代《黄帝内经》中药物配伍的"七情"关系,晋代刘涓子《刘涓子鬼遗方》记载了姜半夏的炮制方法:"汤洗七遍,生姜浸一宿,熬过。"此为姜汁制药的最早医药著作记载。姜制研究的开始主要是利用药物七情,取相畏之品制约药物毒性,后来取姜汁温散之偏性,可调节竹茹、黄连、草果仁等寒凉、沉降、攻泄之性。

"用盐走肾而软坚,用醋注肝而收敛",前言盐汤以咸上引催涌吐。汪氏以盐作导引药,取其咸入肾、入血脉,为"补肾药及行血药中用之"。食盐性味寒,具有润下利尿、软坚散结的作用,盐制车前子、泽泻等利水渗湿药,可借盐润下之力,加强利尿作用;而"盐制走肾",故盐制补骨脂、杜仲、巴戟天等补阳药可增强补益肝肾的作用;盐制黄柏、知母等清热药可增强滋阴降火、清热凉血的作用。明代新安医家陈嘉谟《本草蒙筌》言:"用醋注肝经,且资住痛",醋味酸,为肝之所喜,善引药入肝经。如醋制香附可增强疏肝解郁、调经止痛之力;醋制柴胡可降其升散之性,强其解郁之力;醋制青皮则增其疏肝止痛之效;醋制芫花、甘遂、大戟等峻下逐水之品可降低毒性;一些动物粪便或有特殊气味的药材也可通过醋制来矫正气味。汪氏制雄黄解毒丸,以醋煮药末为丸,以清茶送服,引药上行,治急喉痹。

"童便除劣性而降下,米泔去燥性而和中""溺,咸温,入肺,下膀胱,引火下行,消痰破瘀而劳嗽以安",童便须取清白者,其要求诸多,汪氏在制秘授甘露饮时言"取童便须择无病无疮疖者五六人,每日烹好松萝茶一大壶,令各童饮下,俟便出时去头去尾不用,取中间者,以坛盛之"。童便可入心、肺、膀胱、肾经,主以降火滋阴、散瘀止血,作药引可增强药效,治疗阴虚火热之咳嗽、吐血、鼻衄等。米泔为淘洗粳米时第二次滤出的米泔水,明代李时珍《本草纲目》言其"甘、寒,无毒",主以清热凉血,通利小便。米泔水可吸附油脂,炮制药物可除去部分油脂,减其辛燥之性,增其补脾之功。另外,米泔水可降低毒性,汪氏制芦荟散时,特注先用米泔水漱净疮毒。宋代《圣济总录》记载仙茅可用米泔水浸去赤汁减毒,且对药物没有亏损。

"乳润枯生血",乳汁制是指药物与乳汁同制,可选择人乳、牛乳、马乳、羊乳等。明代张介宾《景岳全书》言:"制以人乳,欲润其燥。"药物经乳制可滋润其燥性。乳制药物也可增强滋补功效,用以产后体弱,消化不良等症。此外,乳制茛菪子、山茛菪等可降低毒性;乳制硫黄可消除异味、缓和药性。

"用蜜甘缓益元",是以蜂蜜为辅料的炮制方法。前言蜜"甘凉,柔而濡,能润脏腑虚燥,去虚热"。汪必昌制阳和丸治疗骨槽风症,取上交桂、黑炮姜、麻黄研细末,炼蜜为丸。汪氏在制丸剂时喜用炼蜜,言"炼蜜,使入肾及肝;半炼蜜,口嚼服,使入脾及心"。蜜制一可增强润肺止咳的作用,如款冬花、百合、紫菀之类;二可补脾益气,如甘草、黄芪、党参;三可缓和药性,如蜜制麻黄可缓其发汗之力,增其止咳平喘之效;四可矫正气味减毒,如蜜制马兜铃可矫味,避免引起呕吐。

"用陈土,藉土气以补中州",是将灶心土加热至灵活状态拌炒药物至表面挂土色的炮制方法。明代新安医家陈嘉谟在《本草蒙筌》中言"陈壁土制,窃真气骤补中焦",陈壁土是向阳墙壁上的土,其味辛性温,可温中燥湿、止呕止血,增强药物补脾止泻之力,如土炒白术可增强补脾止泻、安胎的作用;土炒山药可增强健脾止泻的作用,治疗脾胃不和、泄泻便溏等症状。

"用面煨、曲制,抑酷性勿伤上膈",面煨是将药材与面粉混合加热处理,可祛除油脂,增强止泻,如面煨肉豆蔻,使药性更加平和,减少副作用;曲制是将药材与曲酒或麸皮混合,通过发酵改变药性,产生新的治疗作用,以扩大用药品种,如临床常见六神曲、建曲等。

"用黑豆、甘草汤渍,并解毒,致令和平",前言黑豆"甘平性下行,消风热水湿,治腰膝肿痛"。明代李时珍在《本草纲目》中言:"按古方称大豆(实指黑豆)解百药毒,予每试之大不然;又加甘草,其验乃奇。"故甘草配黑豆可谓解毒圣品,解百药毒,兼治筋疝。

"羊酥猪脂涂烧炼诸骨,容易脆断",酥油制是将净制后的药物加入酥油共同加热处理的炮制方法。南北朝时期雷敩《雷公炮炙论》中制白花蛇言:"采得,去之头兼皮鳞带子了,二寸许锉之,以苦酒浸之一宿,至明漉出,向柳木炭火焙之,令干,却以酥炙之,酥尽为度。"对于质地坚硬的动物骨骼和甲壳类药物可通过酥油制使其内部酥脆,易于粉碎。另外,酥油制还可养阴清热、止渴润燥、补益气血治疗阴虚老热、肺痿咳嗽等。

五、"十剂"分类,增补汤丸

汪必昌在《医阶辨药·序》中引徐之才言:"用药有补、泄、宣、通、润、燥、滑、涩、轻、重、汤、丸十剂,是药大体,不可不辨其药之所适宜也。"汪氏以"十剂"为框架,再论"汤剂""丸剂"二者,选取常用药620余种进行分类,同一类者,再分别从四气五味、功效主治去比较鉴别。

如补剂,北齐徐之才《药对》曰:"补可去弱,人参、羊肉之属是也。"气味与人参、羊肉相同,味甘之品,具有滋补作用,可治疗气、血、阴、阳不足者为补剂。汪必昌详列补剂分类:有补阳之人参、黄芪、甘草。人参熟者可补中气以益元气,生者益气而生血;黄芪熟者补血而去血脱,生者实腠理去表分虚热;甘草调和诸药,"佐白术以益脾气,佐人参以益中气,佐黄芪以益元气"。三者合用可回阳救逆,止血固脱。此外还有燥脾之白术、苍术,益肺气之沙参、人参、黄芪等。

再有泄剂,北齐徐之才曰:"泄可去闭,葶苈、大黄之属是也。"即如葶苈子、大黄之类味苦,气味俱厚,可泻下通腑、逐水攻积,治疗脏腑里实者为泄剂。汪必昌言泄心实者有黄连、连翘之品治在气分,生地黄、郁金之品治在血分。再有利肺降火之桑白皮、枇杷叶,治在呕、咳、痰血之病。

宣剂,《药对》曰:"宣可去壅,生姜、橘皮之属是也。"汪必昌按照经络分类,分别论述麻黄、桂枝等太阳经发散药;葛根、升麻等阳明经发散药;北柴胡、银柴胡等少阳经发散药。再有引经报使药、治风药、逐风药等,汪氏分组别详辨,一一论述药品之间的差异和共性。

通剂,北齐徐之才曰:"通可去滞,通草、防己之属是也。"汪必昌列葶苈子、甘遂、商陆等下水积药,并总结"治水之法,高者抑之使下,下者导之使从膀胱出。若势盛膀胱不能泄,则决排而出之,诸药是也"。以葶苈子苦寒,能通肺闭;甘遂善攻决,可直达水所;商陆性下行,专能下水,故以此为辨。

汪氏详述汤剂之差别,一是煎煮用水之不同,分顺流水、急流水、逆流水、百沸汤、生熟汤、地浆、酸浆水等类,分别辨其性味功效及适应证。二是细论汤剂中导引药的区别,有生姜、葱、枣、酒、蜜、粳米、粟米、米醋、食盐诸类。生姜以其辛香上提之气可引发散药和补肝药;葱白"辛甘,发散药中用之",葱青"辛甘,上入肺,通阳气药中用之";枣滋补入脾,用于补土药和养荣药;酒能引导药物直达病灶;蜜味甘性平,可用于上行药和润燥药中,补中润燥、解毒止痛;粳米保护胃气,降低后续用药的刺激性,故可用于补脾药和寒凉药中;米醋可导药入肝,增强活血止痛之效,亦可矫正其他药物的不良气味,提升口感;盐性寒味咸,引药入肾,滋肾水,养肾脏。

此外,汪必昌叙述分辨丸剂成品的不同。炼蜜者入肾与肝,补中润燥,和营卫,润脏腑;半炼蜜是将蜂蜜进行轻微加热,保留原有营养成分和杂质,蜂蜜含量相对较低,主入脾和心,养脾气,除心烦;山药糊入脾、肾,可健脾养胃、补肾涩精;仓米糊、荷叶烧饭、清米饮、粥糊、蒸饼糊,皆系脾胃,养气和中、润肺止咳;再有热汤、酒糊者,可入上焦,活血化瘀、通络止痛、温经散寒;猪脊髓、猪肚糊者,入骨,可益髓补脑,滋阴生津,强筋壮骨;羊肉汁、羊肝糊者,入肝经,补肝明目,补血养心。

　　针对疾病的性质和症状的差异,汪必昌分别主张汤剂、丸剂等不同形式,如急性病者用汤剂,吸收快,药效迅速;长期虚耗用丸剂,药性缓和,药效持久。汪氏在总结分析时,勤于思考,善于辨证,广泛收集药品炮制使用的各种形式,着重强调不同性状药物的不同用法,对后世启迪良多。

王乐匋

王乐匋（1921—1998 年），笔名老匋，别名默庐，安徽歙县人，"新安王氏医学"第五代传人，著名新安医家、中医学家、中医教育家，安徽中医学院教授，安徽省新安医学研究会首任会长，全国首批老中医药专家学术经验继承工作指导老师，曾任全国高等中医院校统编教材编委，古籍整理重点书目《新安医籍丛刊》主编等职。

教授 1921 年生于歙县著名的新安王氏医学世家，为王漾酣（谟）之孙，王仲奇之侄，王任之之从弟。新安王氏，世以医名，遣方用药，卓然自成一家。故其幼承家学，颇受歙县程氏医学之影响，知内经，精伤寒，明金匮，博览群书，治学广泛，对于清代叶桂、薛雪、吴瑭、王士雄以及柳宝诒诸医家较为推崇，习其治法，学其体系，注重理解，明确用药，深扎根基并应用于实践。早年便于绩溪行医，又因元配夫人和继室皆系绩溪人，故将绩溪同作为故乡。乡里诊治患者时，处方善用经方并屡获奇效，曾被誉为"王伤寒"。至抗日期间，先生由于位于大后方，云集学识之士，多与各个医者探讨临床经验、用药炮制，后又广阅群书，研究张介宾、徐大椿、陆懋修、尤怡等各家之说。新中国成立后入南京中医学院教研班研修，并于 1952 年被聘为绩溪县医院副院长，在临床上重视整体观，讲究辨证论治，善调脏腑，疏通经络，治病求本，祛邪不忘扶正，三因制宜，强调情志致病，而且对于药物以及炮制也有一定心得，虽少明言，却值得探究挖掘。1956 年，安徽中医学院创立，即调入安徽中医学院任教，教学严谨，肯定新安医学为中华沃土之医学奇葩，同时改革创新教育之法，给予学生明确之路。中国中医科学院余瀛鳌教授誉其为："学验俱富、较有代表性的儒医之一。"认为王乐匋先生对中医教学、科研和临床医学的发展所寄予的厚望，堪称言简意赅、见解精辟、发人深省。他作为现代"新安医家"中具有代表性的人物，长期执教于安徽中医学院，潜心培养的精英、后学不计其数。后安徽中医学院聘任为教授，直至 1998 年逝世。参编《新安医籍丛刊》《续医述》《新安医籍考》，著《老匋读医随笔》等书籍。

王乐匋一生行医，而在教、医之余，常嗜怡情艺事，如爱好书法，行、草、隶、篆皆精,为书法大家,启功先生曾予赞赏。同时,又擅长绘画,如郑板桥般喜画竹,生前为中国书法家协会会员、安徽省书法家协会常务理事。乐匋工诗、书、画,而几掩其医名。诗人徐味赞曰:"杏林艺苑每相通,神韵由来气脉同,我爱当今王乐老,风流直逼一瓢翁。"

本节基于《中国现代百名中医临床家丛书·王乐匋》《老匋读医随笔》中精妙简练之医案、医话以及相关学术研究,从特色炮制方法"善用煨法炮制川楝子""竹沥制半夏"、独列和络之药及其相关炮制方法、附子用药心得等方面深入剖析王乐匋中药炮制以及相关理论的特点,为中药学以及炮制学的创新与发展提供新思路。

一、煨制川楝子

王乐匋注重药材质量与炮制方法,要求不同用途的药材采用不同的炮制方法,且其方法较为少见,鲜显于教材书籍之中,常以煨法制之川楝子,以取其减毒、缓和苦寒之性,增强止泻之效。明代缪希雍在《炮炙大法》卷首将炮制方法进行了归纳,总结为雷公炮炙十七法,云:"按雷公炮炙法有十七:曰炮、曰爁、曰煿、曰炙、曰煨……曰撒、曰晒、曰曝、曰露是也,用者宜如法,各尽其宜。"煨法为其一也,前贤使用较少,南朝齐梁时期陶弘景谓煨为"煻灰炮",意为将药物用湿面或湿纸包裹,埋于尚有余烬的热火灰中进行缓慢加热令熟的炮制方法,而对煨法进行改良,常用面裹、滑石粉、纸或麦麸加热后煨制药物,分为面裹煨、滑石煨、纸煨以及麦麸煨四种,目的是除去药物中部分挥发油及刺激性成分,降低药物副作用,或者缓和药性、增强疗效,煨法均可增强止泻作用。

然川楝子始载于汉代《神农本草经》,为楝科植物川楝的干燥成熟果实,药性苦寒,有小毒,归肝、小肠、膀胱经,临床常有疏肝泄热,行气止痛,杀虫之功效,而川楝子的特色全在于其性味。大凡疏肝理气之品,其性味均为辛温或辛苦温,但若用之不当,每有辛香化燥,伤阴耗气,甚则扰动气火之弊。惟川楝子性寒味苦,苦能泻,寒能清,疏气之中且能清热,对肝气郁久化热、内伏气火,或肝阴不足兼有气郁者,用之最宜。而王乐匋以煨法炮制川楝子的主要目的是降低毒性。传统记载,川楝子有小毒,而研究证明川楝子提取物可以诱导急性肝损伤并有潜在的肾毒性,且其毒性作用表现具有剂量依赖性和时效性,易在体内堆积,减慢自身代谢造成毒性积累。川楝子现知主要毒性成分之一——三萜类有效成分不稳定,遇热会改变其结构,故王乐匋以炮制降低药物的三萜类毒性成分含量,缩短毒性持续时间及其剂量范围,减轻肝组织损伤程度,降低其乙酸乙酯部位的毒性成分,从而起到减毒作用,且抑制醋酸诱导的扭体反应,增强其抗炎镇痛效果。而川楝子的有效成分与毒性成分均为川楝素,大火高温会加速流失,故煨法以文火烧制慢熟,其有效成分极大保留,而煨后挥发油中的化学成分在高温中含量发生变化,同时其挥发油成分含量较生品显著减少,醇类、酯类、饱和有机酸等含量较之增加,亦可降低中药之毒性,殊途同归。

川楝子炮制源于南北朝时期雷敩《雷公炮炙论》之"酒拌浸令湿,蒸,待上皮软,剥去皮,取肉去核,勿单用其核",明清时期增至九种,而王乐匋以煨法为上乘之法,并用于临床实践中,效果显然,便是由于煨法在减毒的同时,亦可缓和川楝子的苦寒之性,减少滑肠之弊,以疏肝理气止痛力胜,主于肝郁化火,胸胁、脘腹胀痛、疝气疼痛以及虫积腹痛等。如《老匋读医随笔》"安徽丝绸厂女工周某"案中,初诊低热,脘及胁间时痛,火升则动衄,感寒则便溏,每届经行,则少腹作坠,而经来色鲜,有火热之感,为肝亢脾弱、上热下寒之月经不调,此证乃肝病累至脾胃,故着重调肝,方中以柴胡、白蒺藜平肝解郁,当归活血调经,川楝子煨制,苦寒降泄却不伤正,清肝火泄郁热,又可以行气止痛。《中国现代百名中医临床家丛书·王乐匋》"54岁许某心悸"案中,病者心动悸,头眩,舌红少苔,脉细弦。患者为心阴不足、风阳外越之证,应以益阴制阳,参以理气和络为治法。方中以夜交藤、生白芍、干地黄充养肝肾,北五味子、玉竹等滋养心阴、凝心安神,以煨川楝子、炒延胡疏肝理气、调畅气机、理气通络,以金铃子散之意,气血并调,药简效专。宋代《小儿卫生总微论方》中亦载有"童便浸后煮烂"及"面裹煨"川楝子的炮制方法,减少药物刺激性,缓和苦寒之性,以护胃气。此外需要注意,煨制品含未煨透者及糊片不得超过5%,煨制品含药屑、杂质则不得过3%。炮制工艺研究认为,麦麸煨以130~150℃,20分钟为宜;面裹煨以170~190℃,20分钟为宜;滑石粉煨以140~160℃,15分钟为宜。

二、中药特色炮制

"新安王氏医学"源远流长,学术特点鲜明、理论内涵丰富。新安王氏内科非常重视药材质量与煎服方法,首先要求尽量使用道地药材,要求不同用途药材采用不同炮制方法。而于王乐匋处方中,很多药物的炮制较为鲜见,值得参考学习。如始见于《礼记·月令》:"五月半夏生,盖当夏之半"的半夏,常炮制为生半夏、清半夏、姜半夏、法半夏,而王乐匋不同于旧法,将清半夏用鲜竹沥汁淋洒拌匀,待竹沥被吸尽后,晒干即成竹沥半夏。用味甘、苦,性寒之鲜竹沥汁炮制味辛,性温的半夏,解半夏之毒、缓其寒凉药性,长于清热化痰、清胃止呕、润肺止咳。如《老匋读医随笔》"癫痫"案中,患者为肝少濡养,内风夹痰瘀阻络,为内风夹痰之证,先生知"治痰迷大热,风痉癫狂"以竹沥半夏、胆南星、石菖蒲以及煨天麻等涤痰息风,清热定痫,增强半夏化痰息风,定惊利窍之效。又或如枇杷叶,多用蜜炙以强润肺止咳的作用,多用于肺燥或肺阴不足,王乐匋则不用熟蜜,而直接用适量开水加入枇杷叶丝内,闷润至透,置炒制容器内,稍加醋,用文火加热,炒干,取出,制成清炙枇杷叶。以炙法制苦、微寒的枇杷叶,缓和其微寒之性,而作用缓和持久,提高清肺止咳之疗效。如《中国现代百名中医临床家丛书·王乐匋》"风温治验"案中,患者风温痰热蕴蒸肺胃,以清炙枇杷叶、冬桑叶、熟牛蒡子、净连翘、金银花等清温达邪,而化痰热。更有将中药大腹皮以洗制,沉香以曲的炮制方法。制后大腹皮行气宽中,行水消肿之效增,进一步提高治疗眼睑、下肢水肿等疾病的功效;而沉香曲,其行气止痛之效彰,与柴胡、白蒺藜、广郁金等可共疗上热下寒之证。此外,王乐匋也会对患者详细说明不同药物的煎服方法,如西洋参、红晒参另炖,车前子、蒲黄包煎等。

三、善用和络之品

和络法是针对络虚、络瘀、络损等不同情况,通过养络、通络、弥络而使经脉得以和畅的一种治法。而王乐匋在叶桂"初为气结在经,久则血伤入络"之理的基础上,加入辛润通络虫蚁搜剔等治络方法,合创为和络法,主要用于心、肝疾病、慢性病、老年病、顽固性疾病、外伤后遗症、局部瘀阻、痛证以及出血证等等。而王乐匋更是综合分析,推陈出新,独列和络之药,为后世拓展药物的分类以及功效主治做出特殊贡献。

和络药,主和畅络脉,以养血温阳、理气通络、活血化瘀为主要功效,其主治"络病",即通过药物发挥濡养络脉、通络搜络、护络止血等作用以诊治病位深邃、病程长久,临床上常表现出各种疼痛不已、癥瘕积聚、出血等症状特点的血分病。和络药功效各异,种类繁多,依据药性以及功效主治可区分为养血温煦药、通络药、弥络止血药三类,其中通络药分为活血化瘀药、虫类搜剔药,弥络止血药分为止咳宁络药、润肺和络药、泄肝救络药、畅肺和络药、止血弥络药,部分药物有多种不同作用,亦兼有祛风湿、利关节、强筋骨等功效。而使用和络药时应针对血分病情况之差异,相应选择长于活血化瘀、润肺泄肝或止血止痛的中药,也应根据病种之不同而适当配伍祛风、润燥、化湿药,又须根据患者自身体质的需要,分别与助阳、滋阴、养血等药搭配使用,治病求本,扶正祛邪。

(一)善用养血温煦药

养血温煦药,以养血温煦,调和络脉为主要作用。其主治由于精血不足,或阳气不布,影响脏腑与全身机体功能障碍而出现的腰脊疼痛、四肢活动不灵、肌肉麻木等身体空疼、行动不利,伴有神疲乏力、活动受限、四肢麻木以及抗邪能力减弱等特点。王乐匋认为,脉络须得气血的持续滋养与温煦,然可确保五脏六腑、形体官窍功能的正常,并在其异常状态下常用鸡血藤、当归、金毛狗脊、巴戟天、鹿角片、锁阳等药治之,现择选王乐匋常用三品细而述之。

鸡血藤,又名血风藤,常以生用,苦泄甘缓,温而不烈,性质和缓,既能活血,又能补血,尤擅调经,活络止痛,又能养血荣筋,为治疗腰脊酸痛等经脉不畅、络脉不和病证的常用药。王乐匋常用鸡血藤治疗肝阳上亢之眩晕,伴有肢体间歇性麻木不仁,或有四肢痹痛,常以息风和络,调肝畅郁,配伍半夏、天麻、归须、丹参、杜红花、田三七粉等药物活血化瘀通络,鸡血藤常用剂量为30g,对于促进血液及心血管系统造血功能、改善脑动脉血液循环、缓解动脉痉挛有着积极作用。治胸痹不畅,心绞痛,常配伍红花、归须、丹参等;治肢体筋脉麻木,或抽搐时作,常配伍天麻、白芍等;治血虚月经不调,痛经、闭经,常配伍当归、熟地黄、白芍等。治血虚不能养筋之肢体麻木,血虚萎黄,常配伍白芍、当归等同时,鸡血藤具有祛风湿及活血通络的双重作用,既为养血温煦药,又为通络药中的活血化瘀药,临床常以应用。

当归,味甘而重,故专能补血,其气轻而辛,故又能行血,补中有动,行中有补,明代张介宾《本草正》谓其:"诚血中之气药",亦为"血中之圣药"。王乐匋将当归净制为全当归、归须、归尾补血活血,调经止痛,亦炮制当归炭止血和血,归须、归身、归尾、全归常用剂量为10g,儿童当归炭剂量为4.5g。治暑湿内阻,复感风邪时毒而下痢频频时,当归炮制为炭,配伍白头翁、鲜马齿苋、白芍等;当归生用常配紫丹参、蒲公英、佛手片、法半夏等,振胃气、疏肝解郁,治疗梅核气;归身常与炙黄芪、旱莲草、藕节、白芍、炒潞党参,重用甘温补气,阳生阴长以生血,气旺血生,以活血化瘀、排尽瘀血;以全当归配伍制半夏、陈胆星、鸡血藤、杜红花等,息风涤痰,而和络道,诊治风痰夹瘀阻络之证;与丹参、红花、三七粉、制乳香、没药、广郁金等,活血和络以治胸痹。

巴戟天,气微,味甘而微涩,归肾、肝经。王乐匋常以生用,少有炮制,常以条大、肥壮、连珠状、肉厚、色紫者为佳。使用巴戟天与锁阳、鹿角片、金毛狗脊、黄芪、鸡血藤、当归等品配伍,益气养血,补精壮肾,以促使精血充足,周身络脉得以滋涵温煦,并根据病情的变化予以增损;亦可治肾阳虚弱,命门火衰之阳痿不育,可与淫羊藿、仙茅、枸杞子等配伍,如明代张介宾《景岳全书》之赞育丸;以巴戟天、鹿角片、锁阳、肉桂、熟附、台乌药等品组成温肾益精之剂大补肾阳,以治阳气不足,神情不振之情志病。

养血温煦药,重在补益,但应补中有通。如鸡血藤、当归既能补血,更能通脉,很适宜脉络应"满而通畅"的生理特点。而巴戟天、锁阳、鹿角片等品,虽性温热,但温而不燥,既能温煦络脉,又能燮理阴阳,阳生阴长,促进精血的化生,具有祛风湿强筋骨的作用,故是养血温络之佳品。

(二)通络药

《素问·举痛论》云:"经脉流行不止,环周不休。"王乐匋明循行于经络中的营卫气血,正是通过络脉而温养、濡润全身,维持人体正常生理功能的。所以行气血而营阴阳,需要络脉保持无堵塞而畅通无阻,若气血运行阻滞,络脉瘀积,即可致使刺痛定痛、紫黯积聚、脉涩出血等症状的出现,故通畅络脉对于治疗血分病实为重要。而通络之品可分为活血化瘀药和虫类搜剔药。活血化瘀药以通利血脉、促进血行、消散瘀血为主要功效,多具辛、苦味,以温性为主,主入血分,以归心、肝两经为主。"血实者宜决之",辛散行滞,行血活血,能使血脉通畅,瘀滞消散,如丹参、红花、田三七、鸡血藤、制乳没等。虫类搜剔药,先生赞其"以藉虫蚁搜剔,以探其幽隐,取效方捷",多者亦可祛风解痉,破血通经,如全蜈蚣、全蝎、水蛭等。兹以其常用之药,成列如下。

丹参,入心肝血分,性善通行,能活血化瘀,通经止痛,为治疗血瘀证的要药。《妇人明理论》亦有"一味丹参散,功同四物汤"之言,实见其补养营血、调畅血脉的功效。故王乐匋用紫丹参配以磁石、龙齿、钩藤、郁金、川芎、鸡血藤、血竭等,平肝息风,和络养心,或以紫丹参配以锁阳、杜红花、北条参、生白芍之品,补益气阴,柔畅气机而安神,治疗冠心病,切合病机而效;经脉瘀阻,经气不通于耳者,或头脑昏沉,眩晕耳鸣,多用丹参、田三七、红花、鸡血藤等活血化瘀行络;或以杜红花、丹参、降香、延胡索、川楝子、青橘叶以活血行气,治之痰浊夹瘀盘踞胸中,见有心气不足之证。

红花,入心、肝血分,秉辛散温通之性,活血祛瘀、通经止痛之力强,是妇科瘀血阻滞之经产病的常用药,亦能活血祛瘀、通经止痛,善治瘀阻心腹胁痛、跌打损伤。王老知其亦可保护血管内皮细胞,缩小心肌梗死范围,缓解微结构损伤,并能显著增加缺血再灌注后局部脑血流量,抗脑缺血损伤,故常用其与红参、麦冬、五味子、乳没、五灵脂、血竭、三七等,补益气阴而通达络脉。剂量向来为中医不传之秘。然根据文献记载,红花的剂量只宜 3~6g,但王乐匋恰当配伍常用 10g,效果卓绝,且从未出现不良反应,亦可谓"有故无殒,亦无殒"。

全蜈蚣,味辛、微咸,气微腥,有特殊刺鼻的臭气,传统炮制要求去头足,而王乐匋认为,用全蜈蚣则力量更宏,且不浪费药源,以条宽、腹干瘪者为佳,且常用 2 条之剂量,以"加一二味虫类药"药效灵验。其性善走窜,通达内外,有比全蝎更强的息风止痉及搜风通络作用,二者常相须为用加之乳香、没药、辰砂,治疗多种原因引起的痉挛抽搐,甚至痉厥。王乐匋晚年曾肢指作麻,步履不稳,经查有轻微脑血栓,长期服用全蜈蚣与煨天麻、红花、三七、当归等,不仅诸症消失,而且鹤发童颜,步履轻捷平稳,有效地控制了病情发展。亦常与独活、威灵仙、天麻、川芎、僵蚕等药同用,主治痹阻较重,病位较深,非此不能探其幽隐之顽痹。还可以毒攻毒,解毒疗疔。

全蝎,归肝经,擅长祛风痰、通络开闭。王乐匋治疗肝肾之阴不足以致肝阳偏亢,上扰清窍之头痛,常以煨天麻、钩藤、左牡蛎、石决明、滁菊等以息风阳,并以之与全蜈蚣、鸡血藤、杜红花等同用,搜剔入络之邪,滋阴潜阳而症见缓解。对头痛病的治疗,王乐匋常以全蝎等虫类药取效。肝脏气血不畅而血瘀甚者,亦常酌加全蜈蚣、全蝎等虫蚁搜剔之品。而全蝎、蜈蚣均辛散有毒,每相须为用,协同增效,然全蝎性平、息风镇痉,攻毒散结之力不及蜈蚣;蜈蚣力猛性燥,善走窜通达,息风止痉、解毒散结之功优于全蝎,故应明辨病情,对症用药。

(三)活用弥络止血药

络脉统属全身浮血络、孙络,行于外者为"阳络",至五官九窍、四肢百骸,行于内者为"阴络",达于脏腑,无处不至。而《灵枢·百病始生》云:"阳络伤则血外溢,血外溢则衄血;阴络伤则血内溢,血内溢则后血。"故络脉损伤而易于出血,故王乐匋用弥络止血药以治疗。以诊治肺结核、支气管扩张、肺癌等"肺络损伤"为例,可用川贝母、炙紫菀、炙冬花、蒸百部、桔梗、熟牛蒡、蒸白前、生粉草,止咳宁络;如南北沙参、麦冬、干地黄、女贞子、甘杞子、冬虫夏草等品,润肺和络;如青黛、蛤壳等,泄肝救络;如丝瓜络、橘络、瓜蒌壳、广郁金、桔梗、白蒺藜、金铃子,畅肺和络;亦可用炒藕节、炒茜根、旱莲草、仙鹤草、田三七粉、白及片等药,止血弥络。此种药并无定类,而随症治之,主以弥补络脉,止以内外之血。

四、附子用药心得

附子,味辛、甘,性大热,归心、肾、脾经,有回阳救逆,补火助阳,散寒止痛的功效。汉代《神农本草经》言其主治为:"风、寒、咳逆邪气,温中,金疮,破癥坚积聚,血瘕,寒湿,踒(《御览》作痿)躄,拘挛,膝痛不能行步。"而王乐匋在吸取前贤名家运用附子及其配伍治疗疾病经验的基础上,进一步掌握其性味、功效以及配伍应用,充分用以诊治外感、内伤等众多疾病。因证而异,王乐匋常以附子及相关配伍治疗亡阳证、阳虚证、痹证、湿热证、寒热夹杂证、肠痈以及其他诸证,以下便分而述之。

(一)亡阳证

附子生用,有大热之性,为纯阳燥烈之品,可以逐退在内之阴寒,急回外越之阳气,凡属阳虚阴极之候,服之有起死之殊功,清代陈念祖《神农本草经读》

素称其为"回阳救逆第一品药",往往善治亡阳之证。王乐匋尝谓:"凡虚人感邪,虽自阳经传入,亦不可拘定于先有头痛发热等证,而以'传经属热'一语印定眼目。"不可一叶障目而言,病非在阴经为阳经,若未溯本求源,审证求因,辨证论治,而仓促投药,然热未愈且阴寒已经内生也,可见四肢厥冷、脉弱沉细之象。纵然存一派热象,如面赤、烦渴、大汗,外证热势散漫,但发热因于气虚,而舌淡少苔、脉虚无力,亦需明患者阳气之衰微,可于人参合附子、龙牡以收敛阳气,温经托邪,是邪气因药力而出。

如《中国现代百名中医临床家丛书·王乐匋》"1957年5月22日章某"案中,初起呕逆泄泻,继则寒热交作,邪恋正虚一旬余,诊时烦渴,四末厥逆,舌红但不干燥,脉来濡细少神。此为温邪内陷,肾阳不振,肾水凌心,心阳外浮以致舌红,为龙相之火飞越于上,由阳厥转阴厥、由实转虚之变。故以陶氏加减回阳急救方,以生附片回阳救逆,并予益胃阴法善后,转危为安。而此证实难判断,王乐匋早年行医,地处严重血吸虫病流行区,多致脾肾阳虚,此类患者虽感病但非典型,常属于虚实夹杂之证,故以清楚分析、综合考虑、结合临床辨明病情之况,施以治之,才得转圜之余地,后而旋愈。于亡阳证,若遇阳气衰微,阴寒内盛之亡阳证或太阳病误汗等而致,症见大汗淋漓,四肢厥冷,脉微欲绝,可以附子与干姜、甘草同用,附子、干姜配伍主治亡阳证,其性属热,两阳相得,犹如火上添薪,气势威猛,可使其回阳救逆之功大振,或与葱白、干姜同用,如《伤寒论》之四逆汤、白通汤,宣通上下;若亡阳兼气脱者,可以附子与人参同用,如明代薛己《正体类要》之参附汤等运用附子回阳救逆、破阴回阳、通达内外之法。

(二)阳虚证

附子,归心、脾、肾经,性味辛甘,其性走而不守,能通行十二经,而辛甘助阳,亦可益火之源,以消阴翳。清代张德裕《本草正义》赞附子云:"凡三焦经络、诸脏诸腑,果有真寒,无不可治。"上可助心阳以通心脉,中可温脾阳而散寒,下亦补肾阳以益火,且能外达皮毛祛除表寒,为"补火助阳"之要药,熟制后,凡阳气不足之证,不论心、脾、肾诸脏阳气虚衰等证皆可以运用。

1)心阳虚证

心气不足、心阳虚衰、瘀血闭阻以致胸痹心痛者,症见心悸气短、胸壁不快,可以附子与人参(红参最佳)、红花、三七等同用,如《中华人民共和国药典》之益心丸。在《中国现代百名中医临床家丛书·王乐匋》"1991年9月11日金某"案中,病者即胸痹不快而精神萎靡,四肢常清,舌淡而紫气明显,脉濡软,此因患者素体阳虚,心阳不充,气机滞郁不畅,故胸中闷闷不快,精神状况不良,心阳不振,阳气无法充溢于外,体表失于温润,则四肢清冷。《金匮要略·胸痹心痛短气病脉证治》云："夫脉当取太过不及,阳微阴弦,即胸痹而痛,所以然者,责其极虚也。今阳虚知在上焦,所以胸痹,心痛者,以其阴弦故也。"很清晰地说明患者的情况,王乐匋便以温心阳、益均为阳中之阳,辛温通阳,发散通经,作用之力由内达外,温通内外脏腑经络;人参甘草补心益气,炒延胡索、广郁金、杜红花、丹参、归须等和络之品,通畅心络,活血化瘀,另配以橘核叶等理气之药,行气活血,气行则血行,后续以调理,预后良好。若心肾之阳不足,即从心、肾辨证,选用附子、桂枝温通心肾,配伍大剂黄芪、红参益气,佐之和络活血之药,可起沉疴,显成效。

2)脾阳虚证

中焦脾胃虚寒较甚,或脾肾阳虚,症见脘腹冷痛、呕吐泄泻、畏寒肢冷者,可以附子与干姜、人参、白术等同用,温阳祛寒、温运中阳、补气健脾,如宋代《太平惠民和剂局方》之附子理中丸。如在《老匋读医随笔》"麻疹张某"案中,初诊时发热咳嗽已有五日余,皮疹出而即没,额际少数疹点,其色淡不荣,精神困倦,四肢不温,口渴溲短,大便溏泻,两手纹色略显青紫,舌红苔腻。此为风温之证兼滞,由于泄泻失度以致脾肾阳虚,不可托邪外出,王老遂以附子、炮姜炭鼓舞脾肾之阳,同时伍以透疹之药,并参以芫荽煎汤外擦面部及躯干,使邪实迅速从外而达。脾肾之阳不振,浊气上升,亦常致眩,而可以附子振奋肾阳,并配以半夏、天麻、菖蒲等豁痰开蒙之药,肾阳得振,则眩晕一症,便随之缓解。值得一提的是,世人有谓半夏反乌头之说,而若与附子相伍,宁非误也?其实不然,汉代张仲景《金匮要略》卷上即有"附子粳米汤"的记载,可见此种配伍之法可许,更见诸前人之众多文献,知其并无不妥。

治疗脾肾阳虚,水肿,小便不利者,附子常与茯苓、白术、生姜等同用,大辛大热,温肾助阳化气行水,暖脾抑阴以温运水湿,如汉代张仲景《伤寒论》之真武汤;亦适用于脾阳不足,脾不统血证,症见大便下血,先便后血,或吐血,衄血,及崩漏下血等,附子常与伏龙肝、白术、黄芩等同用,温中止血,健脾运胃,既补纯阳之本,又益气血化生之源,如汉代张仲景《金匮要略》之黄土汤。治脾阳不足,冷积便秘者,附子可与大黄、干姜等同用,辛热温脾阳以散寒凝,苦寒泻下而除积滞,如唐代孙思邈《千金要方》之温脾汤。若治脾肾阳虚、痰饮阻肺所致的咳嗽,气促发喘,咯吐白痰,畏寒肢冷者,则以附子配干姜、附子、白芥子等,温肺散寒以化饮,温脾阳以化湿,温肾阳以制水泛,如《中华人民共和国药典》之痰饮丸。而若湿温后期,邪热已退七八,但患者舌质淡而少苔,食欲不振,或大便微溏,四肢困乏无力,脉来沉细,此时当健脾启胃,此时亦可加附子于其间,以振奋脾胃之阳气,并伍之竹叶石膏汤加减清除余邪。

3）肾阳虚证

附子补火助阳之力,尤擅补益肾阳,以附子常配肉桂、熟地黄。如治肾阳不足,命门火衰,症见腰膝酸软,畏寒肢冷,神疲乏力者,常以附子与肉桂、鹿角胶、熟地黄等同用补阳益元,温肾阳、益精血,阴中求阳,如明代张介宾《景岳全书》之右归丸。例《老匋读医随笔》"年76绩溪石门周某"案中,患者平日恶寒喜温,动则作喘,突感受外邪,寒热自汗,咳嗽气短,舌淡略有薄苔,脉浮缓而无力,四肢欠温,鼻流清涕。此为年老肾阳不足,以致摄纳无权,外感风寒与宿饮相搏,王乐匋以桂枝加附子汤加减,以上下分治,标本兼顾,加附子回阳补肾,驱逐寒湿,与桂枝相用,共同达到振奋阳气,驱散风寒湿邪的目的,参加补骨脂等摄纳下元之品,续调之以复其康。若症见阳痿早泄等,以附子配薯蓣、山茱萸、熟地黄等同用,温肾助阳,生发少火,益精泻浊,如汉代张仲景《金匮要略》之肾气丸。至于肾虚精关不固之梦遗滑精,即将附子与桑螵蛸、五味子、龙骨同用,温肾摄精,强腰膝,止遗精、涩精,如南宋杨倓《杨氏家藏方》之桑螵蛸丸。而对于下元虚冷、肾不纳气之虚喘,常用附子与沉香、肉桂、补骨脂等同用,或与肉桂、熟地黄等同用,如宋代《太平惠民和剂局方》之黑锡丹,温壮下元,镇纳浮阳,引火归原,使虚阳复归肾中,或如《中华人民共和国药典》之固肾定喘丸,有温肾纳气,健脾利水之效。若治肾阳亏虚,寒从内生之胁腹疼痛,附子常配伍胡芦巴、补骨脂同用,壮阳益气,暖元脏,补虚乏,止腹痛,如宋代《圣济总录·卷八十六》之胡芦巴丸。治耳鸣耳聋,也可由附子与石菖蒲共为末,猪肾、葱白、米共作羹食,如宋代《圣济总录》之菖蒲羹。此外,若病者素体阳虚,反复易感,症见恶寒发热等外感风寒表证,神疲欲寐,而脉反沉,王乐匋常将附子与麻黄、细辛同用,如用《伤寒论》之麻黄细辛附子汤加减诊治疾病。

参考文献

［1］高尔鑫.汪石山医学全书［M］.北京：中国中医药出版社，1999.

［2］汪机.伤寒选录［M］.北京：中国中医药出版社，2015.

［3］方光禄.汪机佚书《本草会编》内容特点探究［J］.安徽中医药大学学报，2015，34（5）：17-20.

［4］马强，王茎.汪机著作新识［J］.中医文献杂志，2023，41（4）：5-8.

［5］谭辉，纵艳平，郭锦晨，等.徽派朴学演进视野下新安固本培元派形成与发展［J］.中华中医药杂志，2022，37（3）：1776-1779.

［6］陈嘉谟.本草蒙筌［M］.北京：中医古籍出版社，2008.

［7］刘佳，郭锦晨，朋汤义.陈嘉谟《本草蒙筌》辅料运用特色［J］.河南中医，2023，43（4）：518-522.

［8］胡正强，朋汤义.基于《本草蒙筌》探析新安医家陈嘉谟徽派中药炮制特色［J］.中国民族民间医药，2023，32（5）：28-31.

［9］陈文港，陈一鸣，尚佳乐，等.陈嘉谟《本草蒙筌》中药炮制学术特色及规范化研究思路［J］.中医药临床杂志，2022，34（09）：1604-1607.

［10］谢路.温病临证破解［M］.北京：中国中医药出版社，2015.

［11］何蕾，施卫兵，郭锦晨，等.从"命门动气"理论探讨痢疾的治疗［J］.中国民族民间医药，2023，32（20）：1-4.

［12］郜晓芹，孟晓雨.孙一奎《赤水玄珠全集》编著特点及其诊治特色［J］.甘肃中医药大学学报，2023，40（5）：18-23.

［13］孙一奎.赤水玄珠［M］.北京：中国医药科技出版社，2011.

［14］孙一奎.医旨绪余［M］.北京：中国中医药出版社，2020.

［15］孙一奎.孙文垣医案［M］.北京：中国医药科技出版社，2012.

［16］马照新.方有执对伤寒学说的继承与发展［D］.北京：北京中医药大学，2021.

［17］张星平，肖莹.方有执《伤寒论条辨》对伤寒学的贡献［J］.上海中医药杂志，2005，（7）：55-56.

［18］何叶博,严世芸,陈丽云.方有执《伤寒论条辨》的理学渊源［J］.中华中医药杂志,2020,35（8）:3821-3823.

［19］潘嘉营.方有执治《伤寒论》学术思想研究［D］.广州:广州中医药大学,2022.

［20］徐斐.论歙人方有执首创《伤寒论条辨》及其治学特点［J］.湖北函授大学学报,2016,29（6）:114-115,151.

［21］李楠,高飞,万芳.浅谈《伤寒论》中的中药炮制方法［J］.北京中医药大学学报,2013,36（1）:67-69.

［22］谢韬.浅谈方有执对《伤寒论》的发挥［J］.江西中医药大学学报,2015,27（5）:22-23.

［23］吴正伦.养生类要［M］.上海:上海古籍出版社,1990.

［24］吴正伦.脉症治方［M］.北京:学苑出版社,2014.

［25］薛露,朋汤义,郭锦晨.吴正伦《养生类要》中药炮制学术特色研究［J］.中国民族民间医药,2023,32（23）:1-6.

［26］刘寨华,于峥,张宇鹏,等.吴正伦《脉症治方》学术思想探析［J］.中国中医基础医学杂志,2013,19（9）:992,1016.

［27］黄进,汪伟.新安医家吴正伦养生学术特色浅析［J］.现代中医药,2017,37（6）:111-113.

［28］方广.丹溪心法附余［M］.北京:中国中医药出版社,2015.

［29］黄元御.长沙药解［M］.北京:中国中医药出版社,2016.

［30］朱震亨.丹溪心法［M］.北京:人民卫生出版社,2005.

［31］程伊.程氏释方［M］.北京:中国中医药出版社,2017.

［32］李时珍.本草纲目［M］.北京:中国中医药出版社,2020.

［33］张介宾.景岳全书［M］.北京:中医古籍出版社,2021.

［34］余淙.新安医籍丛刊·杂著类·诸证析疑［M］.合肥:安徽科学技术出版社,1995.

［35］李永攀.基于《诸证析疑》考证的新安医家余午亭学术观点与经验研究［D］.安徽中医药大学,2014.

［36］朱梦,王茎,张佳佳.基于《诸证析疑》探析新安医家余午亭"治火八法"学术特色［J］.中医药学报,2019,47（4）:99-101.

［37］洪靖,王鹏,周晨,等.《诸证析疑》血证诊疗思路探讨［J］.山西中医学院学报,2017,18（5）:4-5,8.

［38］罗世旷.朱丹溪对新安医家的影响研究［D］.合肥:安徽中医药大学,2023.

［39］汪伟.余午亭《诸证析疑》学术思想浅析［J］.湖南中医药大学学报,2016,36（7）:41-43.

［40］赵令富,宋金香,黄辉.明代新安医家汪机、罗周彦"固本培元"学术思想比较分析［J］.甘肃中医药大学学报,2019,36（5）:25-28.

［41］罗周彦.医宗粹言［M］.合肥:安徽科学技术出版社,1995.

［42］孙宇洁,郭锦晨.基于《医宗粹言》探析新安医家罗周彦"元阴门"学术思想［J］.中国民族民间医药,2019,28（14）:5-7.

［43］于大猛.淡豆豉传统炮制工艺探微［J］.辽宁中医药大学学报,2021,23（8）:34-38.

［44］陈缤,贾天柱.关于"炮制十七法"出处的考证［J］.中医文献杂志,2021,39（4）:31-33,42.

［45］张亚丽,王东青.果实种子类药物炮制浅见［J］.辽宁中医药大学学报,2009,11（6）:216.

［46］程履新.山居本草［M］.北京:中国中医药出版社,2017.

［47］汪沪双.程履新与《山居本草》［J］.中医药临床杂志,2005,（3）:305-306.

［48］王万里.现存新中国建国之前新安本草文献研究［D］.合肥:安徽中医药大学,2020.

［49］储全根.新安医家:学术思想与临床经验研究［M］.北京:人民卫生出版社,2021.

［50］刘时觉.中国医籍补考［M］.北京:人民卫生出版社,2017.

［51］蔡泓,李军,王君明,等."以药制药"炮制技术的历史沿革理论依据及其现代研究策略［J］.时珍国医国药,2017,28（11）:2703-2705.

［52］李凯,周宁,张振凌."入盐走肾"理论的现代研究［J］.中草药,2017,48（24）:5281-5285.

［53］杨锦妮,刘新月,张艳.中药"酒制升提"炮制理论的研究进展与探讨［J］.中草药,2023,54（18）:6139-6149.

［54］李星,敖明月,罗婷,等.姜的炮制沿革及炮制品现代研究进展［J］.成都中医药大学学报,2021,44（4）:84-92.

［55］李昱,苏联麟,季德,等.炮制辅料醋的历史沿革及现代研究进展［J］.中国中药杂志,2021,46（16）:4083-4088.

［56］邢玉瑞,苗彦霞.数字"七"与中医学的关系［J］.中医杂志,2016,57（8）:636-639.

［57］兰昀羲,胡宇,黄巍,等.引经药研究现状及展望［J］.中华中医药杂

志，2022，37（9）：5270-5272.

［58］陈雪功.对引火归原中阴阳舛错之认识［J］.中医杂志，1992，（9）：10-12.

［59］洪正立.新安医籍珍本善本选校丛刊·医学入门万病衡要［M］.陆翔，张若亭，校注.北京：人民卫生出版社，2018.

［60］李平.《伤寒论后条辨》重视体质因素与发病关系的观点［J］.中医学报，2012，27（5）：549-550.

［61］程新，邓勇，王旭光.程应旄生平与《伤寒论后条辨》学术价值［J］.中医文献杂志，2016，34（4）：11-14.

［62］万四妹，陆翔，王旭光.《医读》的作者与版本源流［J］.中华医史杂志，2017，47（4）：237-242.

［63］许霞.新安槐塘程姓家族医学的传承对中医教育的启迪［J］.辽宁中医药大学学报，2010，12（2）：49-51.

［64］黄煌.对《伤寒论》学术价值再认识的一部力作——清代伤寒家程应旄《伤寒论后条辨》述评［J］.国医论坛，1994，（3）：42-43.

［65］汪机撰，程应旄补辑，王旭光，万四妹校注.新安医籍珍本善本选校丛刊·医读［M］.北京：人民卫生出版社，2008.

［66］汪昂.本草备要［M］.北京：人民卫生出版社，2005.

［67］汪昂.医方集解［M］.北京：人民卫生出版社，2006.

［68］张景岳.本草正［M］.北京：中国医药科技出版社，2017.

［69］张介宾.类经［M］.北京：中医古籍出版社，2016.

［70］陈士铎.本草新编［M］.北京：中国中医药出版社，2018.

［71］程新.《本草备要》学术价值与版本探析［J］.大学图书情报学刊，2015，33（5）：116-120，128.

［72］孟江，张英，曹晖，等.中药蒸法的历史沿革分析［J］.中国实验方剂学杂志，2021，27（10）：176-183.

［73］陈昌利，王丹丹.五味子蜜制前后总有机酸含量测定［J］.海峡药学，2016，28（6）：45-48.

［74］陈芳，吴潍，范晓良.茯苓炮制历史沿革考证［J］.中药材，2021，44（9）：2224-2231.

［75］吴思俊，王龙，赵铭威，等.中药九蒸九晒炮制技术研究进展［J］.中南药学，2022，20（9）：2015-2022.

［76］徐甜，吉静，邵奇，等.中药胆制的价值考辨［J］.中医药学报，2023，51（7）：119-122.

［77］代良敏,代良萍,陈永钧,等.吴茱萸制黄连的炮制工艺优选［J］.中国现代中药,2022,24（8）:1549-1554.

［78］刘庆华,贾春华."以形为治"源流及其药用体系的初步构建［J］.中医杂志,2019,60（2）:95-99.

［79］汪文绮.杂症会心录［M］.北京:中国医药科技出版社,2011.

［80］陈玉,王娟,谭仔龙,等.汪文绮《杂症会心录》产后病用药特色探析［J］.甘肃中医药大学学报,2022,39（3）:27-31.

［81］陈雨露,黄辉.汪文绮《杂症会心录》疫病辨治特色探析［J］.中国中医基础医学杂志,2021,27（7）:1078-1080.

［82］李帅.张介宾对新安医家的影响研究［D］.合肥:安徽中医药大学,2023.

［83］余瀛鳌,项长生,汪幼一.汪文绮及其《杂症会心录》［J］.安徽中医学院学报,1982,（3）:13-15,20.

［84］谭蔡麟,杨永宏,王先兵,等.叶天士"胃阴学说"的临证价值［J］.上海中医药杂志,2017,51（8）:37-39.

［85］戴翥.叶天士《临证指南医案》外感温热类温病养阴学术思想及用药规律研究［D］.昆明:云南中医学院,2013.

［86］孙晓光.从《临证指南医案》看叶天士对仲景学说的继承和发展［D］.北京:北京中医药大学,2011.

［87］杜紫微,王一硕,李佳珍,等.药用辅料米的炮制历史沿革及现代应用［J］.上海中医药杂志,2023,57（6）:59-67.

［88］王烁,赵雪琪,杨云祯,等.《临证指南医案》丸剂膏剂与服药法探析［J］.天津中医药,2017,34（3）:165-167.

［89］钟楚楚,吴孟华,余品皓,等.橘红与化橘红采制、炮制及功效的古今演变探析［J］.中国中药杂志,2021,46（18）:4865-4874.

［90］叶天士.临证指南医案［M］.北京:人民卫生出版社,2006.

［91］夏学传.试论《医理》的"燥湿为纲"观点［J］.安徽中医学院学报,1989,（3）:25-27.

［92］黄延芳,谭剑文.苦寒论究［J］.中国民间疗法,2016,24（7）:6-7.

［93］石雪晶.基于六经"开阖枢"理论的《伤寒论》太阴病本证的文献研究［D］.北京:北京中医药大学,2022.

［94］吴燕芳.药分润燥,治崇开阖——试析石寿棠的药学理论［J］.上海中医药杂志,1999,（5）:11-13.

［95］王新贤,殷海波,胡笑赢,等.苦辛法浅析［J］.环球中医药,2017,

10（10）：1211-1212.

［96］侯阿美，王键，郭锦晨，等．从《医理》小议余国珮"燥湿为纲"学术思想［J］．现代中医药，2019，39（3）：1-3.

［97］赵建根，李家劼，陆翔，等．新安医家余国珮运用"燥湿为纲"理论辨治用药规律研究［J］．陕西中医药大学学报，2022，45（5）：95-101.

［98］张佩文，王键，侯阿美，等．新安医家余国珮"燥湿为纲"学术思想探析［J］．中华中医药杂志，2019，34（6）：2495-2498.

［99］方肇权．方氏脉症正宗［M］．北京：中国中医药出版社，2015.

［100］高徐源，许霞，朱俊，等．《方氏脉症正宗》治郁思想探析［J］．安徽中医药大学学报，2023，42（6）：4-7.

［101］章健．《方氏脉症正宗》方剂学特点初析［J］．中医药临床杂志，2008，（2）：187-188.

［102］洪必良．浅探方肇权的"改正汤散说"［J］．安徽中医学院学报，1993，（3）：13-16.

［103］王春芳．不同中药炮制方法对中药饮片临床疗效的影响［J］．中国中医药现代远程教育，2023，21（4）：59-61.

［104］郝永龙，陈美荣，刘向红，等．基于象思维重新认识中药五味五行配属理论［J］．中华中医药杂志，2018，33（11）：4793-4796.

［105］余阳．附子炮制机理及质量控制研究［D］．上海：中国科学院上海药物研究所，2022.

［106］范继东．李敬林教授引卫入阴法治疗失眠经验总结［D］．沈阳：辽宁中医药大学，2018.

［107］朱宏胜．徽派朴学大师汪绂的坎坷人生［J］．江淮文史，2021，（2）：64-69.

［108］邵祥芸，赵敏，李丹．基于《黄帝内经》和法理论探析失眠的治疗［J］．中医临床研究，2018，10（33）：20-22.

［109］李世媛，丁跃玲，贾于儒，等．从《金匮要略》方后注加减探讨张仲景用药思路［J］．中国中医基础医学杂志，2019，25（7）：885-886.

［110］杨丽，周易，王晓明，等．炮制对半夏化学成分及药理作用研究进展［J］．辽宁中医药大学学报，2022，24（2）：49-53.

［111］杨冰，祝丹丹，于欣茗，等．新世纪20年：守正创新背景下创新炮制技术探索与实践［J］．中草药，2024，55（2）：357-365.

［112］张博，张丽艳．金匮肾气丸方证内涵探寻［J］．中国中医药现代远程教育，2023，21（23）：70-73.

［113］薛清录.中国中医古籍总目［M］.上海:上海辞书出版社,2007.

［114］潘欢欢.白术麸炒过程中物质基础、健脾作用和燥性变化研究［D］.成都:成都中医药大学,2017.

［115］尉捷,吴婷婷,王育林.北京西鹤年堂生麻黄"去节"和"九转南星"传统炮制方法的优势——与北京市中药炮制规范的比较分析［J］.中华中医药杂志,2017,32（6）:2510-2513.

［116］方文韬,詹志来,彭华胜,等.干姜、生姜、炮姜分化的历史沿革与变迁［J］.中国中药杂志,2017,42（9）:1641-1645.

［117］徐军,傅喆暾.地黄炮制品名历史沿革及功效考辨探讨［J］.中成药,2017,39（9）:1913-1916.

［118］彭令,陈建国,杜宇鑫.清嘉庆御医汪必昌考略［J］.中华中医药杂志,2018,33（4）:1264-1266+1681.

［119］陈曦,张立平,李董男,等.《聊复集·医阶辨药》学术特色钩玄［J］.陕西中医药大学学报,2022,45（1）:38-41.

［120］陈曦,张立平,李董男,等.《聊复集·医阶辨证》学术特色钩玄［J］.陕西中医药大学学报,2021,44（6）:46-48.

［121］秦聪聪,杜沁圆,张义敏,等.川楝子炮制历史沿革及现代研究进展［J］.中成药,2023,45（5）:1603-1609.

［122］张雨,范蒙蒙,朱建光,等.川楝子化学成分、药理及毒理研究进展［J］.中华中医药学刊,2023,41（12）:218-226.

［123］叶宇航.川楝子效用的演变探析［J］.中医文献杂志,2023,41（1）:23-25,33.

［124］武倩茹.川楝子中三萜类化学成分的研究［J］.山西医科大学学报,2024,55（1）:104-107.

［125］赵运昇.附子古今与现代药理研究用法探讨［J］.光明中医,2016,31（8）:1185-1186.

［126］邵田娱,钱燕娜,吕品秋,等.红花注射液对痛经模型小鼠血清NO、Ca^{2+}、MDA、SOD的影响［J］.新中医,2020,52（12）:1-4.

［127］张河香,朱庆军.新十针联合柴胡舒肝散加减治疗慢性胃炎疗效观察［J］.世界最新医学信息文摘,2018,18（72）:184-185.

［128］王键,吴毅彪,任何,等.王乐匋［M］.北京:中国中医药出版社,2009.

［129］王乐匋.老匋读医随笔［M］.北京:中国医药科技出版社,2018.

［130］汪必昌.聊复集［M］.合肥:安徽科学技术出版社,1995.

［131］郭锦晨,黄莉,黄辉,等.非遗视域下新安医学活态传承现状与建设思路［J］.中医药临床杂志,2023,35（7）:1249-1253.

［132］李慧,付书璠,孙宇洁,等.基于《不居集》浅析吴澄理脾阴之法治疗外感虚损［J］.西南医科大学学报,2021,44（1）:83-86.

［133］孙宇洁,郭锦晨,纵艳平,等.基于《医旨绪余》小议孙一奎"宗营卫"三气学术思想特色［J］.陕西中医药大学学报,2020,43（5）:54-56.

［134］霍晨露,李慧,徐薇,等.程钟龄《医学心悟》"六气相杂须辨论"微探［J］.陕西中医药大学学报,2020,43（3）:46-48.

［135］徐薇,霍晨露,李慧,等.基于《赤水玄珠》探析新安医家孙一奎"外内君相"学术思想［J］.陕西中医药大学学报,2020,43（3）:49-51.

［136］张佩文,王键,刘兰林,等.基于临床医案分析新安六大医家温补学术思想及辨治特色［J］.中国中医基础医学杂志,2020,26（4）:451-454.

［137］李家劼,王键,郭锦晨,等.新安医家王乐匋运用夜交藤治疗心脑系病证经验［J］.中华中医药杂志,2020,35（4）:1828-1831.

［138］石小雨,董昌武,郭锦晨.汪绮石《理虚元鉴》"治虚二统"虚证辨治特色初探［J］.山西中医学院学报,2019,20（3）:160-161.

［139］李家劼,郭锦晨,张佩文,等.基于"合人形以法四时五行"理论探讨叶天士《临证指南医案》辨治中风特色［J］.西南医科大学学报,2019,42（2）:205-207.

［140］冯烨,王键,杨洪涌,等.基于数据挖掘的新安王氏内科辨治胃脘痛处方用药规律研究［J］.中国中药杂志,2019,44（23）:5225-5230.

［141］周超,刘兰林,郭锦晨,等.汪机《石山医案》温补培元学术思想及用药规律探析［J］.甘肃中医药大学学报,2017,34（3）:20-22.

［142］郭锦晨,刘健,王文静,等.《医学心悟》痹证治法特色［J］.安徽中医药大学学报,2016,35（1）:6-7.

［143］张廷模.对仲景方中枳实和桂枝的考证［J］.中医杂志,1985,（7）:79-80.

［144］李若萍,李慧云,程广禹,等.析仲景用桂去皮或久煎与否诸疑［J］.河南中医,1994,（4）:202-204.

［145］龚志贤.龚志贤临床经验集［M］.北京:人民卫生出版社,2012.

［146］赵泽世,周斌.基于孙一奎"元气化生周流模型"阐析温补脾肾-固本培元理论渊薮［J］.中华中医药杂志,2024,39（5）:2135-2142.

［147］杜晓航,刘午阳,袁媛,等.孙一奎、张介宾的火论思想与命门学说之辨析［J］.天津中医药,2023,40（12）:1538-1542.

［148］洪必良.余午亭学术思想初析［J］.安徽中医学院学报,1986,（2）:22-24.

［149］强平,郭锦晨,黄辉,等.固本培元视角下罗周彦"元阴元阳"学术思想及临证用药规律研究［J］.中央民族大学学报（自然科学版）,2024,33（4）:74-83.

［150］胡明,赵令富,陈志强.罗周彦元阴元阳说辨析［J］.中医药临床杂志,2019,31（4）:671-673.

［151］梁沛崧.程应旄与张璐伤寒学术思想及影响比较研究［D］.合肥:安徽中医药大学,2023.

［152］周琴,董军.汪昂《本草备要》中药炮制学术思想述要［J］.浙江中医杂志,2024,59（9）:831-832.

［153］甄仲,秦玉龙.《本草备要》对中医药学的贡献［J］.湖北中医杂志,2003,（7）:6-7.

［154］甄智燕,王悦,陈思琪,等.基于叶氏医案探讨叶天士治疗崩漏组方用药规律［J］.湖北民族大学学报（医学版）,2025,42（1）:26-32.

［155］丁鹤影,方向明,程悦,等.叶天士论治湿邪经验拾萃［J］.四川中医,2024,42（5）:29-33.

［156］王茜,王俊涛,尹怡,等.叶天士《临证指南医案》轻以治肺经验探微［J］.中国中医基础医学杂志,2023,29（10）:1610-1613.

［157］刘子号,刘兰林,王钰,等.新安医家方肇权创、用"改正六味地黄汤"治验举隅［J］.中医药临床杂志,2016,28（1）:33-35.

［158］高云霞,李鸿涛.许豫和《小儿诸热辨》论治小儿发热思路探析［J］.中国中医药图书情报杂志,2016,40（2）:46-47.

［159］王润.许豫和诊治小儿时感病经验［J］.安徽中医学院学报,2003,（6）:11-12.

［160］时潇,王丽娜,徐伟,等.新安医家王乐匋运用附子治疗外感热病的特色与临证经验［J］.陕西中医药大学学报,2024,47（1）:85-88.

［161］赵建根,李壮壮,黄辉.王乐匋教授寒温并用论治特色及验案分析［J］.陕西中医药大学学报,2022,45（4）:50-53.